继续医学教育教材

国家卫生和计划生育委员会 **主管**
中华医学会 **主办**
中华医学会继续医学教育教材编辑部 **编辑**

黄体支持与孕激素补充
专家共识及解读

Consensus Interpretation on Luteal
Phase Support and Progesterone Supplement

主　编　乔　杰

副主编　陈子江　杨慧霞　李　坚

学术秘书　李　蓉

统筹策划　左　力　赵秋平

人民卫生出版社

图书在版编目（CIP）数据

黄体支持与孕激素补充专家共识及解读/乔杰主编. —北京：人民卫生出版社，2017

ISBN 978-7-117-23965-3

Ⅰ.①黄…　Ⅱ.①乔…　Ⅲ.①黄体-临床应用-研究②孕激素-临床应用-研究　Ⅳ.①R711②R322.6③Q579.1

中国版本图书馆 CIP 数据核字（2017）第 004995 号

| 人卫智网　www.ipmph.com | 医学教育、学术、考试、健康，购书智慧智能综合服务平台 |
| 人卫官网　www.pmph.com | 人卫官方资讯发布平台 |

黄体支持与孕激素补充专家共识及解读

主　　编：乔　杰
出版发行：人民卫生出版社（中继线 010-59780011）
地　　址：北京市朝阳区潘家园南里 19 号
邮　　编：100021
E - mail：pmph @ pmph.com
购书热线：010-59787592　010-59787584　010-65264830
印　　刷：北京铭成印刷有限公司
经　　销：新华书店
开　　本：787×1092　1/16　　印张：10
字　　数：237 千字
版　　次：2017 年 2 月第 1 版　2019 年 6 月第 1 版第 3 次印刷
标准书号：ISBN 978-7-117-23965-3/R·23966
定　　价：39.00 元

打击盗版举报电话：010-59787491　　E-mail：WQ @ pmph.com
（凡属印装质量问题请与本社市场营销中心联系退换）

编者名单

前　言

随着社会的发展，人们生活环境、饮食结构的改变，不孕症的发病率显著增加。全世界超过 10% 的育龄期夫妇受到不孕症的困扰，世界卫生组织也已经提出，将不孕症、心血管疾病及肿瘤列为当今影响人类生活和健康的"三大疾病"。不孕症正在成为影响育龄人群最重要的健康问题之一，严重地影响了他们的工作和生活，并给社会带来不安定因素。不少导致不孕不育的疾病与黄体功能障碍相关，如子宫内膜异位症、多囊卵巢综合征、高催乳素血症等。如何评估黄体功能，如何合理地补充和支持黄体功能，一直是妇科内分泌研究中的重点之一。

1959 年，美籍华人张明觉的研究使家兔精、卵体外受精成功；1978 年 7 月 25 日，英国 Steptoe 和 Edwards 培育了世界首例试管婴儿。1988 年 3 月 7 日，我国首例试管婴儿在北京大学第三医院诞生。2010 年，试管婴儿之父 Edwards 获得诺贝尔生理学或医学奖。辅助生殖技术及其衍生技术帮助众多有生育困扰的家庭，给千千万万个家庭带来了福音。据估计，迄今已有超过 500 万试管婴儿诞生。但是，辅助生殖技术中控制促排卵和取卵技术的应用导致相应的黄体功能的不足。因此，辅助生殖技术中黄体支持治疗已经成为其治疗中的重要组成部分。

在女性正常月经周期中，排卵后黄体形成是黄体期的主要特征。黄体是甾体激素的主要来源，正常的黄体功能是维持妊娠的重要环节。黄体功能不全会导致正常妊娠难以维持，可能导致不孕、流产等问题。因此，自古就有医者探索研究如何保胎，这正是黄体支持治疗的起源。

文献记载公元前 2 世纪，中国人就能从人的尿液中提取性激素和垂体激素，命名为"秋石"，并用于临床治疗。1200 年后西方学者开始在中国研究记载的基础上继续发展性研究。随着药物制造工艺及制备技术的提高，从 20 世纪 40 年代起人工合成孕激素广泛在临床应用，再到天然黄体酮，种类繁多，制剂类型多样，临床药物选择及治疗方案也有多种选择。

但是，目前临床用于黄体支持的药物众多，剂型、剂量及方案也多种多样。药物如何选择？剂量如何控制？西药、中药相互如何结合？研究如何深入进行？黄体支持治疗方面有许多令人困惑的问题需要统一意见，需要深入研讨。

为了更好地指导和规范黄体支持的治疗，中华医学会生殖医学分会、围产医学分会和中华医学会计划生育学分会的专家们共同协作，在多位专家的努力下，2015 年在《生殖与避孕》杂志发表了"黄体支持与孕激素补充共识"。共识对黄体的生理、黄体支持的适应证、禁忌证及药物的选择等进行了简单的介绍。但由于篇幅的限制，一些内容未能纳入其中，或未能详述。为此，在中华医学会继续教育继续医学教育教材编委会的大力帮助下，联合全国范围内妇产科、辅助生殖技术领域的专家教授，通力合作，编写《黄体支持与孕激素补充专家共识及解读》。该继续教育教材将详述黄体的概念、正常黄体生理与黄体功能不全、黄体支持的适应证和禁忌证、黄体支持药物的分类及其药理作用、黄体支持在不孕症治疗中的应用、黄体支持对子宫内膜容受性的影响、激素补充在流产和早产防治中的应用、黄体支持安全性及并发症处理以及常见影响孕激素水平的内分泌疾病等。本教材将从病理生理学、药理学以及临床用药选择、相关疾病等方面，全方位地对黄体支持及孕激素补充基础知识及最新进展进行介绍，同时对共识进行解读。

衷心希望本教材的编写和出版有助于普及和统一黄体支持及孕激素补充基础理论知识和临床治疗领域的新进展，使更多从业人员掌握规范的黄体支持及孕激素补充方案，提高临床治疗效果及安全性，从而更好地帮助广大患者。

乔　杰　马彩虹

北京大学第三医院

2016 年 12 月

目　录

第一章

黄体的概念、正常黄体生理与黄体功能不全

第一节 黄体的概念

一、黄体的形成

自然周期中，促黄体生成素（lutealizing hormone，LH）峰诱导卵母细胞恢复减数分裂并最终成熟，使原来较紧密的卵冠丘复合物周围的颗粒细胞变得较为分散，卵母细胞从卵泡壁剥离，卵泡破裂，黄体生成。LH 峰同时还改变了排卵前卵泡颗粒细胞和卵泡膜细胞的形态、分子特征和内分泌状态。LH 峰后或人绒毛膜促性腺素（human chorionic gonadotropin，hCG）注射后，血浆孕酮和 17α-羟孕酮（17α-hydroxyprogesterone，17α-OHP）水平升高，提示颗粒细胞和卵泡膜细胞开始黄素化。这一反应在 30 分钟之内出现，说明合成孕酮所需的酶和蛋白在胞内迅速产生[1]。颗粒细胞黄素化过程经历了 LH 受体表达增加、孕酮受体表达增加，与激活 StAR（steroidogenic acute regulatory protein）基因转录的因子结合增加。StAR 基因的转录和蛋白的表达在黄体的早-中期最丰富，而且与孕酮水平呈正相关。此外，细胞色素 P450 侧链裂解酶，环氧合酶-2 和基质金属蛋白酶（matrix metalloproteinase，MMP）家族的表达均被诱导，参与孕酮的合成、卵母细胞的成熟和卵泡的破裂[2]。

黄体的发育伴随着极其迅速的血管化，在原来无血管的颗粒细胞层，通过血管再生（源于原有泡膜层血管扩张）或血管发生（源于循环血管前体细胞）形成黄体新生血管，构成密集的毛细血管网络。在成熟黄体中绝大部分黄体细胞比邻一个或多个毛细血管[3]。血管的改变与黄体的发育（血管形成）及黄体的退化（血管破坏）显著相关[4]，血管化的程度也将直接影响黄体的功能。黄体早期大部分的分裂细胞是微血管内皮细胞[5]。一般认为，黄素化/黄体细胞产生的血管内皮生长因子 A（vascular endothelial growth factor A，VEGFA）通过微血管内皮细胞上的 VEGF 受体/共同受体[6]发挥作用，促进血管形成。LH 峰的刺激，通过转录或转录后作用直接引起灵长类黄素化颗粒细胞层和发育黄体 VEGFA 产物的增加[7,8]，局部因子如胰岛素样生长因子-1（insulin-like growth factors-1，IGF-1）和 2 协同 LH 作用促进 VEGF 的产生[8]。

蛋白酶的活性和（或）基底膜的破裂是黄体血管生成的开始，而且具有多重效应：

1. 除掉了颗粒细胞层血管形成的生理屏障。

2. 细胞外基质碎片化及播散，产生更为宽敞的环境，更有利于内皮和其他细胞的运动和迁徙。

3. 基底膜隔离的所有血管生成因子将被释放。

4. 刺激卵泡细胞分化（如暴露于纤维连接蛋白的颗粒细胞经历黄素化）。蛋白水解活性的增加也将刺激原有血管周围的细胞外基质降解，这是血管生成的先决条件。

二、黄体的结构

排卵后，卵泡液流出，卵泡腔内压力下降，卵泡壁塌陷形成许多皱襞，残留在卵泡壁的卵泡颗粒细胞和内膜细胞开始向内入侵，细胞体积增大。周围仍有结缔组织的卵泡外膜包围，共同形成黄体。人类的黄体由甾体合成细胞（卵泡膜细胞和颗粒细胞）和非甾体合成细胞（内皮细胞、免疫和纤维细胞）组成，可以被看作是一个暂时性的内分泌腺体，在排卵后分泌大量的孕酮、雌激素和雄激素，是女性甾体激素的主要生产地。其中，孕酮的分泌状态决定了月经的周期模式、子宫内膜的容受性和早期的妊娠维持。

三、黄体的退化与溶解

黄体的退化与溶解是生殖过程中的一个重要过程，它控制着生殖周期的长短，并与妊娠的建立和维持密切有关。黄体寿命依赖于 LH 的持续分泌，切除垂体的妇女其正常黄体功能的维持需要少量的 LH 不断的持续刺激分泌。黄体的萎缩取决于一定的黄体溶解机制。

在非妊娠周期，黄体经历退化溶解的过程，表现为腺体结构的退化和功能的退化[9]。功能的退化表现为黄体酮分泌减少；黄体结构的退化发生于功能退化之后，表现为细胞的死亡。不同的种属黄体溶解退化的机制不同。

黄体功能退化的主要特征为黄体酮分泌减少，StAR 基因和蛋白的表达减少。某些分子，包括前列腺素 $F_{2\alpha}$、肿瘤坏死因子-α、白细胞介素-1β、内皮素、单核细胞趋化因子-1、雌激素和活性氧都参与了黄体溶解的过程[10]。还有研究认为，外源性给予雌激素会降低垂体分泌 LH，从而与黄体溶解有关；在 IVF 的刺激周期中超生理量的雌激素会反馈性抑制垂体 LH 的分泌，成为进行黄体支持治疗的理论基础之一。黄体结构和功能的退化也引起黄体灌注的减少，影响内皮细胞的功能，导致 VEGF 表达下降。对于黄体功能退化后至细胞结构破坏前发生的分子事件目前尚不清楚。有研究显示，与早- 中期的黄体比较，晚期和退化黄体中检测到的 DNA 碎片增加[11,12,13]。现有资料显示凋亡是人类黄体退化的特征，但是控制黄体退化的机制还不清楚。具有凋亡信号的黄体细胞比例很低，只有 5%～7%，因此凋亡是否是黄体细胞死亡的唯一途径还有待确定[14]。其他细胞死亡的类型还包括自体吞噬和细胞坏死等。

四、妊娠周期的黄体挽救

胚胎着床后黄体被挽救，继续分泌黄体酮以维持妊娠。在妊娠周期，滋养细胞产生 hCG 预防黄体退化。在妊娠周期和非妊娠周期，从早黄体期开始激素分泌的特点就是不同的。在妊娠周期，从 LH 峰后 4～5 天血清 LH 和 E_2 的水平即显著增高，与之相反，在这一段时间内血清 FSH、P 和松弛素的水平没有差异。血清 hCG 在种植窗期即可被测出（排卵后 8 天），并于妊娠 12 周内逐渐升高。通过阴道超声发现黄体的体积在早孕期迅速增加，与 17α-OHP、雌激素、孕激素的升高并不同步。在妊娠 6 周之内，血清 17α-OHP 水平被认为是黄体甾体激素合成最好的标记物，因为这期间滋养细胞并不表达 P450c17，因此不合成 17α-OHP。而黄体体积、松弛素和 hCG 水平之间呈正相关。由此推测，早孕期黄体体积的增加是源于增生的细胞而非分泌细胞。

对妊娠黄体结构和功能的研究资料有限。有研究希望通过在中-晚黄体期给予 hCG 来观察黄体救援的分子基础。黄体晚期给予 hCG 较黄体中期相比，将使 StAR mRNA 和蛋白的储存更加丰富，黄体酮和雌激素水平更高。另外，hCG 可以促进泡膜细胞和颗粒细胞层之间的血管网的建立[15]。hCG 还可以改变晚期黄体细胞凋亡的进程。妊娠黄体和给予 hCG 的晚黄体期，凋亡前蛋白 Bax 表达降低。孕酮在黄体中的作用目前并不明确，有些研究认为孕酮可以直接促进黄素化的颗粒细胞存活[16]，影响 LH 受体的表达[17]和甾体激素合成酶的活性[18]。人类黄体还表达 PR-A 和 PR-B，均在晚黄体期表达下降。另外，黄体上还具有膜连接的孕酮结合活性。因此孕酮的撤退会直接影响合成甾体细胞的功能。推测孕酮在黄体挽救中也起重要作用。如果孕酮在黄体溶解过程中起主要作用，那么晚黄体期黄体救援时 PR 将不被降调节。然而体内体外实验均显示，hCG 并不能阻止 PR 被降调节[19]。这并不意味着孕酮在黄素化的颗粒细胞中没有功能，而是不支持孕酮在黄体溶解-黄体挽救的转换中发挥作用。

（徐　阳）

参考文献

1. Christenson LK, Devoto L. Cholesterol transport and steroidogenesis by the corpus luteum. Reproductive Biology and Endocrinology, 2003, 1：90.

2. Richards JS. Genetics of ovulation. Seminars in Reproductive Medicine, 2007, 25：235-242.

3. Reynolds LP, Redmer DA. Growth and development of the corpus luteum. Journal of Reproduction and Fertility, 1999, Supplement 54 181-191.

4. Hazzard TM, Stouffer RL. Angiogenesis in ovarian follicular and luteal development. Baillieres Best Pract Res Clin ObstetGynaecol, 2000：14 (6)：883-900.

5. Christenson LK, Stouffer RL. Proliferation of microvascular endothelial cells in the primate corpus luteum during the menstrual cycle and simulated early pregnancy. Endocrinology, 1996, 137 (1)：367-374.

6. Neufeld G, Cohen T, Shraga N, et al. The neuropilins：multifunctional semaphorin and VEGF receptors that modulate axon guidance and angiogenesis. Trends Cardiovasc Med, 2002, 12 (1)：13-19.

7. Hazzard TM, Molskness TA, Chaffin CL, et al. Vascular endothelial growth factor (VEGF) and angiopoietin regulation by gonadotrophin and steroids in macaque granulosa cells during the peri-ovulatory interval. Mol Hum Reprod, 1999, 5 (12)：1115-1121.

8. Martinez-Chequer JC, Stouffer RL, Hazzard TM, et al. Insulin-like growth factors-1 and-2, but not hypoxia, synergize with gonadotropin hormone to promote vascular endothelial growth factor-A secretion by monkey granulosa cells from preovulatory follicles. Biol Reprod, 2003, 68 (4)：1112-1118.

9. Stocco C, Telleria C, Gibori G. The molecular control of corpus luteum formation, function, and regres-

sion. Endocrine Reviews, 1993, 28: 117-149.

10. Devoto L, Vega M, Kohen P, et al. Molecular regulation of progesterone secretion by the human corpus luteum throughout the menstrual cycle. Journal of Reproductive Immunology, 2002, 55: 11-20.

11. Shikone T, Yamoto M, Kokawa K, et al. Apoptosis of human corpora lutea during cyclic luteal regression and early pregnancy. Journal of Clinical Endocrinology and Metabolism, 1996, 81: 2376-2380.

12. Yuan W, Giudice LC. Programmed cell death in human ovary is a function of follicle and corpus luteum status. Journal of Clinical Endocrinology and Metabolism, 1997, 82: 3148-3155.

13. Vaskivuo TE, Ottander U, Oduwole O, et al. Role of apoptosis, apoptosis-related factors and 17beta-hydroxysteroid dehydrogenases in human corpus luteum regression. Molecular and Cellular Endocrinology, 2002, 194: 191-200.

14. Vega M, Urrutia L, Iñiguez G, et al. Nitric oxide induces apoptosis in the human corpus luteum in vitro. Molecular Human Reproduction, 2000, 6: 681-687.

15. Kohen P, Castro O, Palomino A, et al. The steroidogenic response and corpus luteum expression of the steroidogenic acute regulatory protein after human chorionic gonadotropin administration at different times in the human luteal phase. Journal of Clinical Endocrinology and Metabolism, 2003, 88: 3421-3430.

16. Makrigiannakis A, Coukos G, Christofidou-Solomidou M, et al. Progesterone is an autocrine/paracrine regulator of human granulosa cell survival in-vitro. Ann NYAcadSci, 2000, 900: 16-25.

17. Jones LS, Ottobre JS, Pate JL. Progesterone regulation of luteinizing hormone receptors on cultured bovine luteal cells. Mol Cell Endocrinol, 1992, 85: 33-39.

18. Chaffin CL, Dissen GA, Stouffer RL. Hormonal regulation of steroidogenic enzyme expression in granulosa cells during the peri-ovulatory interval in monkeys Mol Hum Reprod, 2000, 6: 11-18.

19. Duncan WC, Gay E, Maybin JA. The effect of human chorionic gonadotrophin on the expression of progesterone receptors in human luteal cells in vivo and in vitro. Reproduction, 2005, 130: 83-93.

第二节　正常黄体生理

一、卵泡黄素化

垂体来源的 LH 通过激活 PKA 依赖的信号传导通路，亦可能通过与 LH 受体结合，激活磷脂酶 C，产生甘油二酯和肌醇三磷酸改变细胞内 Ca^{2+} 浓度，触发颗粒细胞和膜细胞的黄素化过程[1]。月经中期的 LH 峰或促排卵周期的 hCG 应用，使排卵前卵泡的颗粒细胞和膜细胞形态、分子表型以及内分泌特点发生改变，随后，血浆孕激素和 17α-羟孕酮（17α-OHP）浓度升高，提示颗粒细胞和膜细胞黄素化开始。这一反应的快速进行（30min），提示孕激素合成相关的酶和蛋白已出现在细胞内或者可以被快速诱导[2]。

人颗粒细胞黄素化使 LH 受体表达、孕激素受体表达，以及 StAR 基因启动子激活转录因子结合增加，同时，分别与孕激素合成、卵子成熟和卵泡破裂相关的细胞色素 P450 侧链裂解酶（P450scc）、环氧合酶-2（COX-2）和金属蛋白酶家族（MMP）表达增加[3]。

二、膜黄体细胞和颗粒黄体细胞的类固醇激素合成

黄体由类固醇生成细胞（膜黄体细胞，颗粒黄体细胞）和非类固醇生成细胞（内

皮细胞、免疫细胞和成纤维细胞等）组成，在类固醇的合成过程中起着重要的作用[4]。组成黄体的各种细胞的数量、形态、功能以及分泌能力等随整个黄体期发生变化[5]，类固醇生成细胞约占30%，其中膜黄体细胞发展成小黄体细胞[6]，表达LH和hCG受体[7]，调节低密度脂蛋白胆固醇受体结合和胆固醇内吞；颗粒黄体细胞发展为大黄体细胞[6]，具有更强的激素合成能力，但缺乏刺激生长和提供胆固醇底物的LH和hCG受体[4]。在基础孕激素的合成中颗粒黄体细胞占较大比重，然而，在hCG暴露时，膜黄体细胞甾体激素的合成有较大程度增加，同时表达17α-羟化酶/17，20-裂解酶（P450c17）。膜黄体细胞还产生17α-OHP以及雄激素的前体，其中雄激素的前体经颗粒黄体细胞的芳香化作用，生成雌激素（两细胞理论）[8,9]。大、小黄体细胞通过缝隙链接在细胞间快速传递信号，形成一种机制，使缺乏LH受体的大黄体细胞可以对LH刺激产生反应，成为孕激素的主要来源[10]。

排卵卵泡向发育良好的黄体转化的过程中伴随血管内皮细胞大量增生，最终形成一个丰富的毛细血管网。黄体的血管结构对促性腺激素和底物物质的运输有至关重要的作用，因此，一些调节黄体血管系统的因子对黄体激素合成的功能有重要的调节作用[11]。血管内皮生长因子（VEGF）mRNA和蛋白在颗粒黄体细胞表达，在hCG应用后其表达显著增加[12]。黄素化不破裂卵泡和黄体功能不全时，黄体血流发生改变，提示血管结构对黄体功能的重要性[13]。

此外，黄体中还存在免疫细胞、巨噬细胞和T淋巴细胞，巨噬细胞和内皮细胞可与其他黄体细胞密切接触，通过旁分泌机制调节黄体细胞。

黄体最主要的生理功能是合成甾体激素，这些激素的合成主要依赖于垂体来源的LH，通过激活cAMP第二信使信号系统调节激素合成和黄体发育相关基因的表达[14]。黄体激素合成对内膜容受性建立和妊娠的维持具有重要作用。

三、黄体孕激素合成

孕激素的合成仅需两步酶催化反应，一是由线粒体内膜上P450ssc催化的胆固醇向孕烯醇酮（P5）转化，另一个是由滑面内质网上3β-羟化类固醇脱氢酶（3β-HSD）催化的P5向P转化[15]。然而，同其他类固醇合成细胞一样，黄体细胞合成激素首先需要完成胆固醇前体的获取，人类固醇合成黄体细胞通过内吞作用摄取低密度脂蛋白运输的胆固醇，并储存酯化胆固醇。高密度脂蛋白亦可通过清道夫受体B_1提供激素合成的前体。由于P450scc复合体存在于线粒体内膜，在促性腺激素刺激下，胆固醇需从线粒体外膜运输至线粒体内膜作为激素合成的底物。目前观点认为，胆固醇的线粒体转移是孕激素合成的限速步骤[16,17]。

类固醇合成急性调节蛋白（StAR）是37000Da大小的前蛋白，含有一个线粒体靶向序列，可以引导蛋白至其线粒体外膜上的作用位点，是胆固醇转移过程必不可少的蛋白[17]。当前蛋白进入线粒体，发生蛋白水解，并去除前蛋白序列，StAR的作用即完成。随后，在滑面内质网中，激素合成过程的第一产物孕烯醇酮经3β-HSD转化为孕酮。在LH峰发生之前，由于颗粒细胞缺乏类固醇合成急性调节蛋白（StAR），从而无法将胆固醇从线粒体膜外转移至膜内合成孕激素[18]；然而，排卵前的卵泡膜细胞因含有高水平的StAR，可以利用胆固醇合成雄激素[19]，因此，当LH峰发生时，黄素化的膜细胞可能是迅速升高的孕激素来源[15]。

在黄体期，StAR 的转录和蛋白表达在黄体早期和中期达到最大，与孕激素的浓度呈正相关，StAR mRNA 和蛋白表达的下降预示功能性黄体溶解的开始。在整个黄体期，P450scc 和 3β-HSD 的 mRNA 整体表达相对稳定，然而在退化的黄体组织中，3β-HSD 表达水平明显下降，一些研究表明，利用 P5 对不同时期的黄体细胞进行培养，孕激素分泌均显著增加，提示 3β-HSD 不是孕激素合成的限速步骤。因此，P450scc 和 3β-HSD 被认为不是黄体期孕激素合成的限速步骤[2]。

孕激素是妊娠建立和维持必不可少的甾体激素[20]。可负反馈调节下丘脑-垂体-卵巢轴，抑制 FSH 和 LH 的分泌，使妊娠期间无排卵发生。孕激素与子宫内膜孕激素受体结合，使增生期内膜向分泌期转化，为受精卵着床和发育做准备；诱导内膜基质细胞增生、分化，促进子宫内膜蜕膜化。妊娠过程中孕激素可通过与 Ca^{2+} 结合，提高子宫平滑肌兴奋阈值，抑制子宫收缩从而维持妊娠。除了内分泌效应外，孕激素还具有免疫效应，可直接参与调解母胎界面微环境，促进母胎耐受。

一定水平的孕激素对妊娠的维持至关重要，研究表明，妊娠 7 周前切除黄体可导致流产[21]，而外源性孕激素的补充，可使妊娠得以维持，这表明，孕激素是维持早期妊娠唯一必需的激素。然而，孕激素呈脉冲式分泌，不同个体、不同时间检测差异较大，难以作为临床参考。

四、黄体雌激素合成

黄体通过两细胞模型的理论合成雌激素[1]。黄体期，膜黄体细胞在 LH 的作用下产生雄激素，在 FSH 作用下经颗粒黄体细胞芳香化形成雌激素。研究认为，雌激素并非维持妊娠所必需[1,21]，黄体雌激素的具体作用尚不明确，有研究者推测雌激素可能与灵长类生物的黄体溶解有关[22]。此外，两种雌激素受体均在黄体表达，也提示雌激素对黄体功能可产生局部影响[23]。

五、合成蛋白激素

除了甾体激素外，黄体还合成和释放大量的蛋白激素，包括松弛素、催产素和抑制素等[24]。

（孙　赟）

参考文献

1. Luigi Devoto, PK, Alex Muñoz. Human corpus luteum physiology and the luteal-phase dysfunction associated with ovarian stimulation. Reprod Biomed Online, 2009, 18 (Suppl 2): 19-24.

2. ChristensonLK, DevotoL. Cholesterol transport and steroidogenesis by the corpus luteum. Reprod Biol Endocrinol, 2003, Nov 10 (1): 90.

3. RichardsJS. Genetics of ovulation. Semin Reprod Med, 2007, 25 (4): 235-242.

4. RetamalesI, CarrascoI, TroncosoJL, et al. Morpho-functional study of human luteal cell subpopulations. Hum Reprod, 1994, 9 (4): 591-596.

5. CarrascoI, TroncosoJL, DevotoL, et al. Differential steroidogenic response of human luteal cell subpopula-

tions. Hum Reprod, 1996, 11 (8): 1609-1614.

6. FujiwaraH, UedaM, HattoriN, et al. A differentiation antigen of human large luteal cells in corpora lutea of the menstrual cycle and early pregnancy. Biol Reprod, 1996, 54 (6): 1173-1183.

7. BrannianJD, StoufferRL. Progesterone production by monkey luteal cell subpopulations at different stages of the menstrual cycle: changes in agonist responsiveness. Biol Reprod, 1991, 44 (1): 141-149.

8. SandersSL, StoufferRL. Localization of steroidogenic enzymes in macaque luteal tissue during the menstrual cycle and simulated early pregnancy: immunohistochemical evidence supporting the two-cell model for estrogen production in the primate corpus luteum. Biol Reprod, 1997, 56 (5): 1077-1087.

9. KohenP, CastroO, PalominoA, et al. The steroidogenic response and corpus luteum expression of the steroidogenic acute regulatory protein after human chorionic gonadotropin administration at different times in the human luteal phase. J Clin Endocrinol Metab, 2003, 88 (7): 3421-3430.

10. MesenTB, YoungSL. Progesterone and the luteal phase: a requisite to reproduction. ObstetGynecol Clin North Am, 2015, 42 (1): 135-151.

11. FraserHM, DicksonSE, LunnSF, et al. Suppression of luteal angiogenesis in the primate after neutralization of vascular endothelial growth factor. Endocrinology, 2000, 141 (3): 995-1000.

12. YanZ, WeichHA, BernartW, et al. Vascular endothelial growth factor (VEGF) messenger ribonucleic acid (mRNA) expression in luteinized human granulosa cells in vitro. J Clin Endocrinol Metab, 1993, 77 (6): 1723-1725.

13. KupesicS, Kurjak A Fau-VujisicS, Vujisic S Fau-PetrovicZ, et al. Luteal phase defect: comparison between Doppler velocimetry, histological and hormonal markers, 0960-7692.

14. LuigiDevotoPK, Margarita Vega, Olga Castro. Control of human luteal steroidogenesis. Mol Cell Endocrinol, 2002, 186: 137-141.

15. DevotoL, FuentesA, KohenP, et al. The human corpus luteum: life cycle and function in natural cycles. Fertil Steril, 2009, 92 (3): 1067-1079.

16. StoccoDM, ClarkBJ. Regulation of the acute production of steroids in steroidogenic cells. EndocrRev, 1996, 17 (3): 221-244.

17. StraussJF3[rd], Kallen Cb Fau-ChristensonLK, Christenson Lk Fau-WatariH, et al. The steroidogenic acute regulatory protein (StAR): a window into the complexities of intracellular cholesterol trafficking. Recent Prog HormRes, 1999, 54: 369-394.

18. ChaffinCL, DissenGA, StoufferRL. Hormonal regulation of steroidogenic enzyme expression in granulosa cells during the peri-ovulatory interval in monkeys. Mol Hum Reprod, 2000, 6 (1): 11-18.

19. KiriakidouM, McAllisterJM, SugawaraT, et al. Expression of steroidogenic acute regulatory protein (StAR) in the human ovary. J Clin Endocrinol Metab, 1996, 81 (11): 4122-4128.

20. Szekeres-BarthoJ, WilczynskiJR, BastaP, et al. Role of progesterone and progestin therapy in threatened abortion and preterm labour. Front Biosci, 2008, 13: 1981-1990.

21. Csapo AI, PM, Wiest WG. Effects of lutectomy and progestreone replacement therapy in early pregnancy patients. Am J ObstetGynecol, 1973, 115: 759-65.

22. le NestourE, MarraouiJ, LahlouN, et al. Role of estradiol in the rise in follicle-stimulating hormone levels during the luteal-follicular transition. J Clin Endocrinol Metab, 1993, 77 (2): 439-442.

23. HosokawaK, OttanderU, WahlbergP, et al. Dominant expression and distribution of oestrogen receptor beta over oestrogen receptor alpha in the human corpus luteum. Mol Hum Reprod, 2001, 7 (2): 137-145.

24. 李继俊. 妇产科内分泌治疗学. 第3版. 北京: 人民军医出版社, 2014.

第三节　黄体功能不全

黄体功能不全（luteal phase deficiency, luteal phase defect, LPD, inadequate luteal phase, luteal phase insufficiency）的定义并不明确，是指黄体产生的孕酮水平低或持续时间短，不足以维持子宫内膜适当的分泌功能，因而影响胚胎的着床和进一步发育。LPD 也被定义为子宫内膜成熟延迟，即受检的子宫内膜组织学时相落后于正常标准时相至少 2 天。

妊娠的建立和维持需要排卵后和早孕黄体产生孕酮的支持，直至胎盘功能的建立，胎盘功能建立之前切除黄体会导致自然流产。鉴于黄体在建立和维持正常妊娠中的重要性，那么黄体功能不全，内源性孕酮不足，不能维持分泌期内膜的功能以及正常胚胎的着床和生长，势必会造成不孕和流产，从理论上来说这是合理的推测。因此，长期以来，LPD 都被认为是不孕和反复流产的重要原因。但自 1949 年 Jones 首先提出这个概念至今，65 年来 LPD 却一直是生殖医学中最具争议的话题。争议的焦点主要是缺乏可靠的诊断方法和 LPD 是否是不孕和反复流产的原因？而诊断方法之所以不可靠又主要是判断排卵的方法不准确，从最早使用末次月经倒推 14 天为排卵日，逐渐过渡到目前使用 LH 峰和超声判断排卵日，而根据末次月经判断排卵日的方法受到越来越多的诟病。因此，65 年来用不同标准和方法诊断的 LPD 存在极大的异质性，很难用于分析和比较。显然，按照这种不可靠标准诊断的 LPD，它与不孕和流产的关系也受到质疑，治疗效果更不能令人信服。鉴于诊断 LPD 的方法存在诸多问题，美国生殖医学会在 2012 年和 2015 年两次全面地概括了这些争议和问题，认为没有可重复的、与生理相关的、能在临床上有实用价值的标准来诊断 LPD 和鉴别有生育和不孕患者，尽管孕酮对着床的过程和早期胚胎的发育非常重要，LPD 作为一个引起不孕的独立的疾病并未被证实。

但诊断方法的不可靠，和内膜的组织学定期方法的无效，并不能排除存在 LPD。有足够的证据证实，LPD 是真实存在的。目前，比较一致的意见是在（Assisted reproductive technique, ART）中，使用 GnRH 激动剂或拮抗剂超促排卵的周期，明显存在黄体功能不全，确切的证据是应用支持黄体的治疗能明显提高妊娠率，而不支持黄体妊娠率明显下降，流产率增加，黄体期明显缩短。因此，美国生殖医学会和皇家澳大利亚和新西兰妇产科医师学会都认为在 ART 周期中，支持黄体是合理和必要的。循证医学的资料也提示，自然妊娠中，预防性的黄体支持是不必要的，先兆流产和反复流产患者可支持黄体，但需要进一步研究资料的证实。早孕时测孕酮水平可作为预测妊娠结局参考指标，与 hCG 作用一样，但不能作为黄体支持的依据，孕酮水平低更多的是反映胎儿发育的异常，因此不主张孕期测孕酮。

一、黄体功能不全的历史回顾

1949 年 Jones 首先提出黄体功能不足的概念，并认为是不孕的原因。Jones 等研究了 98 例没有器质性病变的原发或继发不孕患者，探讨他们不孕的原因与卵巢功能和代谢的关系。他们采用基础体温，宫颈黏液检查，尿孕二醇测定和内膜活检的方法评估卵巢的功能。用基础体温评估黄体功能，255 个周期中，206 个有排卵，35 个周期表现黄体功能不全（inadequate luteal phase），发生率为 13%。诊断标准为体温上升小于 0.8F 度，或体温升高少于 10 天。

以尿孕二醇排出作为标准，34.3% 的患者有黄体功能缺陷，诊断标准为黄体高峰期，48h 尿孕二醇排出少于 4mg。

以内膜活检作为诊断标准，50% 的妇女或黄体功能不全或内膜对孕酮刺激反应不良，79% 的周期有排卵。

1950 年 Noyes 修订了组织学诊断 LPD 的标准，按排卵后内膜组织在孕酮持续作用时间的不同而发生的特异变化将内膜分期（dating），将内膜成熟延迟至少 2 天以上作为诊断 LPD 的标准。此后，内膜活检逐渐成为诊断黄体功能不全的金标准，而黄体功能不全作为不孕和反复流产的病因被广泛地加以研究，LPD 也成为不孕症的基本检查项目之一。

二、LPD 的发生率

由于诊断标准各异，估计 LPD 发生率的范围很广，为 3.5%～60%，在原发或继发不孕症中为 3%～10%，反复流产中为 35%。但是，一般认为，在不孕和反复流产妇女中的发生率为 5%～10%。在唯一已发表的，对有生育妇女子宫内膜进行的前瞻性随机研究中，期外内膜（out-of-phase）的发生率为 15%～26%，而在不育妇女中则为 6%～33%。

Li 及其同事发现，LPD 更多发生在子宫内膜异位症和原因不明的不孕患者中。LPD 在子宫内膜异位症和原因不明不孕症中的发生率高于正常有生育的妇女和输卵管因素引起的不孕患者，在原发不孕中高于继发不孕，反复流产患者中高于有正常生育史者。但也有人观察到，在不孕症和反复流产患者中，LPD 的发生率并不高于有生育的正常妇女。提示，在不孕和正常有生育妇女中诊断的 LPD 仅代表一种随机的变化。

三、LPD 的发病机制

引起 LPD 可能有 2 种不同的机制。较常见是孕酮和 E_2 分泌不足，它又可由于优势卵泡本身的发育不良或刺激卵泡发育的激素异常，最后导致黄体孕酮分泌障碍。第二种机制是内膜本身对正常水平的 E_2 和 P 不能发生适当的反应。

黄体来源于排卵的卵泡，黄体期需要 LH 的刺激，因此，无论在卵泡或黄体期，垂体分泌 Gn 的任何异常都可导致黄体功能异常。而 Gn 的正常分泌，又需要 GnRH 脉冲频率在相当狭窄的范围，脉冲频率异常低（如运动和减肥）会降低卵泡期 FSH 的分泌，通常与黄体功能不足有关。FSH 水平低，FSH/LH 比值发生改变，或 FSH，LH 脉冲异常都可能影响卵泡的发育而导致黄体的异常。多项研究均发现，FSH 水平下降与孕酮水平低或内膜活检异常有关，但是也有其他研究报告了 LPD 患者 FSH 水平正常。LH 脉冲异常也可能是 LPD 的原因，在 LPD 患者中，可见月经中期 LH 峰脉冲频率异常加快，LH 的免疫和生物活性降低，黄体期 LH 生物活性降低。Soules 等发现，部分 LPD 妇女在整个早卵泡期 LH 的脉冲频率增加并且固定不变，而黄体功能正常的妇女在接近排卵时 LH 峰脉冲频率加速，提示在早卵泡期，较早增加 LH 脉冲频率会降低黄体期 LH 的生物活性，减少孕酮的分泌。而 LH 的脉冲频率又反映了下丘脑 GnRH 脉冲频率，该频率受到外周反馈信号的调节，同时还受到高一级中枢对外部传入信号的调节。LH 和 FSH 脉冲的重要性在接受 GnRH 激动剂或拮抗剂治疗的患者中得到了进一步证实。这些药物能持续抑制垂体 LH 的分泌直至停药后 2～3 周，导致黄体孕酮产生下降，必须补充孕酮才得以维持适当的 ART 的结局。

另一种引起 LPD 的可能机制是子宫内膜异常，对正常孕酮水平发生抵抗，反应不良。Usadi 等研究了正常年轻受试者，按照接受赠卵的方案准备子宫内膜。先用 GnRHa 降调，然后用 E_2 模仿卵泡期，随后用 E_2 和不同剂量的孕酮来探讨黄体期孕酮对内膜的作用。结果发现，即使将孕酮降至引起 LPD 的水平，也能产生组织检查完全正常的内膜，这提示了孕酮水平低并不是 LPD 唯一的原因，可能还有其他的分子机制造成内膜对孕酮的反应异常，导致内膜发育异常和容受性降低。

四、引起 LPD 的原因

LPD 曾被认为与不孕，早孕流产，黄体期短，经前点滴出血，神经性厌食，饥饿和饮食疾病，过度运动，应激，肥胖，PCOS，子宫内膜异位症，卵巢衰老，不适当的治疗 21 羟化酶缺乏，甲状腺功能异常，高 PRL 血症，单独促排卵，促排卵加用或不加用 GnRH 激动剂和 ART 有关。LPD 也发生在产后体重明显下降和运动妇女中，以及在月经周期正常妇女中随机出现。尽管，LPD 似乎与不孕有关，但并未证实持续的 LPD 是不孕的原因。

在下丘脑闭经恢复者中发现，GnRH，FSH，LH 脉冲异常，可能导致黄体期 E，P 水平下降。LH 的脉冲减弱，导致孕酮分泌异常，也可能给下丘脑闭经患者促排卵造成困难。

内分泌疾病，通过改变代谢和内环境平衡也能干扰下丘脑垂体卵巢轴，导致黄体功能异常。在甲低和甲亢中，性激素结合球蛋白的水平和雌激素代谢清除率的改变，使总和游离雌激素水平上升，增加对 Gn 分泌的负反馈抑制，使 Gn 水平下降。在甲低患者，促甲状腺释放激素 TRH 分泌的增加，可直接刺激垂体催乳素细胞增加 PRL 的分泌，激活泌乳素细胞基因的转录，干扰多巴胺的抑制作用，血中雌激素水平上升上调 TRH 受体，降低 PRL 的清除率，导致高 PRL 血症。

而高 PRL 可直接作用在 GnRH 神经元的 PRL 受体或间接增加下丘脑多巴胺和类鸦片肽水平从而抑制 GnRH 分泌引起 LPD。尽管 LPD 的原因很多，内膜成熟延迟是最后的共同途径。

其他改变黄体期孕酮水平分泌的疾病包括肾移植，β 内啡肽水平增加和哺乳。这些情况改变了 Gn 的正常分泌，影响卵泡的发育，导致黄体功能异常，黄体性类固醇分泌量和持续时间发生改变，影响了内膜的发育。推测，治疗这些基础的疾病，就能恢复黄体期异常 E，P 的分泌。

肥胖者生育力减退，流产率上升，这种负面影响在病态性肥胖患者中特别明显。一项研究比较了肥胖妇女与正常对照妇女 LH 的脉冲和尿孕酮代谢物的变化。与厌食症患者一样，LH 脉冲发生改变，LH 脉冲幅度降低，黄体期孕酮主要代谢产物葡糖苷孕二醇排出降低，但该异常是否与生育力降低有关尚不清楚。

卵巢衰老也伴随黄体功能异常。研究已证实，晚生育期妇女孕酮的合成，黄体期 E

和 P 代谢均异常。但是否这些异常也与高龄妇女生育力下降，流产率上升有关仍未知。

已证实在 IVF 周期，黄体期明显异常。在使用激动剂，拮抗剂的周期，激动剂通过抑制垂体 LH 的分泌而引起黄体功能不足，生育力下降，抑制可持续到降调后 3 周。在拮抗剂周期，也发现妊娠率明显降低，尽管在停用拮抗剂后垂体迅速恢复 LH 的产生，在临床上仍然可看到对黄体期的负面影响。推测，内源性 LH 受到促排卵期高水平类固醇激素的抑制，黄体期 LH 不足导致了孕酮分泌下降，黄体过早溶解。

五、LPD 诊断的困惑

LPD 的困惑主要来自于诊断标准的不一致和不可靠。在开始的研究中，Jone 提供了临床（黄体期缩短），实验室（尿孕二醇排出降低）和组织学检查（内膜活检）作为诊断标准。此后很多研究或仅采取上述标准的一种，或联合的标准进行研究。但几乎所有的方法都涉及排卵日的确定，如果排卵日确定不可靠，那么随后的孕酮水平测定，内膜的分期均无依据，特别是内膜的分期，这也是内膜分期不断受到诟病的原因之一。

LPD 的诊断的基础是依据下列生理观察指标：

1. 正常黄体期相当固定，为 12~14 天；

2. 非孕期孕酮峰值在排卵后 6~8 天；

3. 孕酮脉冲式分泌；

4. 内膜的变化反映了卵泡期 E_2 和黄体期 E_2 和 P 的作用；

5. 胚胎一旦着床，黄体分泌孕酮依赖于上升的 hCG 水平，hCG 不上升直接引起黄体萎缩，孕酮水平下降。

按照创伤性大小的顺序，诊断 LPD 的方法包括：BBT，尿 LH 峰，血孕酮水平和内膜活检。

（一）BBT

用于诊断黄体期缩短，但诊断标准存在争议。血孕酮水平 >2.5ng/ml 可使 BBT 增加 1 度左右，双相 BBT 高温相持续 12~15 天为正常，这是评估黄体功能最简单的方法，尽管对它的预测价值有疑问。

正常排卵妇女中，5.2% 黄体期短于 9 天，常见于 <24 岁和 >45 岁人群中。当温度升高少于 11 天，排卵的质量和黄体功能不适当。95 例原因不明不孕症患者与 92 例正常对照间，黄体期长无差别，11 天以下的比例分别为 9% 和 8%。

30 例月经规律的妇女，连续观察 BBT 变化和黄体期长的差别分别为 36% 和 67%。此外，每一位患者连续不同的周期中，E 和孕酮水平和内膜分期都存在极大的差异，表明每一个周期黄体功能是不同的。排卵后的温度上升率和上升幅度都与内膜活检的结果无关，BBT 和内膜活检总的符合率低至 25%，因此，不是可靠的诊断 LPD 的方法，加上使用不便已很少使用。

（二）尿 LH 峰

监测尿 LH 峰和排卵来确定黄体期长度，正常黄体期长从 LH 峰至月经来潮为 11~13 天，LH 峰至月经来潮间期 ≤8 天为短黄体期。短黄体期伴有 FSH 水平低，卵泡 FSH/LH 比值发生改变，或 FSH，LH 脉冲异常，这些卵泡期异常与黄体期 E_2 和 P 水平下降有关。

也有文献报道，正常的黄体期长从排卵到月经来潮为 11 ~ 17 天，大多数黄体期为 12 ~ 14 天。推荐的 LPD 诊断标准之一是黄体期短于 9 天。然而，黄体期短也可发生在年轻，健康，周期正常的妇女，在健康有生育的妇女中，黄体期缩短的发生率高达 5%，而在不孕人群中，黄体期缩短的发生率也并未明显增加，因此短黄体期的临床结局仍不清楚。但 ART 周期黄体期缩短明显，平均为 9 ~ 10 天，伴随妊娠率下降，因此普遍认为存在黄体功能不全。

（三）孕酮水平

另一项诊断 LPD 的常用方法是测定血孕酮水平。卵泡期血孕酮水平小于 1ng/ml。而诊断 LPD 孕酮测定应于黄体中期进行，即排卵后 6 ~ 7 天，此时孕酮浓度应≥5.6ng/ml，最好≥10ng/ml。

以黄体期单次血孕酮水平降低作为诊断 LPD 的标准受到很多因素的影响。首先黄体期孕酮呈现脉冲释放，特别是黄体的中，晚期，孕酮产生的高峰期。其次个体间孕酮水平正常值差别很大，很难统一黄体期孕酮的正常值。此外，要确定黄体中，晚期孕酮水平，首先就要确定排卵日，而确定排卵日的准确性也存在一定的问题。最后，不同个体子宫内膜对孕酮的反应性也不同，需要的孕酮水平也不同，即相同的孕酮水平，子宫内膜分泌可表现正常或异常，即孕酮浓度的变化与子宫内膜组织时相并非完全一致。上述原因都造成依据孕酮水平诊断 LPD 的不确定性。

孕酮是脉冲式分泌，它反映了 LH 的脉冲。在卵泡期，早黄体期，孕酮的分泌比较稳定，脉冲的幅度不大，单次测定孕酮的误差较小，可代表卵泡期和早黄体期的水平。但在中，晚黄体期孕酮分泌的脉冲幅度很大，在 90 分钟内孕酮水平上下波动可达 8 倍。1986 年 Beitins 等研究了 4 例正常人黄体期孕酮水平的脉冲波动，8 小时内每 15 分钟采血，结果 4 例正常人孕酮平均水平有很大差异，为 3.7 ~ 13.8ng/ml，同时个人孕酮脉冲波动的幅度也很大，4 人孕酮波动的幅度分别为 4.7 ~ 26ng/ml，7.6 ~ 16.9ng/ml，2.1 ~ 14.7ng/ml，1.8 ~ 7.0ng/ml。Filicori 等也研究了 15 例正常人，每 10 分钟采血，共 24 小时。结果，在同一个健康人中，24 小时孕酮水平可波动在 2.3 ~ 40.1ng/ml，这个波动几乎涵盖了整个黄体期正常孕酮水平的范围。由此可知，不可能确定正常生育妇女黄体期适当孕酮水平的标准，也很难定义诊断 LPG 的阈值，故单次测定孕酮水平既不能诊断也不能排除 LPD。有人建议在黄体中期分别采血 3 次，混合 3 次样本后再测定，以期改善试验的敏感性和特异性。但是孕酮脉冲的频率和幅度变化使该试验不具有足够的准确性。在 Jone 最初关于 LPD 的研究中，每天测黄体期孕酮水平以提高诊断试验的准确性，但显然临床不具有可行性。其他研究者也通过测 24 小时或 48 小时尿孕二醇水平来减少孕酮波动的影响。

另一个问题是确定测孕酮的时间，如未妊娠孕酮水平峰值出现在排卵后的 6 ~ 8 天，因此为了确定孕酮的峰值水平，首先必须确定排卵时间，但确定排卵时间仍然可能存在问题，尽管尿 LH 测定可确定排卵时间，但在月经周期规律的妇女中，>7% 的周期尿 LH 峰为假阳性。

一项新的研究，目的在于了解低孕酮水平是否会导致内膜发育异常。在该研究中，用激动剂抑制卵巢功能后补充雌激素，再肌注 2 种剂量的孕酮，2 个模拟周期与自然周期进行对比，即使孕酮水平低于 3 ~ 10ng/ml，对内膜组织的时相没有影响，提示了内膜异常不仅与孕酮有关，还受到孕酮以外的其他因素的影响。

遗憾地是，在正常有生育的妇女中，没有黄体期孕酮分泌的标准，也没有能确保生育的黄体期最低孕酮浓度。此外，即使正常有生育的妇女中，不同周期间黄体功能也是变化的。因此，随机测定血清孕酮水平不是有效的评价黄体功能的临床诊断方法。

值得注意的是，尽管孕酮的测定有如此明显的局限性和缺陷，但单次孕酮测定仍然被作为诊断 LPD 的生化标准频繁出现在已发表的文献中。

（四）内膜活检

人类的着床窗相当窄，约在排卵后的 6 ~ 10 天。从理论上来说，孕酮水平降低导致了内膜成熟延迟，使着床窗偏移，致使胚胎延迟着床甚至不能着床。延迟时间较短，胚胎可能着床，由于延缓或降低了 hCG 这个挽救黄体的信号，不能及时，有效地挽救正在退化的黄体，导致孕酮分泌下降或持续时间缩短。着床延迟太久会影响胚胎的存活，甚至不能着床。因此，内膜的组织学成熟被认为是对黄体功能进行生物分析，比血清孕酮和黄体持续的时间更敏感，由于它既反映了黄体的功能，又反映了终末器官内膜的反应。

内膜活检曾被认为是诊断 LPD 的金标准，但对内膜活检诊断 LPD 一直存在广泛的争议，包括实施活检的最佳时间？内膜成熟应延迟多少天才诊断为异常？对最初内膜定期的方法也产生了质疑，因为作为诊断标准的内膜样本来源于不孕患者，判断排卵的方法是按下次月经来潮日往前推算 14 天，而不是以目前 LH 峰出现或超声判断作为排卵的依据。不同的检查者之间，同一检查者个人重复检查的结果均存在很大的差异。在临床使用过程中也发现，内膜组织定期与孕酮水平的一致性差，与不孕和反复流产的相关性差，用该方法诊断的 LPD 治疗与不治疗结果没有差异。不同妇女间内膜组织学存在差异，即使在同一个妇女的不同周期也存在变异。再加上检查方法具有创伤性，费用昂贵，因此，近来的研究已经怀疑它的临床价值，这意味着黄体期活检诊断 LPD 或将成为历史。

1. 内膜活检诊断 LPD 的历史　排卵后，孕酮诱发分泌期子宫内膜的成熟过程具有时间依赖的模式，分泌期子宫内膜的组织学特点随着孕酮作用时间的延长依序发生典型的变化，这些明显特征性的变化使得有经验的病理学家可依据孕酮作用的时间对子宫内膜进行分期（dating），并以此为标准来推测受检内膜为排卵后第几日。

组织活检诊断 LPD 的关键有 2 点，首先确定活检时间是排卵后第几日，可通过 LH 峰，或超声和过去使用的末次月经反过来推算，再通过内膜检查判断内膜时相为排卵后第几日，二者进行比较，如结果相符，或差别在 2 天之内为正常，称为期内（in phase），如内膜发育成熟落后于实际排卵日 2 天以上为期外（out of phase），诊断为 LPD。

1950 年 Noyes 等在其经典的论文中详细地描述了作为这项技术基础的组织学变化。他们综合了 10 年间 8000 份内膜活检的标本，选择对孕酮作用敏感的病理特点作为诊断标准，将内膜分期（dating）。虽然对该方法一直存在争议，Noyes 本人也在 9 年后根据临床和实验室的资料认为，过高地估计了内膜活检诊断 LPD 的意义，但该方法仍然一直沿用至今。

2. 内膜活检诊断 LPD 的争议　内膜活检诊断 LPD 一直存在争议，首先，何时为诊断 LPD 最佳活检时间？传统的观点主张月经前活检，此时内膜可能最好的反映了黄体功能的累积效应，可以根据更多的组织学特点进行分期。另一部分人则认为，中黄体期，与推测的着床窗一致时活检意义更大，更能发现其他时间难以察觉的内膜成熟异常。但中黄体期内膜活检的结果与随机或总血清孕酮浓度，或尿雌激素和孕酮代谢产物的相关性差。此外，部分人根据单次异常的结果就诊断 LPD，而大多数人采取需要 2 次异常才做出诊断，最好是连续的周期，原因是只有在连续或反复出现的 LPD 才能引起生殖失败。因为，LPD 也可发生在有生育的正常妇女，至少偶发。

除了对活检最佳时机意见不一致外，对传统组织学定期标准的方法也提出疑问，最根本的问题是，作为诊断标准的内膜样本取自不孕症患者，因此，研究人群是异常的，而且很可能具有明显的异质性，由于不孕症有很多不同的原因。再者，判断内膜为排卵后第几日是回顾性的，以假定黄体期为统一的 14 天为基础，然后根据下次月经来潮时间往前推算，根据这种不准确的判断排卵时间制定的内膜定期标准显然误差很大。而很多研究已证实，正常黄体期常是变化的，那么按照黄体期固定 14 天来回顾性估计活检的时间与排卵时间的相关性差，仅为 65%，而 LH 峰与排卵的相关性为 85%，超声观察卵泡塌陷与排卵的相关性为 96%。而且这种判断排卵时间的方法也忽略了活检本身对下次月经何时来潮的影响。

传统组织学标准的第三个重要缺陷和弱点是对内膜分期存在主观性。很多研究和分析都指出，实施内膜分期的观察者本人和观察者之间存在组织学解读的差异，这些差异之大，足以影响 20%~40% 的妇女的诊断和治疗。同一位病理学专家，对同样的 63 张切片，先后进行两次观察，两次的组织学结论符合率仅为 24%（15 张切片）。不同检查者间，内膜检查的结果也差异很大。

虽然内膜活检能反映孕酮对内膜的作用，但孕酮的水平与内膜时相的一致性差。研究表明，先用亮丙瑞林抑制正常周期，然后序贯地使用生理剂量的外源性的雌激素替代，再用生理水平或极低水平的外源性孕酮治疗，结果直接否定了孕酮浓度异常低会导致内膜成熟延迟这一概念，因为正常内膜能适应孕酮的水平广泛的变化，内膜发育的变化顺序与孕酮作用的时间关系可能比孕酮水平更重要。在人体试验中，孕酮浓度为 5ng/ml，低于黄体期孕酮水平的 75% 以下，都足以支持内膜组织发生适当的组织和生化的分泌变化，达到正常分泌期内膜标准。实际上，依据内膜的特点不能可靠的确定排卵的具体时间，或甚至无法确定排卵前后狭窄的范围。

3. 子宫内膜容受性的其他指标　实际上，着床伴随着很多因子的变化，包括类固醇受体、结构蛋白、生长因子、细胞因子、受体和胞饮突。由于组织检查子宫内膜本身如此不精确，因此，提出了很多其他的生化，形态，分子的内膜功能标记来反映内膜是否，或何时能接受着床。近年来，很多研究都致力于寻找与着床过程相关的分子变化，这些变化可能作为内膜容受性的标志，包括细胞因子（白血病抑制因子，集落刺激因子，白介素 1），细胞粘连分子（avb3，整合素），胎盘蛋白，多形粘蛋白 1，骨调素，N-乙酰氨基葡萄糖磺基转移酶（合成 L 选择素配体中非常重要），L 选择素配体本身（胚胎粘附调节剂）。目前，这些内膜容受性的分子指标仍然处在试验阶段，不是有效的临床诊断工具。但是，如果能实现这个目标，内膜活检可再次提供比其他排卵的试验更独特，有价值的信息。

六、ART 中的黄体功能不全

虽然 LPD 与不孕和反复流产的相关性受到质疑，但强有力的证据证实，ART 中确实存在黄体功能不全。证据主要来自临床，不进行黄体支持的 ART 周期，黄体期明显缩短至 9~10 天，妊娠率和活产率均明显低于黄体支持的周期，而流产率高于黄体支持的周期。

早在第一例试管婴儿成功之前 Edwards 等就认识到，用 hMG 和 hCG 促排卵会使黄体期缩短，取卵后不久尿孕二醇水平很快下降，使月经来潮前允许胚胎种植的时间大大缩短，并认为与抽吸卵泡颗粒细胞丢失无关，提出支持黄体是必要的。遗憾的是 Gardner DK 错误地选择了具有融黄体和堕胎作用的己酸羟孕酮（primulot depot），这一错误的选择使他们付出了使 IVF 的成功推迟 3 年的代价。

超促排卵引起黄体功能不全主要是黄体期缩短，孕酮水平下降过早，而不是孕酮水平不足，因为超促排卵多个卵泡发育，排卵后形成多个黄体，孕酮水平远高于生理水平，但孕酮的高峰期提前，孕酮水平下降过快，过早而导致黄体功能不全。

（一）ART 中黄体功能不全的原因

临床和试验的结果都表明，促排卵和 IVF 周期黄体功能不足，原因不明。促排卵药物的使用，超生理量的激素水平，取卵过程颗粒细胞的丢失和 GnRH 激动剂和拮抗剂的作用都可能影响黄体功能。目前认为，内源性 LH 不足是黄体功能不足的重要原因，而 LH 不足又可能是超生理水平的甾体激素负反馈作用的结果。此外，GnRH 激动剂，拮抗剂也可能发挥一定的作用。除 LH 受到抑制外，控制性超促排卵（control ovarian hyperstimulation，COH）周期的子宫内膜也可能受到影响，包括腺体基质发育不同步，内膜发育提前，胞饮突过早出现或缺乏，超生理水平的雌二醇导致内膜着床窗的移动都可能降低着床率。但是，内膜的变化是由于类固醇激素，GnRH 激动剂对黄体或内膜的影响还是这些因素的综合作用仍有待研究。

1. 诱发排卵导致黄体功能异常 用 CC + HMG 诱发排卵的 GIFT 周期，阴道补充 200mg 黄体酮，妊娠率明显高于未用黄体酮组。主要的原因可能与早期大量黄体产生的超生理量的类固醇激素以负反馈的方式抑制了下丘脑和垂体轴 LH 的分泌。人类和灵长类的研究证实，黄体需要持续的 LH 的刺激以维持它的生理功能，因此，黄体期 LH 的支持对维持正常的黄体类固醇合成是必要的，LH 的撤退和不足可导致黄体过早融解。

与此相反，另一部分作者则认为，用 CC + HMG 的 IVF 周期，肌注 50mg 黄体酮并未改善妊娠率。与对照组相比，在首次注射 hCG 后 24 小时再加注 hCG 5000IU，或在首次注射 hCG 后 21 小时，35 小时，60 小时后分别肌注黄体酮 25mg，50mg，50mg，妊娠率没有明显提高。因此，对单用 Gn 促排卵的周期是否需要支持黄体尚有争议。

2. GnRH 激动剂（GnRHa）**与黄体功能异常** 1984 年 poirter 等首先报道，联合使用 GnRHa 诱发超排卵可防止过早的 LH 峰，改善总的妊娠率，此后，GnRHa 被广泛的应用于 IVF 中。早期研究表明，GnRHa 降低黄体雌激素和孕酮的产生，表现在唾液和血孕酮水平下降，明显缩短黄体期，而补充 hCG 可使黄体期延长。

使用激动剂引起黄体功能不全的原因在于激动剂对垂体功能的持续抑制。垂体脱敏和降调后，其功能数周后才能恢复。Bekers 等报道，垂体功能在停止使用 GnRHa 后

16～22天才开始恢复，但此时LH的浓度仍然低于生理水平（0.09～1.9IU/L）。停止使用GnRHa后10～14天，LH的浓度仍停留在1IU/L的极低水平[2,3]。即使在提前终止使用GnRHa，虽然LH的分泌可部分恢复，但是黄体酮的生成并未增加，这可能与GnRHa的溶黄体作用有关。在降调过程中意外妊娠患者的资料显示，即使hCG上升，孕酮水平仍然降低，表明黄体功能受到影响。上述结果提示，由于GnRHa在黄体期持续垂体抑制引起内源性Gn分泌不足，继而使黄体酮的分泌减少，黄体期变短，E_2/P的比例发生改变。黄体酮水平下降不仅可影响子宫内膜的分泌，还会增加子宫的收缩频率，影响胚胎着床。

除了影响黄体的功能外，GnRHa还可能直接影响子宫内膜的容受性，表现为子宫内膜发育延迟，腺体基质发育不同步，腺体体积减少，avβ3整合素亚单位表达降低，胞饮突（pinopods）出现过早，着床窗提前等。因此，尽管少数研究认为支持黄体功能不能纠正子宫内膜的异常，临床妊娠率也无明显改观，然而，大样本随机对照临床资料荟萃分析表明，支持黄体功能有利于提高临床妊娠率。

3. GnRH拮抗剂与黄体功能异常　拮抗剂抑制和恢复垂体功能均较快。因此可能对黄体功能影响较小，正常妇女使用拮抗剂后黄体期持续的时间和黄体酮的浓度均正常，表明拮抗剂对自然周期黄体期无不良作用。IUI的结果也支持这种假设，Gn促排卵的IUI周期，无论是否加用拮抗剂，孕酮的产生和黄体期长度没有变化，提示拮抗剂对黄体功能没有影响。

但是，近来拮抗剂在IVF中应用的结论却相反。Beckers等随机对照研究证实，联合使用拮抗剂促排卵，引起黄体期明显缩短和妊娠率降低，提示拮抗剂有较早的溶黄体作用。在该试验中，用rFSH和拮抗剂促排卵行IVF和ICSI，卵泡发育成熟后用重组hCG，重组LH或GnRHa触发卵泡成熟，黄体期没有补充孕酮，结果3组患者的黄体期均缩短，以GnRHa组最明显，而雌激素和孕酮水平以hCG组最高，GnRHa组最低，3组妊娠率明显降低，分别为18%，8%和13%。因此，试验不得不提前终止。对赠卵患者的研究也显示，用rFSH和拮抗剂促排卵，如果不支持黄体，整个黄体期LH明显低于自然周期妇女，黄体期也比自然周期妇女明显缩短。而IVF中联合使用拮抗剂或激动剂促排卵，如果黄体期补充孕酮，两组的结果无差异。近来报告，用拮抗剂和HMG诱发排卵，黄体期持续时间短于12天。这些结果强调了IVF周期，无论使用激动剂或拮抗剂，黄体支持的重要性。

动物试验也表明，拮抗剂直接抑制孕酮和孕烯醇酮的产生。在使用拮抗剂的ART周期，黄体期LH明显被抑制，血LH水平、黄体中期雌二醇和孕酮水平低，并出现阴道出血。

子宫内膜类固醇受体的研究表明，联合使用FSH＋拮抗剂组，孕酮受体在腺体和基质上调，雌激素受体在腺体下调，孕酮水平明显高于自然周期。这可能是超生理剂量的雌激素和孕激素对子宫内膜的作用。子宫内膜组织学检查也表明，赠卵者联合使用FSH和GnRHa或拮抗剂促排卵，黄体期使用阴道微粒化黄体酮支持黄体，注射hCG后2天，所有组内膜活捡组织学检查相同。7天后拮抗剂组与自然周期相比，内膜分期，类固醇受体，胞饮突均相同，而激动剂组内膜发育延迟，胞饮突表达下降，提示拮抗剂比激动剂对黄体功能影响小。因此，尽管拮抗剂能迅速恢复垂体的功能，但黄体功能与用激动剂无明显差别，黄体支持仍然是重要的。

4. 颗粒细胞的丢失有争议　IVF 取卵时导致颗粒细胞的过多丢失，使黄体期产生孕酮的细胞数减少，而早期黄体期孕酮主要由颗粒黄体细胞合成，从而导致黄体不足，但是抽吸自然周期的卵母细胞既不影响孕酮的水平，也不缩短黄体期不支持该假设。Edwars 最早提出超促排卵黄体功能不全也认为与取卵颗粒细胞的损失无关。从理论上来说，卵泡内的颗粒细胞具有异质性，壁层颗粒细胞产生甾体激素的活性最大，3β 羟甾脱氢酶和芳香化酶的活性最高，排卵前 LH 的受体水平最高，是形成颗粒黄体细胞的主要成分。而最靠近窦腔颗粒细胞甾体生成酶表达最少，卵丘细胞不表达芳香化酶。而取卵应该对壁层颗粒细胞影响不大。可是宫腔内人工授精（IUI）的资料显示，单用 FSH 或联合拮抗剂促排卵 2 组黄体酮水平，黄体期长和妊娠率均无差别。单用 HMG 或联合激动剂促排卵黄体期激素水平也无差别。这些结果提示单纯 COH/IUI 周期，无论加用激动剂还是拮抗剂，对黄体的损伤都比取卵的 IVF 周期小。比较单用 HMG 和联合 GnRHa 促排卵行 IUI 两组子宫内膜，HMG + GnRHa 超排卵也不增加 LPD 的发生率。这些结果提示 IVF 黄体功能不全与取卵破坏黄体有关。

七、不孕症与黄体功能不全

前瞻，双盲，随机临床试验提示，内膜活检区分有生育和 LPD 不孕患者并不准确。在 2 项对健康，月经规律有生育的妇女的随机研究中，高达 25% 的活检周期表现为内膜成熟延迟，每个人不同周期间的变化也很大。在一项多中心 RCT 研究中，848 例月经规律的妇女中，中黄体期 49%，晚黄体期 35% 的内膜活检时相表现为期外，而且有生育与不孕妇女间没有差异。总之，这些结果证实了活检内膜进行组织学检查不是有效的诊断不孕症的方法，显然，也不应该作为治疗 LPD 的临床依据。

无论在受孕的周期还是以往的周期，在有生育的妇女还是在不孕患者中，正常和延迟成熟的内膜与妊娠的相关性都很差。Balasch（1992 年）研究表明，在 1055 例妇女，1492 次子宫内膜活检中，26 例在受孕周期中进行，20 例诊断为内膜同步的妇女中（in-phase），15 例足月分娩，6 例诊断为内膜不同步（out of phase）的妇女中，4 例足月分娩。在诊断为 LPD 的妇女中，治疗与未治疗妊娠结局相同，这表明黄体功能不全治疗与否与足月妊娠无关。一项大样本，多中心，随机研究评估黄体期活检异常与生育的关系，结果表明无使用的价值。在该试验中，对 332 例有生育的妇女与 287 例不孕妇女的中，晚黄体期进行子宫内膜活检，与期望相反，有生育妇女比不孕妇女内膜不同步的发生更普遍，分别为 42.2% 和 32.7%（$p < 0.05$）。

上述资料提供了强有力的证据证实，传统的内膜组织定期不是有效的诊断 LPD 方法，不能区分有生育与不孕患者，即不能诊断 LPD 不孕。不应继续成为评估不孕和反复流产的重要项目。

八、反复流产与黄体功能不全

LPD 曾被认为是反复流产重要的原因，估计 LPD 在反复流产患者的发生率变化很大，Jones 和 Delfs 称，30% 的流产妇女存在黄体功能不全，最近发现复发性流产妇女存在黄体功能不全为 20% ~ 25%，但并不能以此为据肯定孕激素辅助治疗能改善妊娠预后。实际上，随机综合分析也未证实，妊娠期孕激素治疗能防止流产。临床医生不断报道，复发性流产妇女有较高的黄体功能不全的发生率。由于诊断方法不同，它在反复流产中真实的发生率和作为病因的重要性仍不知，可能低至不到10%。

无论正常和异常早孕中，孕酮的浓度同时反映了黄体和发育的滋养层的功能。由于正常孕酮水平变化范围大，与异常妊娠重叠程度很高，想通过测定早孕血孕酮水平，确定黄体的功能和发现异常妊娠，并用外源性孕酮进行补救是无效的，因为，早孕时孕酮水平降低可能反映黄体缺陷或（和）妊娠内在的异常，更可能提示胚胎的异常。另一种选择是在非孕周期诊断和治疗黄体功能不全，但由于诊断方法不可靠和有缺陷而受到限制。

九、LPD 的治疗

由于 LPD 可能是很多疾病的结果，因此，治疗首先要考虑的是引起 LPD 的基础疾病。如果没有发现导致 LPD 的疾病（如下丘脑，甲状腺功能紊乱，高 PRL 血症）治疗仅为经验性的。考虑 LPD 患者有排卵，仅是排卵障碍较轻微的形式，一般不需要过度治疗。可用治疗不排卵不孕症同样的治疗方法，包括黄体期补充孕酮，孕酮加雌激素或 hCG，或用 CC 和 Gn 促排卵。如 PRL 和 TSH 正常可用 CC 治疗。大量的试验和临床证据表明，黄体期缩短患者卵泡期 FSH 水平低，而 CC 可以有效地矫正此异常。部分人宁愿在排卵后 2~3 天补充外源性孕酮治疗 LPD，但这种方法会延迟月经来潮，造成早孕的假象，增加患者的焦虑和失望。

（一）促排卵

促排卵药物可能改善不孕患者的生育力，促排卵治疗 LPD 的依据是发育的卵泡与黄体之间的生理连续性，因此，改善排卵前卵泡的发育应该能改善黄体功能。但是认为用促排卵药物能改善黄体功能和生育结局之前，有两个问题必须考虑，第一是黄体功能不全的诊断标准，在研究促排卵治疗 LPD 的周期中，诊断 LPD 不得不使用替代的标准如孕酮不足或内膜活检的时相表现为期外。但至今所有探讨不良生育结局与这些替代指标相关性的研究均不成功。因此，诊断 LPD 的唯一实践的方法是证实单用黄体支持能增加妊娠率和活产率。一项前瞻研究包括 18 位妇女，内膜活检为期外，用 CC 促排卵。结果在有一个以上卵泡发育的患者中，8/10 再次活检结果提示 LPD 已被矫正，而单卵泡发育的患者中，仅 2/8 被矫正。因此，促排卵方案是通过诱发多个卵泡发育而改善生育力，而不是矫正 LPD。

（二）孕酮

孕酮可口服，阴道和肌注给药，目前没有证据表明，孕酮治疗对自然，未促排卵周期有益。生殖衰老是否补充孕酮的问题尚无严格科学的证据。

目前，唯一经过证实的适应证是在加用 GnRH 激动剂或拮抗剂的促排卵周期中，肌注或阴道补充孕酮能改善 ART 的结局。肌注孕酮血中孕酮浓度较高，而阴道用药增加局部内膜组织孕酮的水平。一致的意见是口服孕酮不应被用于支持黄体，仅 10% 的微粒化孕酮能通过胃肠道吸收，ART 周期中口服孕酮的妊娠率低于阴道和肌注用药，使用孕酮的时间应持续到胎盘能产生足够的孕酮时，约在妊娠 8~10 周。

（三）hCG

在使用 GnRH 激动剂或拮抗剂的 ART 周期，黄体期补充 hCG 能刺激黄体产生大量内源性的孕酮和雌激素。在加用 GnRH 激动剂或拮抗剂的 ART 周期中，补充 hCG 比未补充 hCG 周期的分娩率高，自然流产率低。但补充 hCG 周期的中，重度 OHSS 的发生率明显升高，使用低剂量的 hCG，500IU 隔日一次能提供黄体支持伴有较小的 OHSS 的危险。由于肌注孕酮与 hCG 的临床效果相同，而 hCG 副反应发生率高，因此在使用 GnRH 激动剂和拮抗剂的 ART 周期，一般黄体期用孕酮支持黄体。

一旦妊娠建立，补充 hCG 没有益处，在一项 RCT 的研究中，183 例妇女早孕前 3 月阴道出血，超声证实有心管搏动，结果发现，安慰剂和补充 hCG 的流产率分别为 11% 和 12%。

十、小　　结

异常黄体功能可能由其他疾病导致（如高 PRL 血症，甲状腺功能异常），因此怀疑有这些疾病的不孕妇女（如月经不规律，溢乳）应当检查并适当的治疗这些疾病。

在临床上没有可靠的诊断 LPD 的方法，BBT，尿 LH，黄体期孕酮水平，内膜活检均不同程度的存在问题，正在研究的其他诊断方法尚不成熟。因此，LPD 与不孕和反复流产的关系也未得到证实。

黄体支持不能改善自然，非促排卵周期的妊娠结局，而孕酮或 hCG 支持黄体能改善 ART 后的妊娠结局。

很多证据表明，LPD 是一个真实的疾病，很可能代表了轻微的排卵障碍，（介于无排卵到正常排卵中间），因此，治疗的选择与排卵障碍相同。

（朱桂金）

参考文献

1. Practice Committee of the American Society for Reproductive Medicine. Current clinical irrelevance of lute-alphase deficiency: a committee opinion. Fertil Steril, 2015, 103: e27-e32.

2. Mese TB, Young SL. Progesterone and theLuteal PhaseA Requisite to Reproduction. ObstetGynecol Clin N Am, 2015, 42: 135-151.

3. Jone GES. some newer aspects of the management of infertility. JAMA, 1949, 141: 1123.

4. Noyes RW, Hertig AW, Rock J. Dating the endometrial biopsy. Fertil Steril, 1950, 1: 3.

5. Speroff L, Glass RH, Kase NG. clinical Gynecologic Endocrinology and infertility. seventh edition. Lippincott Williams & Wikins, 2005.

6. Strauss Ⅲ JF, Barbieri RL. Yen & Jaffe's Reproductive endocrinology physiology, pathophysiology and clinical management. Seventh edition. Elsevier Saunders, 2014.

7. Balasch J, Fabregues F, Creus M, et al. The usefulness of endometrial biopsy for luteal phase evaluation in infertility. Human Reproduction, 1992, 7 (7): 973-977.

8. Batista MC, Cartledge TP, Merinol MJ, et al. Midluteal phase endometrial biopsy does not accurately predict luteal function. Fertil Steril, 1993, 59 (2): 294-300.

9. Ganeshwaranshivapathasundram1, michele kwik2, michael chapman2. Luteal phase defect: part of the infertility zeitgeist or relic from the past? Human Fertility, 2011, 14 (1): 60-63.

Bukulmez O, Arici A. Luteal phase defect: myth or reality. ObstetGynecol Clin N Am, 2004, 31: 727-744.

第二章

黄体支持的适应证和禁忌证

第一节　黄体支持与孕激素补充适应证

黄体支持与孕激素补充治疗主要用于黄体功能不足（luteal phase defect，LPD）或孕激素缺乏引起的月经相关疾病、生殖领域及绝经相关激素补充的治疗。

一、黄体支持与孕激素补充的适应证

（一）月经相关疾病

1. 异常子宫出血　异常子宫出血（abnormal uterine bleeding，AUB）是指与正常月经的周期频率、规律性、经期长度、经期出血量任何1项不符的、源自子宫腔的异常出血。本共识及解读中的 AUB 主要涉及排卵障碍相关的 AUB 和子宫内膜局部异常所致 AUB。

排卵障碍相关的 AUB 包括稀发排卵、无排卵及黄体功能不足等原因，主要由于HPO 轴功能异常引起，常见于青春期、绝经过渡期，生育期也可因多囊卵巢综合征（polycystic ovary syndrome，PCOS）、肥胖、高催乳素血症、甲状腺疾病等引起。

稀发排卵和无排卵引起的 AUB 治疗原则是出血期止血并纠正贫血，血止后调整周期预防子宫内膜增生和 AUB 复发，有生育要求者进行促排卵治疗。止血的方法包括孕激素子宫内膜脱落法、大剂量雌激素内膜修复法、短效口服避孕药或高效合成孕激素内膜萎缩法和诊刮。止血后必须调整月经周期，青春期及生育年龄患者需恢复正常的内分泌功能，以建立正常月经周期，绝经过渡期患者需控制出血及预防子宫内膜增生症的发生，防止再次 AUB 的发生。调整周期的方法主要是雌、孕激素序贯法，雌、孕激素联合法，后半期孕激素法及宫内孕激素释放系统（LNG-IUS）等。青春期及生育年龄患者宜采用后半期孕激素治疗，选用天然或接近天然的孕激素，有利于 HPO 轴功能的建立或恢复。对已完成生育或无生育计划者可放置 LNG-IUS，以减少无排卵患者的出血量，预防子宫内膜增生。有生育要求的患者可以进行促排卵治疗，排卵后补充孕激素，支持黄体功能。

黄体功能异常引起的 AUB 分为黄体功能不足和黄体萎缩不全两类。黄体功能不足引起的 AUB 中虽有卵泡发育及排卵，但黄体期孕激素分泌不足或黄体过早衰退，导致黄体期缩短及子宫内膜分泌反应不良，表现为月经周期缩短，有时月经周期虽在正常范围，但卵泡期延长、黄体期缩短。依其病因主要是 HPO 轴功能紊乱导致卵泡期 FSH 水

平不足，卵泡发育缓慢，以致排卵前雌激素分泌减少，从而对下丘脑及垂体正反馈不足，LH 峰值不高及排卵后 LH 低脉冲缺陷，使排卵后黄体发育不全，导致 LPD。该类患者可以进行促排卵、促进排卵前 LH 峰形成，排卵后刺激黄体功能或补充孕激素进行黄体支持等治疗。黄体萎缩不全由于黄体萎缩过程延长，内膜持续受孕激素的影响，不能如期完整脱落，表现为月经周期正常，但经期延长，且出血量较多。该类患者治疗上可通过排卵后刺激黄体功能或补充孕激素给予黄体支持。

2. 闭经　闭经根据既往有无月经来潮，分为原发性闭经和继发性闭经两类，表现为无月经或月经停止。正常月经的建立及维持有赖于 HPO 轴的神经内分泌调节、靶器官子宫内膜对性激素的周期性反应及下生殖道的通畅等。

有生育要求的低促性腺激素性性腺功能减退症（hypogonadotropic hypogonadism，HH）患者中，先天性 HH 可以先采用雌激素治疗，促进和维持第二性征发育，诱导子宫体积增大、子宫内膜对雌孕激素反应；获得性因素引起的 HH，如下丘脑-垂体的浸润性病变（如结节病，淋巴细胞性垂体炎和组织细胞增生症等）、席汉综合征性垂体功能减退、垂体肿瘤、颅咽管瘤及其他中枢神经系统病变等，则应首先积极治疗原发疾病；功能因素性 HH 通常可逆，应针对病因积极治疗，如严重体重丢失可积极治疗全身疾病、提高机体体质、供给足够营养，运动性闭经适当减少运动量，精神刺激所致闭经应进行耐心心理治疗，消除精神紧张和焦虑。若经过相应治疗后患者自身仍缺乏 GnRH 脉冲式分泌，LH 水平低下，可采用 HMG 联合 hCG 诱导排卵，并常规行黄体支持治疗。

其余类型的闭经，明确病变环节及病因后，可进行相应的激素补充治疗。其中孕激素补充疗法适用于体内有一定内源性雌激素水平的Ⅰ度闭经患者，可于月经后半期使用。

3. 高催乳素血症　高催乳素血症（hyperprolaceinemia，HPL）是多种内外环境因素导致人体外周血中 PRL 分泌增加而产生的一种 HPO 轴功能失调性疾病。PRL 对调节卵泡发育、维持妊娠有重要作用。高 PRL 直接刺激下丘脑多巴胺的释放，抑制 GnRH 的脉冲式分泌，引起 FSH 及 LH 的分泌减少，影响卵泡的发育和颗粒细胞的增殖及其生产雌激素的能力，导致卵泡发育障碍及 LPD。因此，对高催乳素血症患者特别是妊娠合并高催乳素血症，在应用多巴胺受体激动剂治疗、促进催乳素抑制激素释放的同时，可配合使用黄体支持[1]。

4. 甲状腺功能异常　甲状腺功能异常可能通过改变代谢和内环境平衡干扰 HPO 轴。甲状腺功能亢进一方面引起性激素结合球蛋白增加，E_2 代谢清除率降低，另一方面，促进雄烯二酮至雌酮及雄激素至 E_2 的转化，引起 E_2 水平上升，影响 Gn 的分泌。甲状腺功能减退患者可出现性激素结合球蛋白的合成减少，外周雌激素代谢改变，总 E_2 减少，未结合的睾酮和 E_2 增加，雌酮与雄烯二酮的代谢清除率降低。此外，甲状腺功能减退通过对垂体-甲状腺轴的负反馈，可致促甲状腺激素释放激素分泌增加，进而直接刺激垂体分泌 PRL，导致高 PRL 血症，引起 GnRH 的分泌节律改变[2]。这些变化可以改变垂体-卵巢轴功能，继而影响排卵及黄体功能。对甲状腺功能异常患者，多数纠正甲状腺功能后常可恢复排卵，不能恢复者可给予促排卵治疗，必要时配合使用黄体支持。

5. 子宫内膜异位症　子宫内膜异位症（endometriosis，EMS）可能降低卵巢储备，严重的 EMS 病灶（Ⅲ～Ⅳ期）在盆腔内种植，可造成盆腔广泛粘连，卵巢皮质破坏，卵巢周围形成瘢痕和包膜，引起排卵障碍[3]。此外，EMS 刺激腹膜上皮以及巨噬细胞活性，增加腹腔内细胞因子及炎症介质量，亦可影响排卵。

EMS 可能导致内分泌异常，如引起血 PRL 的反应性增高；合并卵泡黄素化未破裂综合征；引起早、晚卵泡期卵泡颗粒细胞 LH 受体水平低于正常，颗粒细胞对 LH 的反应性降低，颗粒细胞黄素化不良，孕激素分泌减少等，导致 LPD[3]。

EMS 的异位及在位子宫内膜存在孕激素抵抗及孕激素受体数量下调现象，可能降低子宫内膜容受性，影响孕卵着床[4]。

EMS 的治疗应根据患者年龄、症状、病变部位及范围以及有无生育要求加以选择。由于 EMS 可能影响卵巢功能，使部分患者黄体功能不良，内膜与胚胎发育不同步，因此必要时可以进行促排卵及黄体支持治疗。

6. 多囊卵巢综合征　多囊卵巢综合征（polycystic ovary syndrome，PCOS）PCOS 是女性最常见的内分泌疾病，作为一种高度异质性疾病，PCOS 可能是多方面异常引起的最终的共同表现，确切病因尚不明，可能涉及遗传和环境因素。

PCOS 病人 GnRH 脉冲频率增加，导致主要以 LH 脉冲频率和幅度持续升高为特点。研究显示，有排卵 PCOS 病人存在黄体期孕酮分泌不足，黄体早期较低的孕酮水平可能导致胚胎着床失败[5]。此外，高胰岛素血症及胰岛素抵抗所导致颗粒细胞胰岛素受体降调节或胰岛素介导的糖代谢异常也是 PCOS 病人颗粒黄体细胞产生及分泌孕酮不足的原因之一[6]。高胰岛素血症也可直接影响垂体功能导致 PCOS 病人黄体功能不足[7]。此外，研究显示 PCOS 患者 AMH 水平增加及黄体血管形成障碍也与其 LPD 有关[8]。PCOS 病人的 LPD 治疗应当以调整月经周期、促进排卵联合黄体支持从而改善妊娠率为目标。

7. 经前期综合征　经前期综合征（premenstrual syndrome，PMS）是指反复在黄体期出现周期性以情感、行为和躯体障碍为特征的综合征，症状可在黄体期的早、中或晚期开始，月经来潮后症状自然消失。目前认为 PMS 可能与黄体后期雌、孕激素撤退有关。补充雌、孕激素减少性激素周期性波动，可有效缓解症状。但是由于试验设计、研究对象、孕激素剂量、给药方式的差异，孕激素补充治疗 PMS 的有效性在 Cochrane 系统评价中未能被证实[9]。

（二）生殖领域

1. 不孕症与 LPD　黄体在建立和维持正常妊娠中发挥重要作用，LPD 可导致内源性孕酮不足，分泌期内膜的功能以及正常胚胎的着床和生长不能维持，势必会造成不孕和流产。过去诊断 LPD 的方法包括基础体温（BBT）、血清孕酮水平以及子宫内膜活检等，但是随着研究的逐步深入发现精确诊断 LPD 的工具存在争议。美国生殖委员会有关 LPD 最新的共识认为目前尚缺乏可重复的、生理相关的临床实践标准来诊断 LPD 和鉴别不孕患者与有生育的妇女[10]。因此，虽然黄体功能不全可能与不孕相关，但 LPD 是否为不孕症的原因之一及不孕症是否需要进行黄体支持治疗尚需进一步研究。

2. 保胎相关治疗

（1）先兆流产：先兆流产是指在妊娠 28 周前出现的少量阴道流血，无妊娠物排出，伴有阵发性轻微下腹痛或腰酸痛。经过适当治疗后临床症状消失、B 超证实胚胎存活则可继续妊娠，也可能发展为难免流产。

引起先兆流产的原因较多，包括染色体异常、全身性疾病、内分泌异常、免疫功能异常等，其中黄体功能异常是主要的内分泌因素。妊娠 8～10 周内妊娠黄体必须产生足量孕酮保证妊娠继续，妊娠 8～10 周后由胎盘逐渐替代妊娠黄体，产生孕激素来维持妊娠。LPD 引起孕激素水平降低一方面导致妊娠蜕膜反应不良，影响胚胎发育，另一方面使子宫平滑肌易激惹，导致流产。由于 LPD 引起的先兆流产，可以合理进行黄体支持治疗，但需注意必须选择天然孕激素制剂。先兆流产予以黄体支持的 meta 分析提示[11]：先兆流产时应用地屈孕酮行黄体支持可以显著降低最后流产的发生率。

（2）复发性流产（recurrent spontaneous abortion，RSA）：RSA 的病因复杂，内分泌异常是导致 RSA 的原因之一。研究发现 RSA 患者中 20%～25% 存在 LPD。生殖免疫学研究提示不明原因 RSA 与母体与胎儿间的免疫耐受异常有密切关系，对此类患者加强黄体支持、补充孕激素可以改善妊娠结局，其可能的机制是孕激素具有免疫抑制作用。研究提示孕激素可以降低免疫调节介质水平，阻止 T 淋巴细胞介导母体的免疫排斥反应，促进 CD56⁺ 淋巴细胞分泌孕激素诱导封闭因子（progesterone induced blocking factor，PIBF），产生特异性的封闭抗体，抑制母体对胚胎抗原的免疫应答，同时阻断 Th1 型细胞因子的炎性反应，诱导 Th1 向 Th2 偏移，抑制 NK 细胞所介导的细胞溶解作用，达到同时抑制体液免疫和细胞免疫的作用，阻止母体对滋养层细胞的免疫排斥反应。系统评价[12]提示：黄体支持对 RSA 有益，可明显降低流产率，且不增加早产、新生儿死亡及新生儿畸形等发生率。

（3）先兆早产：预防性使用孕激素可以治疗先兆早产，但依赖于尽早识别有早产高风险的孕妇。系统评价[13]显示，有自发早产史及妊娠中期超声提示宫颈管长度缩短者预防性使用孕激素可以显著降低其 34 周前早产发生率，降低自发早产史患者新生儿患病及死亡率；但对于其他早产高危因素，如多胎妊娠及胎膜早破，孕激素补充治疗不能降低降低早产及围产儿死亡风险。

3. 辅助生殖技术中的黄体支持

（1）应用控制性卵巢刺激（controlled ovarian stimulation，COS）行体外授精/卵胞质内单精子显微注射-胚胎移植技术（in vitro fertilization/intracytoplasmic sperm injection and embryo transfer，IVF/ICSI-ET）等助孕技术者存在黄体功能不足。

辅助生殖技术治疗后的患者存在黄体功能不足的可能原因主要包括：

1）COS 中应用 GnRH 激动剂和拮抗剂进行垂体降调节，抑制内源性 LH 峰的同时也导致内源性 LH 不足，此外 GnRH 激动剂和拮抗剂对垂体的抑制作用可致垂体功能恢复延迟，进而影响黄体功能。

2）COS 中应用 GnRH 激动剂扳机后内源性 FSH 及 LH 水平下降，导致黄体期雌孕激素水平下降。

3）黄体早期高雌孕激素水平负反馈影响 LH 的分泌，溶黄体提早发生。

4）卵泡穿刺术本身可能导致颗粒细胞大量丢失。上述原因均可导致 IVF 周期 COS 后孕激素分泌下降，黄体期缩短，应常规给予黄体支持，改善黄体功能，提高 IVF 着床率及妊娠率。

（2）冻融胚胎移植（frozen-thawed embryo transfer，FET）周期：自然周期 FET 周

期是否需要进行黄体支持目前存在争议。Bjuresten 等[14]的前瞻性随机对照研究提示阴道用黄体酮显著改善自然周期 FET 周期活产率。Veleva 等[15]通过双中心的回顾性研究发现自然周期联合黄体支持的 FET 周期临床妊娠率较不行黄体支持的自然周期和激素替代 FET 周期显著增加。Eftekhar M 等[16]的前瞻性随机临床研究却发现肌注黄体酮并不改善自然周期 FET 周期的临床结局。Lee 等[17]的回顾性研究亦发现排卵后应用 hCG 刺激黄体功能并不能改善自然周期 FET 周期的临床结局。理论上，自然周期 FET 内膜准备患者由于存在自发排卵，排卵后形成的黄体能分泌足够的内源性雌孕激素维持正常的胚胎着床及发育。但是研究提示正常排卵的女性仍有部分存在黄体功能不足，影响自然周期内膜容受性，自然周期 FET 周期行黄体支持对该部分患者有益。

促排卵 FET 周期，存在潜在的内源性黄体功能不足者。

激素替代 FET 周期，由于缺乏排卵而完全没有自身黄体形成，足量的外源性雌孕激素进行黄体支持直接关系到助孕的成功与否。

（3）人工授精促排卵周期：CC 及外源性 Gn 促排卵通过不同机制影响内源性黄体功能。外源性 Gn 直接作用于卵巢，促进卵泡发育，雌激素水平升高对下丘脑-垂体产生负反馈，可能导致异常的 LH 释放频率及孕激素分泌。研究显示 12%～20% Gn 促排卵周期出现黄体功能不足[18]。无黄体支持的 Gn 促排卵周期平均黄体期长度可降低至 11 天[19]。CC 促排卵周期即使 GnRH 拮抗剂联合给药，LH 水平仍然增加，并以剂量依赖方式促进黄体期雌孕激素的分泌[20]。系统评价指出：IUI 周期中，黄体支持增加 Gn 促排卵周期临床妊娠率，对 CC 促排周期无明显改善[21]。

（三）绝经相关的孕激素补充治疗

1. 绝经过渡期孕激素的补充治疗 绝经过渡期包括即将绝经前的这一时期，即从出现接近绝经的内分泌学、生物学和临床特征起到最后一次月经为止，其本质是卵巢功能动态衰退的过程，此过程包括卵巢储备的加速下降和生殖激素的波动性变化，特别是雌激素缺乏周期性变化，波动性下降，由于排卵稀发引起孕激素缺乏，为预防子宫内膜在无孕激素拮抗的雌激素作用下发生内膜病变或者功能失调性子宫出血，适合以周期性补充孕激素为主的激素补充疗法。

2. 绝经期孕激素的补充治疗 绝经后血中雌二醇水平降至低于维持机体器官生理功能的基础水平，为预防绝经后退行性病变应及时补充雌激素，但单用雌激素，无对抗雌激素补充治疗会引起子宫内膜增生等副作用，因此有子宫的妇女需同时补充使用孕激素。雌孕激素连续联合治疗可以使子宫内膜增生和内膜癌的发病率比普通人群更低。

（李尚为 曾 珣）

参考文献

1. Wuttke W. LH pulses and the corpus luteum：the luteal phase deficiency LPD）. Vitam Horm, 2001, 63：131-158.

2. Krassas GE, K Poppe, D Glinoer. Thyroid function and human reproductive health. Endocr Rev, 2010, 31（5）：702-755.

3. Holoch, KJ, BA Lessey. Endometriosis and infertility. Clin Obstet Gynecol, 2010, 53（2）：429-438.

4. Bulun, S E, et al., Progesterone resistance in endometriosis：link to failure to metabolize estradiol. Mol

Cell Endocrinol, 2006, 248 (1-2): 94-103.

5. Joseph-Horne, R, et al. Luteal phase progesterone excretion in ovulatory women with polycystic ovaries. Hum Reprod, 2002, 17 (6): 1459-1463.

6. Rice, S, et al. Impaired insulin-dependent glucose metabolism in granulosa-lutein cells from anovulatory women with polycystic ovaries. Hum Reprod, 2005, 20 (2): 373-381.

7. Weiss, JM, et al. Effects of insulin on luteinizing hormone and prolactin secretion and calcium signaling in female rat pituitary cells. Arch Gynecol Obstet, 2003, 269 (1): 45-50.

8. Boutzios G, M Karalaki, E Zapanti. Common pathophysiological mechanisms involved in luteal phase deficiency and polycystic ovary syndrome. Impact on fertility. Endocrine, 2013, 43 (2): p. 314-317.

9. Ford O, et al. Progesterone for premenstrual syndrome. Cochrane Database Syst Rev, 2012, 3: CD003415.

10. Practice Committee of the American Society for Reproductive Medicine. Current clinical irrelevance of luteal phase deficiency: a committee opinion. Fertil Steril, 2015, 103 (4): p. e27-32.

11. Carp, HA. systematic review of dydrogesterone for the treatment of threatened miscarriage. Gynecol Endocrinol, 2012, 28 (12): 983-990.

12. Haas, DM. P. S. Ramsey. Progestogen for preventing miscarriage. Cochrane Database Syst Rev, 2013, 10: CD003511.

13. Dodd JM, et al. Progesterone for the prevention of preterm birth: a systematic review. Obstet Gynecol, 2008, 112 (1): p. 127-134.

14. Bjuresten K, et al. Luteal phase progesterone increases live birth rate after frozen embryo transfer. Fertil Steril, 2011, 95 (2): 534-537.

15. Veleva Z, et al. Factors affecting the outcome of frozen-thawed embryo transfer. Hum Reprod, 2013, 28 (9): 2425-2431.

16. Eftekhar M, M Rahsepar, E Rahmani. Effect of progesterone supplementation on natural frozen-thawed embryo transfer cycles: a randomized controlled trial. Int J Fertil Steril, 2013, 7 (1): 13-20.

17. Lee VC, et al. Luteal phase support does not improve the clinical pregnancy rate of natural cycle frozen-thawed embryo transfer: a retrospective analysis. Eur J Obstet Gynecol Reprod Biol, 2013, 169 (1): 50-53.

18. Duffy DA, et al. Impact of leuprolide acetate on luteal phase function in women undergoing controlled ovarian hyperstimulation and intrauterine insemination. Fertil Steril, 2006, 85 (2): 407-411.

19. Erdem A, et al. Impact of luteal phase support on pregnancy rates in intrauterine insemination cycles: a prospective randomized study. Fertil Steril, 2009, 91 (6): 2508-2513.

20. Kyrou D, et al. Luteal phase support in normo-ovulatory women stimulated with clomiphene citrate for intrauterine insemination: need or habit? Hum Reprod, 2010, 25 (10): 2501-2506.

21. Hill MJ., et al. Progesterone luteal support after ovulation induction and intrauterine insemination: a systematic review and meta-analysis. Fertil Steril, 2013, 100 (5): 1373-1380.

第二节 黄体支持和孕激素补充禁忌证

循证医学分析了围绝经期和绝经后女性长期激素替代治疗，结果每1000人中1年后增加4例冠心病患者，增加7例静脉血栓患者，3年后增加18例中风患者，5年后增加23例乳腺癌患者，增加27例胆囊疾病患者，8年后增加9例肺癌死亡患者[1]。通过文献检索和分析黄体支持和孕激素补充禁忌证主要包括以下几个方面：

25

1. 存在或疑似发生动、静脉血栓的患者，有静脉炎、脑中风等既往病史患者应慎用；
2. 乳腺恶性肿瘤或生殖器激素依赖性肿瘤有明确孕激素治疗禁忌证患者；
3. 自身免疫性疾病；
4. 肝肾功能损害；
5. 黄体酮过敏者。

一、血栓性疾病

黄体支持和孕激素补充在血栓性疾病患者中禁忌使用，其主要证据来源于绝经后女性激素替代治疗和育龄期女性应用口服避孕药所引起的动、静脉血栓事件，动脉血栓事件包括脑血管病（脑卒中、短暂性脑缺血）和冠心病（心肌梗死、不稳定心绞痛、心源性猝死），静脉血栓事件包括肺栓塞和深静脉血栓。

1993～1998 年美国女性健康研究对绝经后女性补充雌激素联合孕激素，随访 5 年后发现，激素替代治疗导致冠心病的相对风险值 1.22（95% CI：1.09-1.36）[2]。雌孕激素替代治疗使得静脉血栓风险增加了 1 倍，绝经后女性激素治疗增加了静脉血栓的发生，大概每 1000 人增加 2 例静脉血栓患者。但是后续研究认为上述研究结果存在年龄等因素的偏倚。

2008 年欧洲临床随机对照研究证明激素替代治疗增加了脑卒中和静脉血栓形成的风险，而对冠心病发生的作用还不确定[3]。激素替代治疗导致脑中风相对风险值 1.32（95% CI：1.14-1.53），静脉血栓相对风险值 2.05，（95% CI：1.44-2.92），然而冠心病事件相对风险没有显著增加（相对风险值 1.02，95% CI：0.90-1.11）。在雌激素基础上补充孕激素使得静脉血栓风险增加 1 倍，雌孕激素联合治疗相对于单一雌激素治疗增加了静脉血栓发生的风险。

雌孕激素替代治疗增加静脉血栓的风险和年龄、体重、Leiden 因子 V 突变和吸烟有关。Leiden 因子 V 突变静脉血栓风险增加 6.6 倍（95% CI，3.09-14.49）。有证据证明吸烟在激素治疗的患者中显著增加了静脉血栓发生的风险[4]。

除了绝经后女性激素替代治疗所引起血栓风险，育龄期女性应用口服避孕药也引起了动、静脉血栓事件。以色列研究组随访了 2002 年 1 月～2008 年 12 月期间 15～50 岁使用口服避孕药的妇女，随访至 2009 年底。在 431223 例使用口服避孕药妇女中共发生 1017 例静脉和动脉血栓事件，也就是 10 000 名妇女中每年发生 6.33 例静脉血栓和 6.10 例动脉血栓。在对屈螺酮和静脉血栓相关风险分析中显示，含有屈螺酮的第三代口服避孕药静脉血栓发生的相对风险值 1.43（95% CI：1.15-1.78），而第二代口服避孕药静脉血栓发生的相对风险值 1.65，（95% CI：1.02-2.65）。但是使用屈螺酮动脉血栓形成的风险并没有增加。所以使用含孕激素——屈螺酮的口服避孕药增加了深静脉血栓和肺栓塞发生的风险，并没有增加短暂性脑缺血和脑血管意外的风险[5]。

另有研究报道反复使用含高剂量孕激素的紧急避孕药导致门静脉血栓形成，一例 45 岁女性患者，急性右上腹痛 48 小时，CT 和 MRA 提示门静脉右侧分支静脉血栓。既往有焦虑和胃酸反流史，仔细询问近 3 个月反复多次（共 6 次）使用紧急避孕药。口服紧急避孕药比单纯用普通口服避孕药门静脉血栓形成风险增加 4～8 倍，因为紧急避孕药含有两片 0.75mg 左炔诺孕酮，反复使用这种含高剂量孕激素的紧急避孕药可能会引起门静脉血栓的形成和肝脏缺血[6]。

二、孕激素依赖性肿瘤

外源性激素补充治疗主要应用于三个方面：预防流产、绝经后替代治疗和避孕。因为单纯使用孕激素治疗与肿瘤发生风险之间的研究很少，复合口服避孕药在女性癌症发生中的研究提示外源性激素主要引起上皮性卵巢癌、子宫内膜癌、乳腺癌、宫颈癌及其他肿瘤（肝细胞腺瘤、恶性黑色素瘤、垂体催乳素瘤等）。

孕激素受体在激素依赖性组织如乳腺和生殖道发育和周期性调节中起到重要作用，同时研究表明在脑膜组织中亦有表达，孕激素受体功能改变导致这些组织肿瘤发生[7]。在乳腺中孕激素和雌激素协调促进细胞增殖和基因表达，在子宫中孕激素抑制雌激素引起的增殖，在卵巢中孕激素阻止卵巢癌变。流行病学调查提示黄体酮和孕激素在卵巢癌发生中起保护作用，孕酮缺乏和卵巢癌发生风险增高相关。所以孕激素使用禁忌主要包括乳腺恶性肿瘤或生殖器激素依赖性肿瘤有明确孕激素治疗禁忌证患者。

1. 乳腺恶性肿瘤合成孕激素 如甲羟孕酮禁忌证包括冠心病、心肌梗死、中风和乳腺癌，主要原因是合成孕激素普遍和其他的核受体相结合，如雄激素受体、糖皮质激素受体和盐皮质激素受体，因此需要根据孕激素的组织和受体特异性合理使用孕激素，使副作用最小[8]。狄波-普维拉注射液是一种长效孕激素（甲羟孕酮）避孕药，研究者调查了 20~44 岁 1028 例使用狄波-普维拉注射液女性发生乳腺癌的风险。统计分析显示使用狄波-普维拉注射液超过 12 个月侵袭性乳腺癌发生相对风险值 2.2（95% CI：1.2-4.2），这一风险和肿瘤分期、大小、激素受体表达和组织学类型均没有关系，而且停药后乳腺癌发生风险随之降低[9]。

2. 生殖器恶性肿瘤 孕激素在生殖器恶性肿瘤应用的禁忌证主要是宫颈癌[10]。使用注射黄体酮，特别是持续性肌注黄体酮和宫颈癌的发生风险增加有关，孕激素能够增加 CIN Ⅱ 级以上宫颈上皮内瘤变及宫颈癌的风险，主要是诱导了 HPV16 感染细胞的分化并且上调 HPV 病毒表达。

在育龄期妇女研究中，宫颈癌发生和血清中雌激素无关，孕激素显著促进了细胞增生，高孕酮水平的宫颈癌肿瘤细胞处在 DNA 合成期，宫颈癌死亡因素分析表明肿瘤生长和内源性低雌激素和外源性高孕激素相关，高孕激素水平和宫颈癌患者生存期有关，所以孕激素促进了宫颈癌发生，并提示预后不良。但也有不一致的结果，基于人群基础上的病例对照研究表明，在 HPV 阳性且 CIN Ⅱ 级以上宫颈上皮内瘤变和宫颈癌患者，分析内源性激素和宫颈癌之间的关系，结果在绝经前宫颈癌患者中孕酮水平 1.105ng/ml，而对照组孕酮水平 0.681ng/ml，经过校正后统计学分析并没有观察到孕酮水平增加和宫颈癌增加有显著关系。

3. 其他肿瘤（脑膜瘤） 脑膜瘤是最常见的原发性颅内肿瘤，发生率在 7~8/10 万。流行病学提示脑膜瘤在女性中发生率较高，而且脑膜瘤和乳腺癌的发生呈正相关，在妊娠期特别是晚期妊娠脑膜瘤临床症状特别明显。这些结果提示脑膜瘤生长具有激素依赖性。研究发现脑膜瘤细胞中孕激素受体表达显著升高，而且孕激素受体在脑膜组织中表达并调节其功能。米非司酮作为一种最常见的孕激素受体拮抗剂被用来治疗脑膜瘤，多个临床研究提示在弥漫性脑膜瘤中应用米非司酮治疗获得较好结果，还需要进一步多中心对照研究[11]。

三、自身免疫性疾病

性激素在女性发病率较高的自身免疫性疾病（例如系统性红斑狼疮）中起到特别重要的作用[12]。流行病学和实验性研究提示性激素在自身免疫性疾病遗传风险中起到重要的调节作用，黄体酮和合成孕激素影响了自身免疫性疾病和免疫调节损伤的风险，主要的作用途径是通过表达在不同免疫器官、免疫细胞和组织上的孕激素受体，但其作为一种重要的女性免疫调节激素并没有完全深入的研究。生理水平的孕激素能够增加干扰素 α 表达通路，从而在系统性红斑狼疮发生中起到重要作用。妊娠时高水平孕激素通过抑制 Th1 辅助细胞和 Th17 通路，并且诱导抗炎分子来抑制类风湿性关节炎和多发性硬化的疾病活动。

理论和动物实验都表明孕激素可以促进系统性红斑狼疮发生，在系统性红斑狼疮患者中应用孕激素应慎重。而在其他自身免疫性疾病，包括类风湿关节炎、多发性硬化、自身免疫性甲状腺疾病、干燥综合征、系统性硬化症等，缺乏明确的孕激素禁忌使用的依据。

四、肝肾功能损害史

口服孕激素经过肝脏代谢，所以注射黄体酮的利用效率最高。研究表明孕激素代谢酶系统包括 11 种不同类型，其主要存在于肝脏中，孕激素代谢产物通过肾脏排泄，尿中孕激素来源于肝脏代谢产物，包括孕二醇，孕烷醇酮等[13]。所以对于肝肾功能损害的患者孕激素应慎用。

五、黄体酮过敏患者

自身免疫性黄体酮过敏也称为自身免疫性黄体酮皮炎，是临床上极罕见的对于内源性或外源性黄体酮过敏的一种症状[14]。自身免疫性黄体酮皮炎始发年龄最早可见于月经初潮，典型临床症状出现在黄体末期即月经前 3~10 天，这一时期对应的内源性孕激素升高，而当月经来潮后的几天内症状部分或完全缓解。

自身免疫性黄体酮皮炎通常是指内源性黄体酮升高所引起的结果，但是也可能是由于外源性补充合成孕激素所引起。这种异常不仅见于排卵后妇女，在妊娠期、产后、绝经后激素替代治疗的妇女，甚至是补充外源性孕激素的男性均可发生。自身免疫性黄体酮过敏可能的机制：孕酮被抗原递呈细胞摄取后，通过辅助性 T 细胞导致 I 型或 IV 型超敏反应。

自身免疫性黄体酮皮炎临床症状多变，主要包括荨麻疹、湿疹爆发、水疱、脓疱、多形红斑、外阴阴道瘙痒和口炎，但是很罕见表现为其他器官过敏反应，这些异常情况称为自身免疫性黄体酮过敏。临床疑似病例经过黄体酮皮试和（或）肌注黄体酮试验诊断，治疗方法包括药物抑制排卵或卵巢切除。

对自身免疫性黄体酮过敏研究较少，文献仅报道数例患者。一例 24 岁长期发生黄体酮过敏反应而没有及时得到正确诊治的患者，经过临床症状和体征分析，黄体酮皮试诊断后，应用 GnRH 拮抗剂治疗得到缓解。有学者报道了 1 例 18 岁女性患者，每次月经来潮前几天出现周期性皮疹、咳嗽和呼吸困难。黄体酮皮试阳性，诊断为自身免疫性黄体酮过敏，口服结合雌激素 0.625mg 治疗后症状明显好转[15]。

最大一组病例分析了 6 例自身免疫性黄体酮过敏患者[16]，其中 3 例是 IVF 患者，黄体支持中应用大剂量外源性黄体酮过敏，皮肤表现为荨麻疹、血管性水肿、多形性红斑、湿疹、毛囊炎、丘疹水疱性的喷发、固定性药疹、紫癜或外阴阴道瘙痒，还有患者表现为其他过敏反应。3 例 IVF 患者接受黄体酮脱敏治疗，阴道用黄体酮小剂量开始分 7～10 步逐渐加量，最后患者成功耐受黄体酮。经过黄体酮脱敏治疗后，3 例患者均保胎成功。

（刘嘉茵　侯　振）

参考文献

1. Marjoribanks J, Farquhar C, Roberts H, et al. Long term hormone therapy for perimenopausal and postmenopausal women. Cochrane Database Syst Rev, 2012, 7: CD004143.

2. Rossouw JE, Anderson GL, Prentice RL, et al. Risks and benefits of estrogen plus progestin in healthy postmenopausal women: principal results from the Women's Health Initiative randomized controlled trial. JAMA, 2002, 288 (3): 321-333.

3. Sare GM, Gray LJ, Bath PM. Association between hormone replacement therapy and subsequent arterial and venous vascular events: a meta-analysis. Eur Heart J, 2008, 29 (16): 2031-2041.

4. Blondon M, Wiggins KL, Van Hylckama Vlieg A, et al. Smoking, postmenopausal hormone therapy and the risk of venous thrombosis: a population-based, case-control study. Br J Haematol, 2013, 163 (3): 418-420.

5. Gronich N, Lavi I, Rennert G. Higher risk of venous thrombosis associated with drospirenone-containing oral contraceptives: a population-based cohort study. CMAJ, 2011, 183 (18): E1319-1325.

6. Sucandy I, Nussbaum ML. Segmental portal vein thrombosis after repeat use of emergency contraceptive: a potential complication of high-dose progesterone. Am Surg. 2012; 78 (2): 90-91.

7. Diep CH, Daniel AR, Mauro LJ, et al. Progesterone action in breast, uterine, and ovarian cancers. J Mol Endocrinol, 2015, 54 (2): R31-R53.

8. Toh MF, Mendonca E, Eddie SL, et al. Kaempferol exhibits progestogenic effects in ovariectomized rats. J Steroids Horm Sci, 2014, 5 (3): 136.

9. Li CI, Beaber EF, Tang MT, et al. Effect of depo-medroxyprogesterone acetate on breast cancer risk among women 20 to 44 years of age. Cancer Res, 2012, 72 (8): 2028-2035.

10. Hellberg D. Sex steroids and cervical cancer. Anticancer Res, 2012, 32 (8): 3045-3054.

11. Cossu G, Levivier M, Daniel RT, et al. The Role of Mifepristone in Meningiomas Management: A Systematic Review of the Literature. Biomed Res Int, 2015, 2015: 267831.

12. Hughes GC. Progesterone and autoimmune disease. Autoimmun Rev, 2012, 11 (6-7): A502-514.

13. Yeh YT, Chang CW, Wei RJ, et al. Progesterone and related compounds in hepatocellular carcinoma: basic and clinical aspects. Biomed Res Int, 2013, 2013: 290575.

14. Magen E, Feldman V. Autoimmune progesterone anaphylaxis in a 24 year old woman. Isr Med Assoc J, 2012, 14 (8): 518-519.

15. Bemanian MH，Gharagozlou M，Farashahi MH，et al. Autoimmune progesterone anaphylaxis. Iran J Allergy Asthma Immunol，2007，6（2）：97-99.

16. Prieto-Garcia A，Sloane DE，Gargiulo AR，et al. Autoimmune progesterone dermatitis：clinical presentation and management with progesterone desensitization for successful in vitro fertilization. Fertil Steril，2011，95（3）：1121. e9-e13.

第三章

黄体支持药物的分类及其药理作用

第一节 黄体酮类

一、黄体酮的结构和生理功能

（一）黄体酮的结构

黄体酮（Progesterone，P），又名孕酮、孕烯二酮、助孕素，全称4-孕甾烯-3，20-二酮，分子式$C_{21}H_{30}O_2$，相对分子量：314.47，结构图见图3-1-1。黄体酮是一种21-碳类固醇的天然激素，是由卵巢黄体（或妊娠期卵巢黄体）和胎盘合体滋养细胞分泌。它是所有能分泌甾体激素的组织中参与甾体合成的一种重要的中间产物，少量从睾丸和肾上腺皮质进入循环。由胆固醇合成的孕烯醇酮是合成所有甾体激素的前体物质，通过Δ^4途径合成孕酮。孕酮的20α和20β羟基衍生物由黄体生成。循环中大约2%的孕酮是游离的，80%是结合白蛋白，18%是结合皮质醇结合球蛋白。孕酮半衰期短，在肝脏中转化为孕二醇，以葡萄糖醛酸盐等结合形式经肾脏排出体外（图3-1-2）。

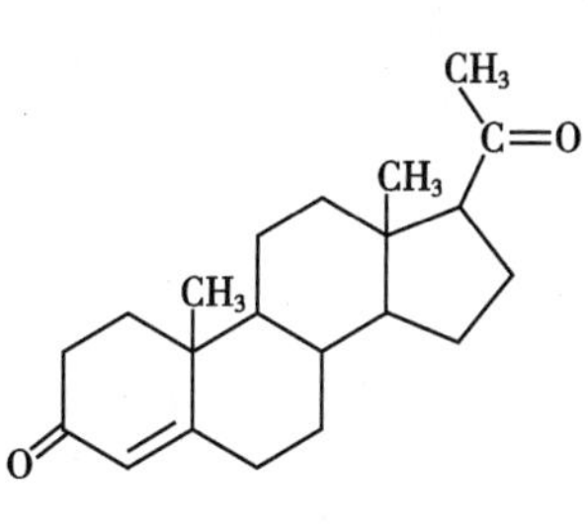

图 3-1-1 黄体酮结构图

注：progesterone：黄体酮

（二）黄体酮分泌的周期性变化

妇女的月经周期中，卵泡期卵泡不分泌黄体酮，血浆黄体酮水平处于低值，大约在0.9ng/ml（3nmol/L）以下水平，排卵前成熟卵泡的颗粒细胞在黄体生成素（luteinizing hormone，LH）排卵高峰的作用下黄素化，开始分泌少量黄体酮；排卵后卵泡壁塌陷，颗粒层向内形成皱襞，伴有卵泡膜内层毛细血管出血，排卵口愈合、封闭卵泡腔，腔内充满浆液性液体及血液，同时基膜崩溃，结缔组织和血管随之长入粒层，在LH作用

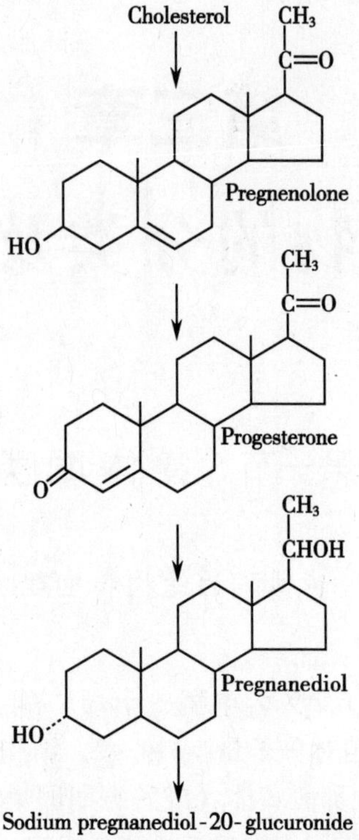

图 3-1-2　黄体酮的生物合成和主要代谢途径

注：cholesterol：胆固醇；pregneotone：孕烯醇酮；progesterone：孕酮；pregnanediol：孕二醇；
sodium pregnanediol-20-glucuronide：孕二醇葡萄糖醛酸盐

下，颗粒细胞和卵泡膜内层细胞分裂增生，细胞呈多边形，胞质内有黄色颗粒和脂滴，呈黄色，故名黄体。

黄体由两种细胞组成：粒黄体细胞（granulosa lutein cell）：也称大黄体细胞。是由卵泡颗粒细胞转变而成，位于黄体中央，细胞大，染色淡，主要分泌孕酮；膜黄体细胞（theca lutein cell）：也称小黄体细胞。位于黄体周边，表面不平坦。细胞小，染色深，主要合成雌激素。

黄体持续存在的时间由排卵后是否受精、妊娠情况决定。若未能受孕，则黄体仅能维持二周即萎缩，为结缔组织瘢痕形成所代替，称之为白体（corpusalbicans）；若排卵后发生妊娠，黄体继续增长，直至妊娠 6 个月，甚至更长时间，完全被胎盘功能所替代后慢慢萎缩。

在黄体期，卵巢黄体大量分泌黄体酮，较基础值增加大约 20 倍，但黄体期黄体酮生成受 LH 脉冲影响而同样呈脉冲式分泌，黄体酮水平波动的范围较大，其 90 分钟内的波动甚至达到 8 倍。通常在排卵后的 6～8 天，血浆黄体酮水平达到高峰，峰值约 18ng/ml（60nmol/L），之后逐渐下降，月经来潮前黄体酮降至卵泡期水平。

（三）黄体酮的生理功能

黄体酮的主要靶器官是子宫、乳房和脑。通常是在雌激素的作用基础上发挥效应。

1. 生殖系统　月经周期的后半周期（排卵后），在雌激素作用的基础上，孕激素使子宫内膜继续增厚、充血，腺体增生并分支，促使子宫内膜的腺体由增生期转变为分泌期，为受精卵植入做好准备，有利于孕卵的着床和胚胎发育。孕激素使子宫颈口闭合，黏液减少变稠，并使精子不易穿透；抑制输卵管肌节律性收缩的振幅等，血中黄体酮浓度增高时通过对下丘脑的负反馈作用，抑制垂体促性腺激素的分泌，产生抑制排卵作用。

2. 乳腺　在与雌激素共同作用下，促进乳腺小叶及腺体的发育，使乳房充分发育，为泌乳做准备。

3. 代谢　黄体酮竞争性地对抗醛固酮，从而促进 Na^+ 和 Cl^- 的排泄并利尿。

4. 体温　黄体酮对正常妇女有轻度升高体温作用，因而在月经周期的黄体相基础体温较卵泡相为高。

（四）黄体酮在黄体支持中的作用

黄体酮是黄体支持和妊娠维持的最重要的激素类药物，主要通过以下几方面作用：促使子宫内膜从增生期转化为分泌期，使子宫做好接受胚胎植入的准备，在妊娠早期可稳定子宫内膜，同时减少妊娠期子宫的兴奋性，抑制其活动，松弛平滑肌，使胚胎及胎儿在子宫腔内安全生长；妊娠后通过促进母-胎界面 CD56＋淋巴细胞分泌孕酮诱导封闭因子（PIBF），促进母-胎界面的免疫耐受，防止胚胎排斥。PIBF 对 T 辅助细胞及自然杀伤（NK）细胞等均有调节作用。PIBF 对胚胎保护性免疫调节机制包括：①产生特异性的封闭抗体；②使 T 辅助细胞以 Th2 细胞因子应答为主，介导抑制炎症的体液免疫反应；③抑制 Th1 细胞因子，如：抑制巨噬细胞活化及 NK 细胞激活等，降低细胞免疫反应。

二、常用黄体酮制剂及药理作用

孕激素类药物分为天然孕激素和合成孕激素。

合成孕激素多为孕酮或睾酮衍生物，如炔诺酮、安宫黄体酮、炔诺孕酮、甲地孕酮、氯地孕酮等，在体内不易代谢，虽然生物利用度较天然黄体酮显著提高，但合成孕激素具有溶黄体、雄激素样作用，存在头痛、情绪改变、胎儿男性化、致畸等副作用，可能增加子代出生缺陷风险。临床上常用于人工周期和逆转子宫内膜增生，不作为妊娠黄体支持的常用药物。

黄体酮可从植物甾醇如薯蓣皂苷配基经化学反应合成。20 世纪 30 年代黄体酮人工合成出售，其与内源性黄体酮化学结构完全相同，统称天然黄体酮[1]。目前，天然黄体酮已被广泛应用于临床，逐渐取代了合成孕激素。天然黄体酮使用后不良反应显然少于合成类孕激素。天然黄体酮使用后相对较为多见的不良反应有：①胃肠道反应，腹胀、食欲缺乏；②痤疮；③液体潴留和水肿，体重增加；④过敏性皮炎；⑤精神压抑；⑥乳房疼痛；⑦女性性欲改变；⑧长期应用可引起阴道真菌感染等。较少见的不良反应有：头痛；胸、臀、腿特别是腓肠肌处疼痛；手臂和足无力、麻木或疼痛；突然的或原因不明的呼吸短促，突然语言发音不清，突然视力改变、复视、不同程度失明等。长期使用可引起肝功能异常、缺血性心脏病发生率上升等。

早期妊娠时应用雄激素活性高的孕激素可引起女性后代男性化；后代发生生殖道畸形，多见为尿道下裂。但是 1999 年美国食品药品监督局（FDA）经过详细评估后认为，暴露于天然黄体酮或17-a 羟己酸孕酮酯（17a-OHPC）的妊娠母亲，分娩的男性或女性子代的出生缺陷率没有增加。

因此，有下列情况存在，黄体酮是慎用的，如果有必要使用黄体酮，必须会同相关专科医生，在严密监测下使用：①心血管疾病和高血压。②肝、肾功能损害。③糖尿病。④哮喘病。⑤癫痫。⑥偏头痛。⑦有血栓病史（晚期癌瘤治疗除外）。⑧胆囊疾病。

黄体酮给药途径有肌内注射、口服、阴道给药、舌下含服、经鼻和直肠等，其中临床上常用方法为肌内注射、经阴道及口服给药。不同给药途径在体内吸收和代谢过程不同，生物利用度有所不同。

（一）肌内注射黄体酮

肌内注射黄体酮是目前临床上黄体酮给药的主要剂型。主要包括天然黄体酮注射液和17a 羟己酸孕酮酯（17a-OHPC）。

1. 天然黄体酮注射液 本品为黄体酮的灭菌油溶液，为无色或淡黄色的澄明油状液体，已广泛应用于黄体支持。

药代动力学：肌内注射后可迅速吸收，有效避免肝脏首过效应，生物利用度高，注射后血中孕酮浓度明显增高，2 小时内即可通过静脉血检测到，血药浓度 6~8 小时达峰值，以后逐渐下降，可持续48~72 小时消失。在肝内代谢，约12% 代谢为孕烷二醇，代谢物与葡萄糖醛酸结合随尿排出。

优点：黄体支持疗效确切，价格低廉，属人类辅助生殖技术（ART）黄体支持传统用药。

缺点：主要是每日注射需在医院进行，用药不方便；注射局部不良反应多，过敏反应，注射部位疼痛和刺激，易形成局部硬结，偶有发生局部无菌脓肿、药物性脂膜炎和坐骨神经损伤等，通常形成的局部硬结、无菌脓肿的吸收恢复需较长时间。

临床常用使用剂量：20mg/d 肌内注射。

2. 17a 羟己酸孕酮酯 17a 羟己酸孕酮酯（17a-OHPC）作为天然孕酮的衍生物，属合成孕激素，分子式：$C_{27}H_{40}O_4$，相对分子量428.60，结构图见图3-1-3。是一种白色晶体或粉末，本药分子引入 17 位酯链，口服吸收困难，多制成油剂供肌内注射。

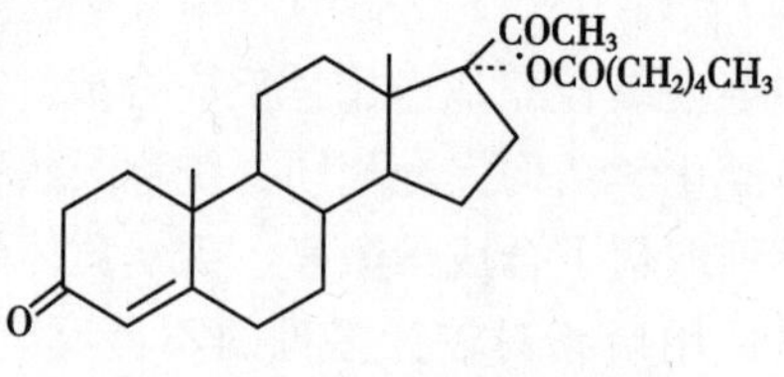

hydroxyprogesterone caproate

图 3-1-3 17a 羟己酸孕酮酯结构图

注：hydroxyprogesterone caproate：羟己酸孕酮酯

药代动力学：孕激素活性强，肌内注射后在体内局部沉积形成储存库，缓慢释放，发挥长效作用，能维持 1~2 周以上。可与包括白蛋白和皮质类固醇结合蛋白在内的血浆蛋白广泛结合。体外实验表明，己酸羟孕酮通过 CYP3A4 和 CYP3A5 被人肝细胞代谢。结合的代谢产物和游离型甾类化学物通过尿液和粪便排出体外。孕期 10 ~ 12 周的孕妇肌内注射己酸羟孕酮后，约 50% 以原型药通过粪便排泄，另 30% 经肝脏代谢后通过尿液排出体外。

优点：既可减少患者到医院注射的频率，又可有效减轻患者不适感，且明确循证医学证据支持有早产史的单胎妊娠孕妇可明显减少早产风险。

缺点：对多胎妊娠或其他早产高危因素孕妇不能减少早产风险，故不推荐用于这部分有早产风险的孕妇。

临床应用：美国 FDA 及中华医学会妇产科学分会产科学组关于早产临床诊断与治疗指南（2014）推荐 17a-OHPC 用于晚期流产或早产史的无早产症状者的黄体支持，不论宫颈长短。推荐剂量及用法为：中孕期 250mg 肌内注射，每周 1 次，从孕 16 ~ 20 周开始，至孕 36 周。

17a-OHPC 在 IVF-ET 黄体支持上的运用，目前仅有少量文献报道，尚存在争议。早期的文献报道认为，17a-OHPC 用于 IVF-ET 黄体支持对结局无有益作用。

Costabile 等的随机对照研究发现：IVF-ET 黄体支持中，17a-OHPC 与肌内注射天然黄体酮相比，两组间临床妊娠率和持续妊娠率无显著性差异[2]。但 Unfer 等的研究发现 IVF-ET 黄体支持中 17a-OHPC 和阴道凝胶相比，前者临床妊娠率和持续妊娠率明显增加，流产率明显降低，两者之间有显著性差异。Satir 等[3]研究发现，黄体酮阴道缓释凝胶与 17a-OHPC 肌内注射用于 IVF-ET 患者黄体支持，阴道凝胶组显示与高的临床妊娠率相关，但两组之间生化妊娠率、持续妊娠率均无统计学差异。文献推荐剂量及用法为：IVF-ET 术后早期黄体支持，250 ~ 341mg，肌内注射，每 3 ~ 7 天一次。

（二）阴道黄体酮

在 ART 黄体支持中，黄体酮经阴道途径给药是目前唯一可替代肌内注射黄体酮的制剂。

药理作用：经阴道途径给予黄体酮后，阴道上皮细胞迅速吸收并扩散至宫颈、宫体，并完成从子宫内膜向肌层的扩散，即"子宫首过效应"。阴道用黄体酮主要经阴道动-静脉转运，在子宫局部发挥作用，靶向子宫首过效应，子宫局部孕酮浓度高。阴道给予黄体酮后 1 小时，子宫内膜和肌层开始出现黄体酮，4 ~ 5 小时后，黄体酮广泛分布于子宫内膜和肌层，并达到稳定浓度。黄体酮经阴道途径根据载体的不同，在给予后 3 ~ 8 小时血药浓度达峰值，在下一个 8 小时内逐渐下降，阴道用黄体酮血中孕酮浓度显著低于肌注射黄体酮。

优点：经阴道途径给予黄体酮，由于靶向作用于子宫，子宫局部孕酮浓度高，可减少全身的不良反应。与肌内注射黄体酮相比，疗效相同，使用方便，不良反应少，在很多国家经阴道途径黄体酮已成为 ART 黄体支持的首选治疗方式[4,5,6]。2014 年一项涵盖 82 个国家、408 个生殖中心的"全球黄体支持方案在线问卷调查"显示，目前 77% 的 IVF 周期单独使用黄体酮阴道制剂作为黄体支持，其他 17% 的 IVF 周期使用黄体酮阴道制剂联合肌注黄体酮或口服黄体酮[6]。

缺点：黄体酮经阴道给药时子宫内膜孕酮浓度不易监测、且药物价格相对肌注黄体酮较高，且可能带来阴道瘙痒，药物残渣不吸收积留、阴道分泌物增多等副反应，同样可降低患者的耐受性。阴道给药是否增加对子宫的刺激，导致黄体期阴道出血事件。目前多项研究证实阴道出血的发生与药物黄体支持的效果以及是否妊娠并无因果关系。有文献报道阴道黄体酮较肌内注射黄体酮在 IVF-ET 非妊娠妇女中黄体期阴道出血发生率高，在妊娠妇女中发生率无显著性差异，黄体期补充雌激素可减少阴道出血发生率，但不影响妊娠结局[7]。

目前有报道的阴道黄体酮制剂有黄体酮缓释凝胶、黄体酮阴道片剂、微粒化黄体酮胶囊及黄体酮阴道环。

1. 黄体酮凝胶　黄体酮缓释凝胶是一种全新的微粒化天然黄体酮阴道制剂，为白色或类白色乳状黏稠体。将微粒化黄体酮颗粒包裹于交联聚合体（聚卡波非）的水包油乳剂中制成。聚卡波非通过氢键结合在阴道上皮细胞表面，乳胶中黄体酮一部分溶于水相，一部分溶于油相，通过水相扩散入子宫或血液发挥作用，当水相中黄体酮浓度降低时，储存于油相中的黄体酮可进入水相，使油水两相黄体酮浓度继续达到平衡，使黄体酮达到控释释放。通过阴道吸收保证子宫局部有效浓度，亦可减少吸收入血的药物比例，可以降低发生全身不良反应的风险。

药代动力学：由于缓释凝胶的持续释放特性，黄体酮的吸收时间延长，吸收半衰期约为 25～50 小时，清除半衰期为 5～20 分钟。黄体酮主要与血清白蛋白和皮质类固醇球蛋白结合（96%～99%）。黄体酮由胆汁和肾脏两种途径清除，代谢产物主要由肾排泄，少部分由胆汁和粪便排泄。只有少量是以黄体酮原形物质由胆汁排泄。

临床应用：目前上市的产品有黄体酮阴道缓释凝胶（8%），推荐剂量 90mg，阴道放置，每天一次，经美国 FDA 批准可以用于黄体支持治疗。黄体酮阴道缓释凝胶具有与肌内注射黄体酮相同的疗效，但不良反应却明显减少，使用方便，避免针剂治疗的痛苦，患者依从性更好。一项以中国女性为对象的多中心、前瞻性、开放性研究表明：黄体酮阴道缓释凝胶在辅助生殖技术中作为黄体支持具有满意的疗效和安全性，相比于传统的给药方式，患者更愿意接受黄体酮凝胶阴道给药[8]。

2. 黄体酮阴道片剂　黄体酮阴道片剂（endometrin）通过 FDA 批准为黄体支持药物，经微粉化处理过的黄体酮阴道片剂经阴道吸收后在子宫内膜形成高组织浓度，而且可测出血清中黄体酮浓度。

临床应用：推荐剂量 100mg，每天 2～3 次，阴道放置。研究发现拮抗剂方案 IVF-ET 黄体支持中，阴道片剂与肌注黄体酮相比，继续妊娠率无差异（44.0% *vs.* 46.9%，$p > 0.05$），在 PCOS 患者黄体支持中使用阴道片剂与肌注黄体酮相比，两组间继续妊娠率无差异（47.2% *vs.* 49.1%，$p > 0.05$），阴道片剂具有更好的接受性[9]。一项回顾性队列研究显示，在激动剂长方案 IVF-ET 黄体支持中，使用黄体酮阴道片剂与肌注黄体酮相比，继续妊娠率、流产率及孕早期血清孕酮水平均无统计学差异[10]。

3. 微粒化黄体酮胶囊　微粒化黄体酮胶囊系采用天然亚麻油的提取物合成而得，其结构性质与天然黄体酮完全相同，但微粒化黄体酮粒径小（通常粒径 <10μm），口服后易吸收，从而生物利用度高于天然黄体酮。而阴道给药能使黄体酮充分发挥其疗效。目前作为黄体支持药物在 IVF 周期应用，药物阴道放置，溶解后直接经局部组织血管进行物质交换，"子宫首过效应"使子宫局部的孕酮浓度明显高于血浆浓度，是子宫内膜向分泌期转化的关键。

临床应用：推荐剂量 300～800mg/d，阴道放置，分 3～4 次给予。有研究显示，在激动剂长方案中使用微粒化黄体酮胶囊经阴道200mg一日三次作为黄体支持治疗，与黄体酮缓释凝胶90mg一日两次比较，持续妊娠率（25.2% vs. 22.2%）、种植率（14.7% vs. 11.9%）及流产率（18.2% vs. 19.1%）无显著性差异（P > 0.05）[11]。另一项研究纳入285个IVF-ET周期比较阴道放置微粒化黄体酮胶囊200mg一日三次与黄体酮缓释凝胶90mg一日一次，两组间临床妊娠率相似，但黄体酮凝胶的阴道刺激症状较少，患者对于黄体酮凝胶的耐受性及依从性更好[12]。

4. 黄体酮阴道环　阴道环是一种环状、柔韧且有弹性的装置，主要以硅橡胶弹性体或热塑性材料为材质，能够向阴道缓慢持续释放药物，从而发挥局部治疗或全身作用。由美国人口理事会研发的黄体酮阴道环是由柔韧的硅橡胶弹性体和微粒化的黄体酮均匀混合制成的基质型阴道环，能够连续使用3个月。

临床应用：黄体酮阴道环目前主要用于妇女产后哺乳期避孕。近年来有报道黄体酮阴道环用于辅助生育技术黄体支持的临床使用。2000年美国的一项随机对照研究显示，在供卵IVF周期中使用阴道环（90天内每天释放孕酮10～20nmol/l）和黄体酮针每日50mg肌内注射比较，前者显著提高种植率（39.8% vs. 28.6%）[13]。最近美国的一项前瞻性随机、单盲、多中心Ⅲ期临床研究显示，比较IVF长方案黄体支持中使用黄体酮阴道环每周一次（每天释放11mg微粒化黄体酮）与使用阴道黄体酮凝胶90mg每天一次者，两组间临床妊娠率、持续妊娠率、活产率无统计学差异，两组恶心、头痛、腹痛等不良反应发生率相似[14]。

不良反应：最常见为恶心、头痛、腹痛、腰痛、乏力以及便秘。另外，阴道环的脱落率要高于凝胶，但阴道感染的发生率是相似的。阴道环的有效性、方便性和安全性是值得肯定的，但其价格相对黄体酮阴道缓释凝胶更加昂贵，且尚未通过FDA认证，仍需大样本的临床研究加以验证。

（三）口服黄体酮

目前用于黄体支持的口服黄体酮剂型主要包括微粒化黄体酮胶囊和地屈孕酮片，两者均存在肝脏首过效应。

1. 微粒化黄体酮胶囊

药代动力学：微粒化黄体酮胶囊是天然孕激素的胶囊制剂，将黄体酮原料超微粉化后，颗粒径小于10μm，制成胶囊后，大大增加黄体酮颗粒与消化道的接触面积，提高其在消化道的吸收率，增加了黄体酮的生物利用度。微粒化黄体酮胶囊由于肝脏首过效应，有效成分部分经代谢分解，仅有10%产生孕激素活性，口服后血中孕酮浓度显著低于肌内注射黄体酮，口服后1～3小时血药浓度达峰值，以后逐渐下降，半衰期约16～18小时，约72小时完全消失。

不良反应：经肝脏代谢分解后产生的代谢产物超过30种，其中5a、5β代谢产物可与神经递质γ氨基丁酸（GABAa）受体-CL通道复合物具有强亲和力，增强GABAa活性，产生头晕、嗜睡等中枢神经系统症状，还会改变泌乳素和GnRH的分泌。

临床应用：推荐剂量200～300mg/d，分1次或2次服用，1次口服剂量不得超过200mg。

2. 地屈孕酮　地屈孕酮并非真正的天然孕激素，它属逆转黄体酮衍生物，分子式：

$C_2H_{28}O_2$，相对分子量：312.85，结构图见图3-1-4，在碳原子6和7之间多了一个双键，9位碳原子上的氢原子位于β、10位碳原子上的甲基位于α，与天然孕激素的结构反向，使地屈孕酮分子拥有弯曲的立体结构，称为"逆转"结构。该"逆转"结构使它对孕激素受体具有高度选择性，全部作用均由孕酮受体介导，地屈孕酮无雌激素活性，与雄激素受体不结合，不产生雄激素及肾上腺皮质激素样作用，对胎儿性别分化不产生影响[15]，不良反应小。

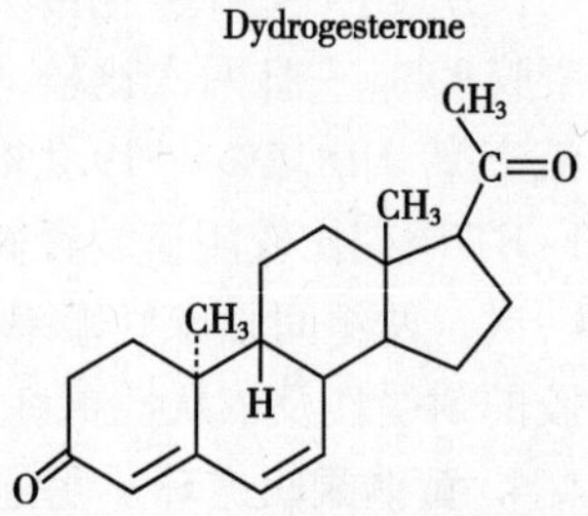

Dydrogesterone

图3-1-4 地屈孕酮结构图
注：dydrogesterone：地屈孕酮

药代动力学：口服易吸收，口服后0.5~2.5小时达血药浓度峰值，服药3d后血药浓度达稳态，5~20mg/d范围内药代动力学呈线性关系，平均生物利用度为28%，肝脏负荷小，主要代谢产物经尿排出。地屈孕酮半衰期为5~7小时。

临床应用：常用剂量10~30mg/d，口服。口服地屈孕酮后不改变原血清孕酮水平，因此外周血药物浓度检测困难。地屈孕酮与阴道黄体酮相比，使用更方便、耐受性更好；与口服微粒化黄体酮相比，低剂量即可生效，生物利用度高，代谢产物仍具孕激素活性，副作用小，患者依从性好等，但目前尚缺乏地屈孕酮在ART黄体支持中单独应用有效性的循证医学证据。

（四）其他给药方式

水溶性的黄体酮（prolutex）是孕酮和羟丙基-β-环糊精的复合物，改善了黄体酮药物的溶解性，用于皮下注射。一项非劣效性随机对照研究比较了IVF-ET患者使用皮下注射水溶性黄体酮（prolutex）25mg/d和黄体酮阴道凝胶（crinone 8% gel），90mg/d黄体支持，两组间种植率、妊娠率、早期流产率、活产率无显著性差异，不良反应相似[16]。

直肠给药黄体酮栓剂与阴道给药相比，药物动力学基本相同，每隔12小时给药一次，可使体内黄体酮含量恒定维持在相当于生理黄体期的水平。也有学者报道通过直肠途径运用黄体酮，以50~100mg通过舌下、口服、阴道和直肠给药进行血清黄体酮浓度比较时发现，在第一个8小时内直肠给药的血清浓度是其他给药方式的2倍，但直肠给药存在用药不方便、易受肠腔内容物影响、药物易泄漏等缺点，并且目前尚缺乏与其他用药方式进行大样本前瞻性对照研究的结果。

（朱依敏 冯国芳）

参考文献

1. Mare J. N. C. Keirse, IVID, Dphil, DPH, et al. Progesterone and preterm：seventy years of "déjà vu" or "still to be seen"？J Birth，2004，31（3）：230-235.

2. Costabile L，Gerli S，Manna C，et al. A prospective randomized study comparing intramuscular progesterone and 17α-hydroxyprogesterone caproate in patients undergoing in vitro fertilization-embryo transfer cycles. Fertil Steril，2001，76：394-396.

3. Satir F' Toptas T，Inel M，et al. Comparison of intravaginalprogesterone gel and intramuscular 17-a-hydroxyprogesterone caproate in luteal phase support. Exp Ther Med，2013，5（6）：1740-1744

4. Yanushpolsky E, Hurwitz S, Greenberg L, et al. Crinone vaginal gel is equally effective and better tolerated than intramuscular progesterone for luteal phase support in in vitro fertilization-embryo transfer cycles: a prospective, randomized study. Fertil Steril, 2010, 94: 2596-2599.

5. Vaisbuch E, Leong M, Shoham Z. Progesterone support in IVF: is evidence-based medicine translated to clinical practice? A worldwide web-based survey. Reprod Biol Med Online, 2012, 25 (2): 139-145.

6. Leong M, et al. Luteal-phase support in assisted reproduction treatment: real-life practices reported worldwide by an updated website-based survey. , 2014, 28 (3): 330-335.

7. Yanushpolsky E, Hurwitz S, Greenberg L, et al. Patterns of luteal phase bleeding in in vitro fertilization cycles supplemented with Crinone vaginal gel and with intramuscular progesterone-impact of luteal estrogen: prospective, randomized study and post hoc analysis. Fertil Steril, 2011, 95 (2): 617-620.

8. 迟洪滨, 周灿权, 王树玉, 等. 黄体酮阴道缓释凝胶在 IVF/ICSI 周期中作为黄体支持的初步应用. 实用妇产科杂志, 2012, 28 (11): 973-976.

9. Doody K, Bush M, Collins M, et al. Progesterone supplementation for luteal support: Efficacy and patient experiences with vaginal inserts (Endometrin) versus intramuscular injection. Fertil Steril, 2012, 97 (Supple): S18

10. Mitwally MF, Diamond MP, Abuzeid M. Vaginal micronized progesterone versus intramuscular progesterone for luteal support in women undergoing in vitro fertilization-embryo transfer, Fertil Steril, 2010, 93 (2): 544-569.

11. Kleinstein J, Luteal Phase Study Group. Efficacy and tolerability of vaginal progesterone capsules (Utrogest 200) compared with progesterone gel (Crinone 8%) for luteal phase support during assisted reproduction. Fertil Steril, 2005, 83 (6): 1641-1649.

12. Simunic V, Tomic V, Tomic J, et al. Comparative study of the eficacy and tolerability of two vaginal progesterone formulations, Crinone 8% gel and Utrogestan capsules, used for luteal support. Fertil Steril, 2007, 87 (1): 83-87.

13. Zegers-Hochschild F, Balmaceda JP, Fabres C, et al. Prospective randomized trial to evaluate the efficacy of a vaginal ring releasing progesterone for IVF and oocyte donation. Hum Reprod, 2000, 15: 2093-2097.

14. Stadtrnauer L, Silverberg KM, Ginsburg ES, et al. Progesterone vaginal ring versus vaginal gel for luteal support with in vitro fertilization: a randomized comparative study. Fertil Steril, 2013, 99 (6): 1543-1549.

15. A. E. Schindler, C. Campagnoli, R. Druckmann, J. Huber, J. R. Pasqualini, K. W. Schweppe, J. H. Thijssen, Classification and pharmacology of progestins, Maturitas, 2003, 46 (Suppl. 1): S7-S16

16. Lockwood G, Griesinger G, Cometti B. Subcutaneous progesterone versus vaginal progesterone gel for luteal phase support in in vitro fertilization: a noninferiority randomized controlled study. Fertility & Sterility, 2014, 101 (1): 112-119.

第二节　人绒毛膜促性腺激素的分类及其药理作用

一、hCG 的结构和生理功能

人绒毛膜促性腺激素 (human chorionic gonadotropin, hCG) 是由胚胎滋养层细胞分泌的一种糖蛋白激素, 其分子量为 36 700。

（一）hCG 的结构

hCG 结构中包括 α 及 β 两个非共价键结合的亚基，其中 α 亚基与垂体前叶分泌的 3 种糖蛋白激素 FSH、LH 和 TSH 的 α 亚基基本相同，相互间能发生交叉反应，都由 92 个氨基酸残基组成，其表达基因位于 6 号染色体；而 β 亚基则具有特异性，由位于 19 号或 11 号染色体上的不同基因编码，β 亚单位决定了不同糖蛋白激素的独特生理作用[1]。hCG 分子结构中约有 30% 的成分由碳水化合物组成，是人体激素中碳水化合物含量最高的激素之一。α 亚基的 52 位和 78 位含有 N 连接的糖链，β 亚基的 13 和 30 位含有 N 连接的糖链，并且在 C 末端残基第 121、127、132 及 138 位各有一个 O 连接的寡糖侧链，大多为三糖分子或四糖分子，hCG 的 β 亚基比其他糖蛋白激素的 β 亚基多了 30 多个氨基酸残基，而且其 C 末端残基多了 4 个 O 连接寡糖侧链，寡糖侧链的存在一方面使激素呈酸性，另一方面也使 hCG 的半衰期显著延长[2,3]。

（二）妊娠期 hCG 的变化

受精后第 6 日滋养细胞开始分泌微量 hCG，在受精后 10 日可自母血清中测出，成为诊断早孕最敏感的方法。妊娠期胎盘组织与血清中的 hCG 的浓度基本平行，孕妇血清中 hCG 每天波动范围不超过 30%。在妊娠早期，合体滋养细胞分泌 hCG 的功能最活跃，每一个合体滋养细胞每天能分泌 0.04U 的 hCG。大约每 31 小时增加一倍，着床后的 10 周血清 hCG 浓度达高峰，最高浓度可达 100 000mIU/ml，持续 10 日迅速下降，至妊娠中晚期血清浓度仅为峰值的 10%，产后 14 天，血清 hCG 转阴，人工流产后 27 天血 hCG 恢复至非孕期水平。有学者发现足月胎儿脐血清内 hCG 的含量为母血清含量的 1/500~1/800，可见 hCG 很少通过胎盘进入胎儿体循环[4,5]。hCG 的分泌调节机制尚不十分清楚，外源性 LHRH 在体外能刺激人胎盘产生 hCG，但实验证实切除妊娠大鼠的下丘脑并不影响胎盘 hCG 的分泌，使用免疫荧光技术测定发现，LHRH 定位于胚胎滋养层细胞，故胎盘产生的 LHRH 可能起着调节 hCG 生成的作用[6]。

（三）hCG 的生理功能

hCG 与其受体结合后发挥其生理功能。hCG 受体遍布所有的生殖器官，是一种 7 次跨膜的 G 蛋白，并通过 cAMP-磷脂酶 C/三磷酸肌醇途径介导的信号通路发挥生物学作用。近年研究发现，该受体在妊娠期黄体细胞、卵泡颗粒细胞、子宫平滑肌、子宫内膜、输卵管、子宫血管、宫颈、乳腺、胎盘、脐带、大脑、肾上腺、皮肤和前列腺等性腺或非性腺细胞中表达[7]。

hCG 的生理功能有：①维持月经黄体寿命，使月经黄体增大成为妊娠黄体，增加甾体激素的分泌以维持妊娠；②促进雄激素芳香化酶转化为雌激素，同时刺激孕酮的形成；③抑制植物血凝素对淋巴细胞的刺激作用，hCG 能吸附于滋养细胞表面，以免胚胎滋养细胞被母体淋巴细胞攻击；④刺激胎儿睾丸分泌睾酮，促进男胎性分化；⑤能与母体甲状腺细胞 TSH 受体结合，刺激甲状腺活性[4]。

（四）hCG 与 LH 不同的生理作用

hCG 的 β 亚单位与 LH 的 β 亚单位具有 96% 的同源性，且作用于同一受体。结构上的相似性，决定了二者具有部分相同的生理功能，如 hCG 和 LH 均可以促进卵泡的生长发育及甾体激素的合成和代谢[8]。不同的是，hCG 对受体亲和力是 LH 的 4~5 倍，有更强的 LH 的活性（200IU hCG 相当于 1200IU LH），故一次注射 hCG 10 000IU 可产生相当于自然周期排卵前 LH 峰值 20 倍的效能[9]；hCG 高度涎酸化，因此半衰期长达 24 小时，是 LH 的 12 倍。此外，由于 hCG 的 β 亚基不含激素反应元件，故分泌可不受性激素反馈调节机制的制约，不同于 FSH 和 LH 的分泌调节。

二、hCG 药物分类及其药理作用

hCG 药物分为两大类：尿源性人绒毛膜促性腺激素（urinary human chorionic gonadotropin，uhCG）和基因重组人绒毛膜促性腺激素（recombinant hCG，rhCG）。

（一）尿源性 hCG

传统 hCG 的生产方法是从孕妇尿中提取 hCG，这种方法已使用超过 25 年。但它有很多缺点，比如来源不受控制，纯化困难，批次间差异较大，并且由于从尿中提取的 hCG 纯度较低，所以使皮下注射受到了约束[10]。

1. 主要成分　尿源性 hCG 为人绒促性素加适宜的赋形剂经冷冻干燥的无菌制品。其效价应为标示量的 80%～125%。uhCG 为白色或类白色冻干块状物或粉末注射剂，剂型为每支 5000IU、2000IU、1000IU 和 500IU。辅料为：甘露醇、右旋糖酐 40、磷酸氢二钠、磷酸二氢钠。

2. 药理作用　hCG 不但结构上与 LH 相似，生物学功能上也与 LH 接近。hCG 可协同 FSH 发挥在激素生成中的作用，并促进卵泡和卵母细胞的最终成熟、诱发排卵、促进黄体的形成和黄体功能的维持。同样，hCG 也可模仿 LH 峰刺激排卵，形成黄体后亦能促进黄体功能[11]。

3. 药代动力学　T1/2 为双相，分别为 11 和 23 个小时。血药浓度达峰时约 12 小时，120 小时后降至稳定的低浓度，给药 32～36 小时内发生排卵。24 小时内 10%～12% 的原形经肾随尿排出。

4. 注意事项

（1）运动员慎用，以及有下列情况也应慎用：高血压、前列腺肥大、哮喘、癫痫、心脏病、偏头痛、肾功能损害等；

（2）使用前应向患者说明有多胎妊娠的可能性。使用中询问不良反应和定期进行有关的临床检查；

（3）对妊娠试验可出现假阳性，应在用药 10 天后进行检查；

（4）发现 OHSS 及卵巢肿大、胸水、腹水等合并症时应停药或征求医生意见；

（5）本品应用前临时配制[12]。

5. 不良反应

（1）用于促排卵时，较多见者为诱发卵巢囊肿或轻到中度的卵巢增大，伴轻度胃胀、胃痛、盆腔痛，一般可在 2～3 周内消退，少见者为严重 OHSS。往往发生在排卵后 7～10 天或治疗结束后，反应严重可危及生命。

（2）用于治疗隐睾症时偶可发生男性性早熟，表现为痤疮、阴茎和睾丸增大、阴毛生长增多、身高生长过快。

（3）较少见的不良反应有：乳房肿大、头痛、易激动、精神抑郁、易疲劳。

（4）偶有注射局部疼痛、过敏性皮疹。

（5）可增加多胎妊娠率或新生儿发育不成熟、早产等[12]。

（二）基因重组 hCG

随着分子生物学的发展，80 年代初，科学家们已致力于重组 rhCG 的生产研究。目前重组 hCG 的制备就是将含有 hCG α 亚基和 β 亚基的基因转染到哺乳动物细胞，一般使用中国仓鼠卵巢细胞（CHO）。hCG 基因通过转录、翻译、组装、折叠，最后分泌到培养基中，可使用色谱的方法进行纯化[13]。这样获得的 rhCG 便于通过物理化学方法进行定量，减少了许多复杂的动物实验，生产的蛋白质可用于皮下注射。

1. 主要成分重组人绒促性素 α，用中国仓鼠卵巢细胞经基因工程生产的重组人绒促性素。性状为无色至淡黄色的澄明液体，rhCG 为水针剂，每支为 250μg。赋形剂：甘露醇、L-蛋氨酸、泊洛沙姆 188、磷酸、氢氧化钠。

2. 药理作用 rhCG 药理作用与 uhCG 相似，rhCG 同样可诱发排卵和促进黄体功能，其药效比尿中提取的 hCG 高。注射 rhCG 250μg 与注射 uhCG 5000IU 和 10 000IU 对诱导卵泡成熟和早期黄体化具有等效作用。rhCG 250μg，相当于大约 6750IU 的 uhCG[14]。

3. 药代动力学 静脉给药后，rhCG 分布于细胞外液间隙，分布半衰期约为 4.5 小时。分布的稳态体积及总消除率分别是 6L 和 0.21/h。无迹象表明 rhCG 的代谢和排泄与内源性 hCG 不同。皮下注射后，rhCG 从人体清除的终末半衰期约为 30 小时，其绝对生物利用度约为 40%。中国妇女单剂量皮下注射绒促性素 250μg，Cmax 380.89 ± 177.63mIU/ml，Tmax 27.57 ± 11.98h，T1/2a 19.39 ± 9.18h，T1/2b 77.26 ± 45.17h，AUC 48536.61 ± 30861mIU/(ml·h)。

4. 注意事项

（1）本品溶液极不稳定，而且不耐热，配成后 4 日之内用完宜。

（2）生殖系统有炎症疾病、激素性活动型性腺癌、无性腺（先天性或手术后）病人忌用。

（3）本品不宜长期应用，以免产生抗体和抑制垂体促性腺功能。

（4）如连用 8 周尚不见效，应即停药；若性欲早熟或亢进，也应停用[15]。

5. 不良反应

（1）常见的不良反应，发生率 1/100 ~ 1/10，如注射部位不适：局部反应/注射部位疼痛；全身不适：头痛、疲倦；胃肠系统紊乱：呕吐/恶心，腹痛；生殖系统紊乱：轻度到中度的 OHSS；

（2）罕见不良反应，发生率 1/1,000 ~ 1/100，如精神紊乱：抑郁、易怒、躁动；胃肠系统紊乱：腹泻；生殖系统紊乱：严重的卵巢过度刺激综合征，乳房疼痛[15]。

在 rhCG 与 uhCG 的临床效应比较性研究中，欧洲研究组得出用 rhCG 诱导排卵可获到更高的成熟卵率；但有文献报道两种来源 hCG 扳机的获卵数、熟卵数、受精数、优胚数、种植率、妊娠率无统计学差异。另有研究发现 rhCG 500μg 与 250μg 扳机，取卵日血清 hCG 水平无统计学差异，但 500μg 组卵泡液的 hCG 浓度升高；组间获卵数、熟卵数相似。2013 年的一项前瞻性随机对照研究显示 rhCG 与 uhCG 在临床结局（获卵数、成熟卵子数、受精率、着床率、妊娠率、生化妊娠率、OHSS 发生率）之间差异均无统计学意义[16,17]。

三、hCG 类药物的临床应用

目前 hCG 类药物在辅助生殖技术中的具体应用如下：

1. 促排卵 卵泡的生长发育需要 FSH 及 LH 共同作用。hCG 药物因与 LH 结构相似，在 COH 中有应用报道。已有研究显示，低剂量 hCG 可独立于 FSH 作用，支持中、晚期卵泡的发育与成熟。在 COH 前以及早期添加少量 hCG，可支持颗粒细胞上已具有 LH 受体的大卵泡进一步发育成熟，潜在性提高 COH 的有效性。可能是有效减少 FSH 用量、提高卵子质量、提高妊娠率的一种方法。但在 IVF-ET 周期中的卵泡期添加 hCG 对妊娠结局的影响仍存在争议，尚需进一步研究[18]。

2. 扳机作用 在自然排卵中，由 LH 去激发排卵。在体外受精胚胎移植中，为避免内源性 LH 峰的提早出现导致卵泡质量下降及过早黄素化，常使用外源性 GnRH 激动剂对垂体进行降调节。降调节后的垂体不能形成 LH 峰导致不能自发排卵。经研究发现 hCG 与 LH 有相似的化学结构，结合相同的受体发挥功能，且 hCG 的半衰期较长，与受体的结合能力较 LH 高。因此，hCG 就代替内源性 LH 发挥促排卵的作用，并取得了良好的效果。随着重组 LH（recombinant human lutropin alfa for injection，r-LH）的问世，有学者提出使用 rLH 更接近自然周期，且不会导致 OHSS 的发生。有学者就此进行了研究，发现使用 rLH 激发排卵组较 hCG 组有较低的临床妊娠率，差异有统计学意义[19]。重组 LH 的药代动力学与尿源性的 LH 相似，终末半衰期略超过 10 ~ 12 小时。若采用 r-LH 5000 ~ 10000IU 单次扳机，着床率低，OHSS 发生率高达 12%[20,21]。若采用多次重复注射 r-LH 模仿体内波动频率，治疗费用提高，且增加注射痛苦，难以临床推广，因此 r-LH 不是理想的扳机用药。

3. 黄体支持 在自然排卵周期中，LH 与 LH/hCG 受体结合还可促进黄体形成和维持黄体功能。因此，在促排卵周期中，也可注射 1000 ~ 2000U 的 hCG 进行黄体支持，降低自然流产率，提高活产率。

此外，hCG 类药物还有调节免疫作用，可调节子宫内膜的免疫耐受，促进胚胎植入及妊娠维持平衡。

但是 hCG 的持续作用，促使超排卵周期多个黄体形成，可导致 OHSS 的发生。有学者根据 hCG 日雌激素的水平给予不同剂量的 hCG 激发排卵，发现 2500IU 组与 5000IU 组相比受精率、卵子成熟率和临床妊娠率差异无统计学意义，且试验中未发生中重度 OHSS[22]。建议减少 hCG 的剂量来降低 OHSS 的发生率。是否可以找到一个既能促进卵泡成熟又能消除 OHSS 发生的 hCG 使用剂量，有待今后进一步探讨。

（王晓红）

参考文献

1. Tsam palas M, Gridelet V, Berndt S, et al. Human chorionic gonadotropin: a hormone with immunological and angiogenic properties. J Reprod Immunol, 2010, 85: 93-98.

2. Morgan FJ, Birken S, Canfield RE. The amino acid sequence of human chorionic gonadotropin. The alpha subunit and beta subunit. J Biol Chem, 1975, 250: 5247-5258.

3. Cole LA. hCG, five independent molecules. Clin Chim Acta, 2012, 413: 48-65.

4. 谢幸，荀文丽. 妇产科学. 第8版. 北京：人民卫生出版社，2013：34.

5. 李美芝. 妇科内分泌学. 北京：人民军医出版社，2001：117.

6. 李美芝. 妇科内分泌学. 北京：人民军医出版社，2001：118.

7. Ziecik AJ, Kaczmarek MM, Blitek A, et al. Novel biological and possible applicable roles of LH/hCG receptor. Mol Cell Endocrinol, 2007, 269（1/2）：51-60.

8. Srisuparp S, Strakova Z, Brudney A, et al. Signal transduction pathways activated by chorionic gonadotropin in the primate endometrial epithelial cells. Biol Reprod, 2003, 68：457-464.

9. 柳雪琴，张海英，朱小凤，等. GnRH-a 和 hCG 在诱发排卵中的作用比较研究. 中国计划生育和妇产科，2010, 2（5）：35-38.

10. Abdalla HI, Ah-Moye M, Brinsden P, Howe DL, Okonofua F, Craft I. The effect of the dose of human chorionic gonadotropin and the type of gonadotropin stimulation on oocyte recovery rates in an in vitro fertilization program. Fertil Steril, 1987, 48：958-63.

11. 庄广伦. 现代辅助生育技术. 北京：人民卫生出版社，2005.

12. 注射用绒促性素说明书（2007 年 02 月 08 日核准，修改日期 2011 年 01 月 25 日）

13. Quintans CJ, Donaldson MJ, Blanco LA, Pasqualini RS. Emoty follicile syndrome due to human errors：its occurrence in an in-vitro fertilization programme. Human Reproduction 1988, 13：2703-2705.

14. Rogério de Barros F. Leão, Sandro C. Esteves. Gonadotropin therapy in assisted reproduction：an evolutionary perspective from biologics to biotech. Clinics（Sao Paulo）. Apr 2014；69（4）：279-293.

15. 重组人绒促性素注射液（2008 年 09 月 01 日核准，修改日期 2013 年 10 月 09 日）

16. Eftekhar M, Khalili MA, Rahmani E. The efficacy of recombinant versus urinaryhCG in ART outcome. Reprod Med, 2012, 10（6）：543-548.

17. Madani T, Mohammadi Yeganeh L, Ezabadi Z, et al. Comparing the efficacy of urinary and recombinanthCG on oocyte/follicle ratio to trigger ovulation in women undergoing intracytoplasmic sperm injection cycles：a randomized controlled trial. Assist Reprod Genet, 2013, 30（2）：239-245

18. 聂晓倩，于新艳. 人绒毛膜促性腺激素在辅助生殖技术中的应用. 计划生育杂志，2013, 32（6）：485-489

19. Aboulghar M, Al-Inany H. Triggering ovulation for IVF. Reprod Biomed Online, 2005, 10（1）：142.

20. European Recombinant LH Study Group. Human recombinant luteinzing hormone is as effective as，but safer than，urinary human chorionic gonado-tropin in inducing final follicular maturation and ovlulation in in vitro fertilization procedures：results of a multicenter double-blind study. 2001, 86：2607-2718.

21. Aboulghar M, Al-Inany H. Triggering ovulation for IVF, 2005, 10：142.

22. Nargund G. Low-dose hCG is useful in preventing OHSS in high-risk women without adversely affecting the outcome of IVF cycles. Reprod Biomed Online, 2007, 14（6）：682-685.

第三节 雌激素

一、雌激素的结构和生理功能

（一）雌激素的结构

女性体内雌激素由颗粒细胞、卵泡膜细胞和黄体细胞分泌，在卵发育、内膜增殖转化、胚胎着床等生理过程中均发挥重要作用。雌激素为含有 18 个碳原子的甾体激素，主要有雌二醇（estradiol，E_2）（图 3-3-1）、雌三醇（E_3）和少量雌酮（E_1）3 种化合物形态，其中雌二醇的生物活性最强。

（二）雌激素的生理作用

在卵泡期，雌激素促使子宫内膜修复与增生；排卵
后，雌、孕激素共同作用使增生期子宫内膜呈分泌期改
变，有利于胚胎着床与植入。雌激素可增加子宫肌层的
血液供应，促进子宫平滑肌细胞增生，使子宫肌层增厚，
有利于胚胎的发育；另外，雌激素可增加子宫胎盘血流，

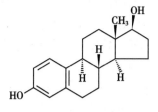

图 3-3-1　雌二醇结构式

促进胎盘血管形成，为胎儿提供最佳的物质交换，从而保证胎儿的正常发育。

（三）雌激素与子宫内膜容受性

子宫内膜容受性是指内膜允许胚胎黏附、穿透、植入的能力，受性激素的精密调
节。内膜厚度、形态和微结构的变化都可能影响胚胎着床。生理状态下，子宫内膜上皮
中的微绒毛细胞在黄体期时，胞质会突起于细胞顶端形成胞饮突，并逐渐发育呈"花
样"肿胀，胞饮突发育程度与妊娠率呈正相关。在这一过程中，雌激素发挥着重要作
用，研究发现雌激素的作用受抑制会导致胞饮突密度下降，内膜厚度减小，并且孕激素
受体的表达也会下调，提示当雌激素缺乏时，不仅雌激素的作用受损，孕激素的作用也
受到波及。此外，还有研究发现高雌激素可增加子宫腺上皮中白血病抑制因子的表达。
后者的表达是与"种植窗"相一致的，在分泌期尤其是胚胎着床时表达最强。子宫内
膜的血流状态也是其容受性的重要影响因素之一，研究证实雌激素能够通过刺激相关基
因的表达，刺激内膜上皮细胞分泌血管上皮生长因子，促进子宫内膜中毛细血管的生
成，改善内膜血供，进而增强子宫内膜的容受性。可见足够的雌激素水平是确保胚胎成
功着床的必要备件。

二、雌激素药物分类及其药理作用

临床上应用的雌激素制剂主要包括天然雌激素、雌激素合成衍生物以及全合成雌激
素。辅助生殖技术（assisted reproductive technology，ART）黄体支持中使用的雌激素为
天然雌激素，主要包括戊酸雌二醇和17β-雌二醇，各种雌激素之间的适应证、药理作
用、药代动力学相似，但略有差异。

（一）戊酸雌二醇

戊酸雌二醇是人体天然雌激素17β雌二醇的前体，具有雌二醇的药理作用。使用戊
酸雌二醇片期间不会抑制排卵，也基本不影响内源性激素的生成。在首次通过肝脏的过
程中，类固醇酯分解为雌二醇和戊酸，大部分雌二醇与白蛋白和性激素结合球蛋白
（sex hormone binding globulin，SHBG）结合。由于肝脏的首过效应，口服戊酸雌二醇
后，只有3%的雌二醇得到生物利用，食物不影响其利用度。服药1mg通常4～9小时
达到雌二醇的最高血清浓度，约为15pg/ml，服药后24小时内血清雌二醇浓度下降至约
8pg/ml。多次给药后观察到，血清雌二醇水平较单次剂量时约高2倍，雌二醇浓度的平
均值在15pg/ml（最低水平）～30pg/ml（最高水平）之间。雌酮作为一个低雌激素活性
的代谢产物，血清浓度约升高8倍，硫酸雌酮浓度约升高150倍。停用戊酸雌二醇片后
2～3天内，雌二醇、雌酮浓度恢复到治疗前的水平。如经阴道给药，戊酸雌二醇不能
脱戊酸，吸收少，故仍建议口服给药。

外源性给予戊酸雌二醇的酯分解后，药物的代谢遵循内源性雌二醇的生物转化途径，代谢为雌酮、雌三醇和硫酸雌酮。雌二醇主要在肝脏代谢，少量可在肝外，如肠道、肾、骨骼肌及靶器官代谢。因此肝功能异常者不建议使用。单次静脉内给药后，雌二醇的总血清清除率有较高的变异性，范围在 $10 \sim 30ml/(min \cdot kg)$。一定量的雌二醇代谢产物可以分泌到胆汁中，进入肝肠循环。最终代谢产物主要以硫酸盐及葡萄糖醛酸化物的形式从尿液中排出。此外，雌激素可刺激肝脏凝血因子合成增加，凝血功能增强，静脉血栓形成风险增加，因此对于有血栓高危因素者应慎用。

（二）17β 雌二醇

17β 雌二醇一般可经三种途径给药，包括口服给药、经阴道给药、经皮贴片，其中口服给药是目前主要的用药途径。口服给药可经胃肠道吸收，代谢为雌酮和硫酸雌酮，后者可转化为 E_2，与代谢产物本身共同发挥雌激素作用，1mg 17β 雌二醇口服给药，4 小时血药浓度可达峰值，24 小时达稳态，平均血药浓度为 28ng/L，最小浓度 20ng/L，最大浓度 54ng/L，E_1/E_2 比值为 7.0。对于绝经期女性还可使用经皮贴片，同样避免了肝脏负担，但在 ART 患者中应用不多[1]。

三、雌激素类药物的临床应用

在 ART 治疗中，控制性超促排卵（controlled ovarian hyperstimulation，COH）是必备过程。但 COH 时大剂量促性腺激素的使用会导致多优势卵泡发育，产生远超生理剂量的高水平雌激素，从而导致黄体期黄体生成素水平显著下降，黄体由于缺少绒毛膜促性腺激素（human chorionic gonadotropin，hCG）的滋养，分泌的雌激素和孕酮也有所下降，因而使妊娠率受到威胁。所以 hCG 一度被用于黄体支持，以保证内源性雌孕激素的分泌。但由于该方法大大增加了卵巢过度刺激的风险，而逐渐被黄体酮所替代。但如前所述，雌激素对于内膜准备至关重要，而在 IVF 过程中，部分患者黄体期 E_2 水平不足也可能会胚胎着床，因而该时期是否补充雌激素也开始引起相关医生及研究者的注意。

目前关于黄体期雌激素补充的作用已有较多研究，但结论不一。关于黄体期是否应用雌激素及应用剂量尚无相关定论。有研究提出在用孕酮进行黄体支持时加用雌激素可提高妊娠率。Krzysztof Lukaszuk 等的研究还发现雌激素给药剂量影响治疗的效果，作者纳入 231 个 ICSI 周期，根据雌激素添加剂量分成三组，分别为 0，2，6mg/d，结果证实雌激素添加量高的妊娠率更高，并呈剂量依赖性。Jung 等认为 COH 使雌激素在短时间激增，虽然刺激了子宫内膜的快速生长但没有给予子宫内膜足够的成熟时间，因此他们从子宫内膜增殖早期即开始补充雌激素直到分泌晚期，结果显示子宫内膜容受性和临床妊娠率都有所提高。但也有部分研究否认这一观点，经阴道或皮下注射的方式补充雌激素，均未显示明显疗效[2-4]。两项基于 RCT 的 Meta 分析比较了黄体期雌孕激素联合和单纯孕激素补充对 IVF 结局的影响，结果发现加用雌激素并不会增加妊娠率及活产率[5,6]，但由于样本量有限，无法排除用药方案、扳机种类等的影响，因此并不能完全否定雌激素的作用。

另有研究表示对于应用长方案者黄体期加用雌激素效果优于短方案和拮抗剂方案，可获得更高的妊娠率，而且黄体中期低雌激素水平可导致内膜成熟延迟、容受性下降，因此在评估添加雌激素的必要性时还要参考患者个体的雌激素水平。Gleicher 等将注射 hCG 后 10 日内出现 E_2 下降并超过 50% 达 48 小时以上的患者随机分为雌孕激素联合治疗组（163 例）和单用孕激素治疗组（167 例），结果证实加用雌激素可获得更高的妊娠率，作者预测如在黄体早期即开始雌激素支持治疗会取得更好的妊娠结局。

总之，黄体期雌激素的作用机制还不明确，因而黄体期雌激素添加的必要性还有待相关基础研究以及设计严谨的大样本随机对照研究证实。

（盛　燕）

参考文献

1. 孙赟，刘平，叶虹，等. 黄体支持与孕激素补充共识. 生殖与避孕，2015. 35.

2. Ceyhan ST，Basaran M，Kemal Duru N. *Use of luteal estrogen supplementation in normal responder patients treated with fixed multidose GnRH antagonist：a prospective randomized controlled study.* Fertil Steril，2008，89（6）：p. 1827-1830.

3. Engmann L，DiLuigi A，Schmidt D. *The effect of luteal phase vaginal estradiol supplementation on the success of in vitro fertilization treatment：a prospective randomized study.* Fertil Steril，2008，89（3）：p. 554-561.

4. Serna J，Cholquevilque JL，Cela V. *Estradiol supplementation during the luteal phase of IVF-ICSI patients：a randomized，controlled trial.* Fertil Steril，2008，90（6）：p. 2190-2195.

5. Reynolds KA，Omurtag KR，Jimenez PT. Cycle cancellation and pregnancy after luteal estradiol priming in women defined as poor responders：a systematic review and meta-analysis. Hum Reprod，2013，28（11）：2981-2989.

6. Kolibianakis. Estrogen addition to progesterone for luteal phase support in cycles stimulated with GnRH analogues and gonadotrophins for IVF：a systematic review and meta-analysis. Hum Reprod，2008，23（6）：1346-1354.

第四节　促性腺激素释放激素激动剂（GnRHa）的分类及其药理作用

一、GnRHa 结构及天然 GnRH 生理功能

促性腺激素释放激素激动剂（GnRHa）是一类人工合成的促性腺激素释放激素类似物。GnRHa 能激发垂体促黄体生成素（LH）和卵泡刺激素（FSH）大量释放，持续给予 GnRHa 将导致垂体被抑制。另一类可竞争垂体促性腺激素释放激素（GnRH）受体并迅速抑制垂体 FSH 和 LH 的合成及释放的 GnRH 类似物称为 GnRH 拮抗剂。无论哪一种 GnRH 类似物均是在天然 GnRH 分子结构的基础上衍生合成。

（一）GnRHa 结构

天然 GnRH 是由 10 个氨基酸组成的小分子多肽，半衰期仅 2～4 分钟。由于天然 GnRH 半衰期极短，很难应用于临床，大量人工合成的 GnRH 类似物应运而生，天然 GnRH 分子中第 5～6，6～7 和 9～10 个氨基酸之间的肽键极易快速裂解，因此，人工合成的 GnRHa 就是将天然 GnRH 第 6，10 位上的氨基酸结构替换生成多种 GnRHa，这种

新产生的肽链结构更稳定，半衰期延长（1~6 小时），与相应受体的结合能力可增加100~200 倍。

（二）天然 GnRH 生理功能

天然 GnRH 是下丘脑分泌的神经内分泌激素。早期研究认为，下丘脑存在两种不同的 GnRH，一种是促卵泡素释放激素，另一种是黄体生成素释放激素。现已明确，这两种促性腺激素释放激素实际上是一种神经内分泌激素——GnRH。1971 年 Andrew Schally 和 Roger Guillemin 等科学家们首先阐明了 GnRH 的分子结构，并成功克隆了 GnRH 和 GnRH 受体，使人们对生殖功能中枢调节的认识有了迅速发展，由于这一重大贡献，使他们获得了 1971 年的诺贝尔奖。

1. 天然 GnRH 分泌 已知 GnRH 神经元大约有 1000~3000 个，主要定位在下丘脑内侧基底部的弓状核和下丘脑前部的视前区。GnRH 的分泌是呈脉冲式，主要经垂体门脉血管系统输送至垂体。GnRH 选择性地与垂体前叶特异性 GnRH 受体结合并通过 G 蛋白耦联激活细胞内信号通路产生多种第二信使，这其中包括甘油二酯和肌醇-4,5 三磷酸，前者激活蛋白激酶 C，后者产生循环 AMP 和使钙离子从细胞内释放，这二者的作用结果就是引起垂体 LH 和 FSH 的合成分泌。下丘脑对生殖周期的调控依赖于 GnRH 的释放，下丘脑 GnRH 的脉冲式释放特性决定了垂体促性腺激素（Gn）的脉冲式分泌，实际上，Gn 释放模式反映 GnRH 脉冲式释放特征，同样，卵巢甾体激素的释放也呈脉冲式释放特征，这与 LH 脉冲式释放促进卵巢甾体激素生成作用一致。因此，GnRH/Gn 脉冲式分泌的周期和振幅对调节性腺活动以及整个生殖轴至关重要。GnRH 对垂体 Gn 细胞上的自身受体具有自启效应，频率和幅度需严格限定在一定范围内才能维持正常的月经周期，脉冲性或节律性是 GnRH 神经元的内在特性，受多种激素和神经递质的调节。人类 GnRH 脉冲频率在卵泡发育晚期最短，约间隔 71 分钟 1 次，幅度较低，约 7.2IU/L；在黄体期脉冲频率最长，约间隔 216 分钟 1 次，幅度大，约 8~15IU/L。这种特性仅表现在生理周期中对 GnRH 受体的上调。如果 GnRH 脉冲频率减慢会导致无排卵和闭经，频率过快（>3 次脉冲/小时）或持续暴露于 GnRH 则会导致垂体降调，使垂体 Gn 的释放反应被抑制，结果处于下调状态。

2. 天然 GnRH 生理作用 GnRH 作用的第一步是被 Gn 细胞膜上的 GnRH 受体识别并结合，从而激发激素下游作用。天然 GnRH 促进垂体分泌 Gn，而垂体 Gn 分泌对控制调节生殖及性腺功能发挥关键作用。FSH 是促进卵泡发育的主要因子，LH 与卵母细胞成熟、排卵及卵泡黄素化等密切相关。就黄体支持而言，正常黄体功能需要理想的排卵前卵泡发育，FSH 促进卵泡颗粒细胞 LH 受体的表达，卵泡期 LH 受体积累量将确定黄素化程度和黄体功能，正常黄体功能需要少量 LH 的持续存在，黄体期雌孕激素的生成底物来源于低密度脂蛋白-胆固醇，LH 可调节黄体组织中低密度脂蛋白受体的结合、内在化和受体化过程，因此，LH 与黄体功能的维持密切相关。除此之外，GnRH 在全身各部位均呈现自分泌和旁分泌功能，GnRH 广泛存在于神经组织和非神经组织中，其受体也广泛存在于垂体外组织，如：卵泡颗粒细胞、子宫内膜细胞和胚胎等。虽然 GnRH 在垂体外的生理作用并不清楚，但推测在生殖过程中可能发挥不容忽视的作用。

二、GnRHa 药物分类及药理作用

（一）GnRHa 药物分类

目前应用于临床的 GnRHa 药物主要有 7 种，其分子结构及活性见表 3-4-1。给药途径包括皮下注射、喷鼻及肌内注射。剂型分为长效缓释剂型（3.6～3.75mg/支）和短效（0.1mg/支）剂型。通常长效缓释剂型每 28 天注射 1 次，而短效剂型则需每日注射才能维持垂体 Gn 抑制作用。目前国内外常用于 ART 的 GnRHa 代表药物有曲普瑞林、布舍瑞林及亮丙瑞林等。

表 3-4-1　临床常用 GnRHa 分子结构及活性

名称	活性	氨基酸序列									
		1	2	3	4	5	6	7	8	9	10
天然 GnRH	1	焦、谷	组	色	丝	酪	甘	亮	精	脯	甘—NH₂
亮丙瑞林（Leuprolide）	15						D-亮				NH-乙酰胺
布舍瑞林（Buserelin）	100						D-丝（3 丁醇）				NH-乙酰胺
戈舍瑞林（Goserelin）	50～100						D-丝（3 丁醇）				氮-甘
组氨瑞林（Histrelin）	200						D-组（3 苄基）				NH-乙酰胺
地洛瑞林（Deslorelin）	200						D-色				NH-乙酰胺
那法瑞林（Nafarelin）	200～230						D-萘-丙（2）				
曲普瑞林（Triperelin）	50～100						D-色				

（二）GnRHa 药理作用

1. GnRHa 作用特点　所有 GnRHa 药物的作用都分为两个阶段：激发效应阶段和降调节效应阶段。GnRHa 与垂体 GnRH 受体结合后，首先引起垂体 FSH 和 LH 的大量释放，上调 GnRH 受体量，该作用约发生在给予 GnRHa 12 小时内，称为激发效应阶段，该阶段可使 FSH 上升 5 倍，LH 上升 10 倍，E_2 上升 4 倍。随后持续 GnRHa 刺激则引起降调节效应，即垂体 FSH 和 LH 合成与释放抑制，垂体 GnRH 受体量下调，卵泡发育停滞，性激素水平下降至绝经期水平，造成卵巢暂时性去势。

2. GnRHa 黄体支持的理论基础　早期研究曾认为 GnRHa 可诱导脑垂体细胞脱敏进而抑制脑垂体功能，有类似避孕药作用，可导致黄体溶解，影响胚胎的着床。但 1993 年 Balasch J 等[1] 首次报道在黄体中期意外给予 GnRHa 并不影响妊娠结局，相反胚

胎种植率更高。其后出现了大量关于 GnRHa 作为黄体支持辅助用药的研究[2,3]，但结论存在争议，并且关于 GnRHa 黄体支持作用的详细机制也不清楚。

生理情况下，GnRH 可促进垂体分泌 LH 作用于黄体，促进黄体期雌孕激素的合成分泌，维持黄体，进而促进胚胎的着床和发育。现已有大量研究证实，下丘脑-垂体外的一些组织（如：胚胎，胎盘，子宫内膜，子宫肌层，输卵管，乳腺，前列腺，卵巢和睾丸）也存在 GnRH 及受体。多个 GnRHa 研究显示，无论在体内或体外，GnRHa 对这些外周组织受体具有直接作用，如：可抑制子宫肌层和输卵管对刺激作用的自发收缩以及诱导胎盘绒毛膜促性腺激素（hCG）的释放。GnRHa 及其受体在着床前期和围着床期胚胎及输卵管，子宫内膜等均已经被检测到，因此，认为 GnRHa 可能对胚胎发育，子宫内膜准备及胚胎着床过程具有潜在的促进作用。

（1）GnRHa 对胚胎的作用：已有明确证据支持 GnRH 类似物影响胚胎发育，鼠胚的体外研究发现，GnRHa 可增加囊胚形成率，GnRH 拮抗剂负面影响着床前胚胎的发育，而给予 GnRHa 可完全逆转。这说明 GnRHa 对胚胎发育具有特异性作用而不是非特异或毒性作用。研究显示，在人滋养外胚层和囊胚内细胞团均存在具有免疫反应的 Gn-RH，而囊胚内细胞团存在的具有免疫反应的 GnRH 的事实，表明 GnRH 确实是滋养层合成分泌 hCG 的主要调节因子之一，囊胚内细胞团 GnRH 表达可能是胚胎滋养外胚层诱导和分泌 hCG 的早期信号。hCG 是最早期胚胎产生的产物之一，hCG 通过自分泌或旁分泌机制调节胚胎滋养细胞分化，可能是母胎对话的基本元素。GnRH 在着床前胚胎的存在，为着床前胚胎的发育过程中所需的母胎对话提供了一条可能的线索。因此，在 ART 助孕的黄体中期给予 GnRHa 有可能促进着床前胚胎分泌 hCG[4,5]，改善胚胎着床潜能。

（2）GnRHa 对子宫内膜的作用：人胚胎着床是一个复杂的过程。着床是指发育至囊胚期的胚胎在有限的"着床窗"内完成定位、黏附和侵入子宫内膜的过程。而这有限的"着床窗"就是指子宫内膜对胚胎的接受时间。要完成这一系列的过程和实现成功植入和形成胎盘，胚胎与子宫内膜必须在有限的"着床窗"内同步化，即：一个发育及功能正常的囊胚期胚胎和同步化发育的可接受胚胎的子宫内膜。这个神秘的着床过程其实就是胚胎与母体对话的结果，在这对话过程中胚胎和子宫内膜会相互诱导一些促进子宫接受能力变化的因子。滋养细胞侵入子宫内膜过程是受基质金属蛋白酶（MMPs）调节，MMPs 是一组活性依赖于锌离子和钙离子的蛋白水解酶，参与基质降解，是细胞外基质（ECM）降解过程中最为重要的一组蛋白水解酶，几乎能降解 ECM 的所有成分，与月经发生、内膜重建、内膜血管形成、排卵、胚胎植入等密切相关。MMPs 通过特异金属蛋白酶抑制物（TIMPs）而产生抑制作用。子宫内膜结构的稳定及各项生理功能的完成离不开 ECM 的支撑，稳定的 ECM 需要其组成成分的合成强度高于降解强度，TIMPs 的存在不仅能避免对 ECM 的过度降解，还可参与 ECM 的更新与重塑，从而对内膜的修复与生长起辅助作用。在胚胎着床过程中，MMPs 和 TIMPs 的调控起着重要的作用，子宫内膜和滋养层细胞产生的 MMPs 通过降解子宫内膜的 ECM，促进滋养层细胞的侵入，而 TIMPs 则通过抑制 MMPs 间接抑制滋养细胞的侵入，MMPs 和 TIMPs 的调控使得滋养细胞只能侵入蜕膜层，完成胚胎植入过程。胎盘细胞、滋养细胞和合体滋养细胞能够产生和分泌 GnRH，早孕期胎盘产生的 GnRH 量最大，认为是合成和分泌 hCG 的主要调节因子，GnRH 受体 mRNA 在细胞滋养细胞和合体滋养细胞均有表达，目前已经发现，具免疫反应的 GnRH 在体外培养的围着床期猕猴、小鼠和人胚胎均有产生和分泌，除此之外，在人子宫内膜及蜕膜也存在低亲和力高位点结合能力的 GnRH 表达。有研究[6]显示，随 GnRHa 剂量的增加，蜕膜化的间质细胞 TIMP-1 和 TIMP-3 的 mRNA 表达明显减少，这种效应是特异性受体介导的，可以通过增加 GnRH 拮抗剂的剂量逆转。GnRHa 诱导子宫肌层 TIMP-1 基因的抑制，通过平衡 MMPs/TIMPs 达到 ECM 降解的作用。这些结果强调在着床过程中 TIMPs 是重要的控制胚胎植入的调节因子，至少，GnRHa 在改善子宫内膜容受性方面具有选择性地抑制着床过程母体蜕膜 TIMPs 的作用。另外，hCG 也是在胚胎植入过程中的重要调节因子，GnRHa 促进滋养外胚层分泌 hCG，这再次说明 GnRH 在胚胎植入过程中不仅有直接作用，还可间接调节其他因子而发挥可能的作用。

（3）GnRHa 对 LH 的刺激作用：黄体寿命和甾体激素的合成能力，依赖于持续性和张力性 LH 脉冲分泌。GnRHa 具有激发垂体 LH 释放的生物特性，在非 GnRHa 降调周期的黄体期给予 GnRHa 有可能促进雌孕激素分泌，维持黄体，改善胚胎发育潜能及促进子宫内膜容受性。研究显示，天然 GnRH 不仅可诱导低促性腺功能减退患者排卵，还可有效支持黄体，但这需要每 60～120 分钟静脉或皮下注射，极不方便。GnRHa 的有效作用时间较天然 GnRH 长，这似乎是黄体支持的一种更好选择，但值得注意的是 GnRHa 还会产生降调效应，使黄体溶解致黄体功能不全，这也是采用 GnRHa 黄体支持的挑战。由于 GnRHa 降调效应与 GnRHa 剂量和作用持续时间相关，给予足够的剂量和适当的频率，维持 GnRHa 在黄体期的激发效应，使血清 LH 保持一定水平就有可能达到支持黄体的目的。

（三）**GnRHa 药代动力学**

国内最常用的 GnRHa 是曲普瑞林。短效曲普瑞林在皮下单次注射 0.1mg 后，吸收迅速（tmax = 0.63 ± 0.26），生物有效性可持续 24 小时，血浆半衰期约 3 小时，给药后 1～24 小时血浆水平波动在 1.28ng/ml 和 0.28ng/ml 之间。有研究显示短效 GnRHa 每日注射后仍有短暂的"激发效应"作用[7]，而长效缓释 GnRHa 无此作用特点。长效曲普瑞林缓释剂型肌内注射后，首先经历一个初始释放阶段，随后进入有规律的均匀释放阶段，持续释放 28 天，药物注射后 1 个月内的生物利用度为 53%。

（四）**GnRHa 使用注意事项**

1. 使用前需排除妊娠。
2. 联合 Gn 使用时，可引起发育卵泡增多，有卵巢过度刺激风险。
3. 使用抗凝剂的患者需特别注意避免注射部位血肿。

（五）**GnRHa 不良反应**

1. 过敏反应，如荨麻疹、皮疹、瘙痒等。
2. 低雌症状，如潮热、性欲减退、阴道干燥等。
3. 长期使用可引起骨质丢失，有致骨质疏松的风险。
4. 治疗初期可能出现卵巢囊肿。
5. 偶见血栓性静脉炎报道。

三、GnRHa 的临床应用

目前，GnRHa 已广泛应用于临床，基于 GnRHa 对垂体-卵巢轴的抑制作用，常用于一些激素依赖性疾病的治疗，如：子宫内膜异位症、子宫腺肌症（瘤）、子宫肌瘤、性早熟、乳腺癌、卵巢肿瘤、前列腺癌、多囊卵巢综合征及血小板减少性紫癜引起的功血等，除此之外，GnRHa 在生殖领域控制性促排卵中抑制早发内源性 LH 峰起到了极大的作用，使人类辅助生殖技术（ART）的成功率获得大幅提高，而 GnRHa 在 ART 黄体支持的应用目前正在探索中。

（一）GnRHa 黄体支持方法

GnRHa 通常联合常规黄体酮进行黄体支持，具体用法还有待临床验证。文献报道，GnRHa 给药方法主要有两种：

（1）围着床期（受精第 6 天）注射短效 GnRHa 一次。如：亮丙瑞林 0.5～1mg sc，或曲普瑞林 0.1～0.2mg sc。

（2）短效 GnRHa 黄体期持续给予至采卵术后 14 天。如：布舍瑞林 300μg Bid 喷鼻。后者给药方法是基于短效 GnRHa 降调促排卵方案中发现，当短效 GnRHa 在 Gn 促排卵时终止给予，会出现卵泡发育受损，血清雌激素水平下降，而这种现象的出现被认为是由于短效 GnRHa 终止给予导致了血清 Gn 尤其是 LH 浓度的下降。因此，在非长效 GnRHa 降调周期每日给予短效 GnRHa 至黄体期可维持一定血清 LH 水平，将有利于黄体功能的维持。

（二）GnRHa 黄体支持安全性

虽然 GnRHa 黄体支持有可能提高 ART 出生率，但由于 GnRHa 对早期胚胎的发育有直接作用，其安全性更是需要关注。就目前有限的临床数据看，在妊娠期误用 GnRHa 并未增加新生儿的出生缺陷。但有报道发现，长期观察随访母亲妊娠期暴露于 GnRHa 的 9 例儿童出现了神经系统发育上的问题[8]。这一点提示 GnRHa 黄体支持的安全性是不容忽视的，需积累更多临床数据验证。

（叶　虹）

参考文献

1. Balasch J, Martinez F, Jove I, et al. Inadvertent gonadotrophin- releasing hormone agonist（GnRHa）administration in the luteal phase may improve fecundity in in- vitro fertilization patients. Hum Reprod, 1993, 8（7）: 1148-1151.

2. Yildiz GA, Sukur YE, Ates C, et al. The addition of gonadotrophin releasing hormone agonist to routine luteal phase support in intracytoplasmic sperm injection and embryo transfer cycles: a randomized clinical trial. Eur J Obstet Gynecol Reprod Biol, 2014, 182C: 66-70.

3. Kung HF, Chen MJ, Guua HF, et al. Luteal phase support with decapeptyl improves pregnancy outcomes in intracytoplasmic sperm injection with higher basal follicle- stimulating hormone or lower mature oocytes. J Chin Med Assoc, 2014, 77（10）: 524-530.

4. Casan EM, Raga F, Polan ML. GnRH mRNA and protein expression in human preimplantation embryos. Mol Hum Reprod, 1999, 5（3）: 234-239.

5. Tesarik J, Hazout A, Mendoza C. Enhancement of embryo developmental potential by a single administra-

tion of GnRH agonist at the time of implantation. Hum Reprod, 2004, 19 (5): 1176-1180.

6. Raga F, Casan EM, Wen Y, et al. Independent regulation of matrix metalloproteinase-9, tissue inhibitor of metalloproteinase-1 (timp-1), and timp-3 in human endometrial stromal cells by gonadotropin-releasing hormone: implications in early human implantation. J Clin Endocrinol Metab, 1999, 84 (2): 636-642.

7. 王玢, 孙海翔等. 适当延长 GnRH-a 降调节时间对卵泡发育同步性的影响. 中华男科学杂志, 2011, 17: 1087-1091.

8. Papanikolaou EG, Platteau P, Albano C, et al. Achievement of pregnancy three times in the same patient during luteal GnRH agonist administration. Reprod Biomed Online, 2005, 10: 347-349.

第四章

黄体支持用药选择

第一节　黄体支持在常规促排卵中的应用

常规促排卵是指以诱导单卵泡或少数卵泡发育为目的的药物诱发排卵，主要用于多囊卵巢综合征、下丘脑性排卵障碍、黄体功能不足、复发性流产、不明原因不孕、轻型子宫内膜异位症等不孕不育患者，同时部分人工授精或冻胚移植助孕也需要常规促排卵的配合。

无论是指导同房自然受孕还是人工授精、冻胚移植助孕治疗，常规促排卵后的正常黄体功能都是保证妊娠的重要条件。虽然尚无定论认为常规促排卵治疗必须进行黄体支持，但目前行冻胚移植时采用促排卵方案是常规进行黄体支持的，因为存在潜在的内源性黄体功能不足[1]；多数研究也表明黄体支持可以提高促排卵人工授精的妊娠率；由于精神压力、多囊卵巢综合征（PCOS）、年龄增大、子宫内膜异位症、复发性流产及促排卵治疗本身都容易出现黄体功能不全[2]，所以常规促排卵指导同房也基本都进行黄体支持治疗。因此，在实际工作中，常规促排卵后通常配合黄体支持治疗。常用的黄体支持药物包括黄体酮类、hCG、雌激素、GnRHa。

一、黄 体 酮 类

黄体酮类药物用于常规促排卵治疗后的黄体支持，其具体的用法、用量、持续时间并无统一标准。目前，开始黄体支持时间通常为排卵当日或排卵后第 2 日，连续用药至排卵后 15 天左右查血 hCG，如果证实怀孕，可继续应用至孕 7 周 B 超检查，如明确宫内妊娠有正常胎心搏动，可以逐渐停药，也可逐渐减少用量至孕 10 ~ 12 周停药。

（一）肌内注射黄体酮

推荐起始剂量每天 20 ~ 40mg。由于长期应用不良反应较多，可以于妊娠后根据患者需要更换为阴道外用黄体酮或者口服黄体酮。

1. 正常排卵患者　黄体酮用量可以从 20mg/天开始，并可以根据血清孕酮水平调整药量，必要时增加药量或加用 hCG。

2. 多囊卵巢综合征　PCOS 患者的颗粒细胞可能存在内在的孕酮分泌障碍，因此黄体酮起始用量通常每天 40mg，如果血清孕酮水平仍低，可适当增加药量。

3. 黄体功能不足　针对容易发生黄体功能不足的患者如复发性流产、不明原因不孕症、轻型子宫内膜异位症等，促排卵治疗配合黄体支持应有利于患者提高妊娠率，黄体酮起始用量通常为 40mg/天。

疗效评估：建议黄体期及早孕期血清孕酮平均水平维持在 15ng/ml 以上。

（二）阴道外用黄体酮

黄体酮缓释凝胶每天应用 90mg；微粒化黄体酮胶囊每日应用 300～600mg，分 2～3 次给予。与肌注黄体酮相比，阴道外用黄体酮疗效相同，且使用方便、不良反应少，在某些国家已经成为体外助孕中黄体支持的首选，在国内也逐渐被广泛接受。

1. 正常排卵患者 建议应用微粒化黄体酮每天 300～400mg，能够有效地支持黄体功能，且多数研究认为阴道外用黄体酮有利于提高促排卵周期的妊娠率。但也有研究认为排卵正常者在应用 CC/hCG 促排卵时应用经阴道黄体支持并不能提高继续妊娠率。

2. 多囊卵巢综合征 无论采用氯米芬、来曲唑、还是配合 HMG 进行促排卵，阴道外用黄体支持都有利于提高 PCOS 患者的妊娠率[3]。

3. 原因不明性不孕及轻度男性不育 经阴黄体支持配合促排卵-人工授精（IUI）可以提高周期妊娠率。Meta 分析认为，对于 CC/hCG 与 LE/hCG 促排卵行 IUI 者，黄体支持不能显著提高临床妊娠率和活产率，但对 FSH/hCG 促排卵行 IUI 者经阴黄体支持可以显著提高临床妊娠率和活产率[4]。还有研究提示，原因不明性不孕患者采用促性腺激素（Gn）/hCG 促排卵行 IUI 时，多卵泡发育组经阴道外用黄体支持后妊娠率提高更显著。

疗效评估：上述黄体支持方案用量已足够，而血清孕酮水平并不能代表阴道外用黄体酮的实际疗效。因此不需要做相关检查评估疗效。

（三）口服黄体酮

口服黄体酮在常规促排卵中作为黄体支持的用法、用量多属于经验用药，并无严格的统一标准。目前，常规用法为每天口服地屈孕酮 10～30mg，分 1～3 次给予；或者微粒化黄体酮胶囊 200～300mg，分 1～2 次给予，每次口服不超过 200mg。地屈孕酮与阴道外用黄体酮相比，应用方便、副作用小，有的研究认为用于体外助孕的黄体支持效果与阴道外用黄体酮相当[5]。目前地屈孕酮在常规促排卵治疗中应用广泛。但在常规促排卵治疗中，口服微粒化黄体酮具有应用方便、价格便宜的优点，用于自然受孕或人工授精的患者并未影响妊娠率。

1. 正常排卵患者 每天口服地屈孕酮 10～20mg，或者微粒化黄体酮胶囊 200mg。

2. 多囊卵巢综合征 每天口服地屈孕酮 20～30mg，或者微粒化黄体酮胶囊 200～300mg。

3. 黄体功能不足 针对容易发生黄体功能不足的患者如复发性流产、不明原因不孕症、轻型子宫内膜异位症等，促排卵治疗配合黄体支持应有利于患者提高妊娠率。可以每天口服地屈孕酮 20～30mg，或者微粒化黄体酮胶囊 200～300mg。

疗效评估：口服微粒化黄体酮血清孕酮水平低且不稳定，地屈孕酮效果无法通过血清孕酮水平评价。目前多为经验用药，因此不通过测定血清孕酮水平来评估疗效。

二、hCG

可以于排卵后第3、6、9天各肌注 hCG 2000IU。查 hCG 确定妊娠后如有需要，可短期内隔日注射 hCG 1000～2000IU。

由于 hCG 容易诱发卵巢过度刺激综合征，所以目前常规被黄体酮类药物代替，hCG 不作为促排卵治疗的常规黄体支持用药。

三、雌激素

在应用 CC/hCG 促排卵方案时，由于 CC 的抗雌激素作用，部分患者发生子宫内膜薄的情况。针对这部分患者，可以于有优势卵泡发育后每天口服戊酸雌二醇 1～3mg，或者口服 17β 雌二醇 1～2mg，并不影响优势卵泡的继续发育，大部分可以有效地改善子宫内膜的厚度，达到与正常排卵相近的妊娠率。应用 LE/hCG、CC/Gn/hCG、LE/Gn/hCG、Gn/hCG 方案促排卵时，如果内膜厚度不理想，也可以酌情应用口服雌激素。

通常经阴道 B 超测定内膜厚度确定是否用药有效。有研究显示每天应用 6mg 戊酸雌二醇可以有效改善 CC/hCG 周期的内膜厚度，而不影响卵泡发育。

戊酸雌二醇或 17β 雌二醇口服用药通常用至查血 hCG 确定怀孕，之后可以逐渐减量停药。

四、GnRHa

GnRHa 通常在非降调取卵周期联合黄体酮对黄体支持起到辅助作用。有的用法是于围着床期注射短效 GnRHa 一次，也有的是于黄体期持续给予短效 GnRHa 至取卵后 14 天。常规促排卵并不应用 GnRHa 降调节，因此黄体期应用 GnRHa 也应具有黄体支持的辅助作用，但具体的用法和安全性还有待临床验证。

常规促排卵过程中利用 GnRH-a 的"扳机"作用，预防 OHSS 的发生，但由于 GnRH-a "扳机"后的溶黄体作用，使得黄体功能明显不足，且内源性雌、孕激素同时下降，因此需要补充雌激素和大量的孕激素。黄体支持的药物有多种，在实际工作中，促排卵治疗的黄体支持方案也灵活多样，可以选择单一的药物进行黄体支持，亦可以几种药物联合或序贯应用，都能收到良好的效果。

（盛　燕　孙　梅）

• 参考文献 •

1. 孙赟、刘平、叶虹，等. 黄体支持与孕激素补充共识. 生殖与避孕，2015，35（1）：1-8.

2. BatoolHossein Rashidi, Fatemeh Davari Tanha, Haleh Rahmanpour, et al. Luteal Phase Support in the Intrauterine Insemination (IUI) Cycles: A Randomized Double Blind, Placebo Controlled Study. J Family Reprod Health, 2014, 8 (4): 149-153.

3. Fatemeh Foroozanfard, Hamidreza Saberi, Seyed Alireza Moraveji, et al. Pregnancy Rate Following Luteal Phase Support in Iranian Women with Polycystic Ovarian Syndrome Int J FertilSteril, 2014, 8 (3): 235-242.

4. Ester Miralpeix, Mireia González-Comadran, et al. Efficacy of luteal phase support with vaginal progester-

one in intrauterine insemination：a systematic review and meta- analysis. J Assist Reprod Genet，2014，31（1）：89-100.

5. Tomic V，Tomic J，Klaic DZ，et al. Oral dydrogesterone versus vaginal progesterone gel in the luteal phase support：randomized controlled trial. Eur J ObstetGynecolReprod Biol，2015，186：49-53.

第二节　黄体支持在促性腺激素释放激素激动剂治疗中的应用

一、促性腺激素释放激素激动剂（GnRH- a）长方案

GnRH- a 长方案是目前控制性促排卵的主流方案。长方案的优势是卵泡发育更同步，并可预防 LH 峰过早出现，降低周期取消率，但它存在用药时间长、黄体功能不全等问题。GnRH- a 的垂体抑制作用持续时间长，大约在停药后 10 天垂体功能才得以逐步恢复[1]，而在使用 hCG 扳机时 hCG 的黄体刺激作用仅可持续 5 ~ 6 天，因此在取卵后 6 天黄体功能开始明显下降，需要及时进行黄体支持。

（一）GnRH- a 长方案黄体支持的起始时间

目前对长方案黄体支持的起始时间尚有争议。2015 年 Connell 等[2]的系统回顾分析了 5 篇黄体支持起始点的随机对照研究，其中 4 篇采用长方案。黄体支持的时间点在取卵前和取卵后第 6 天均显著降低临床妊娠率，而取卵日至取卵后第 3 天之间开始黄体支持则没有明显差异。

黄体支持的用药方案对黄体支持的时间点可能有影响。Propst 等[3,4]比较取卵后第 1 天使用肌注黄体酮和阴道用黄体酮，发现阴道用黄体酮妊娠率低于肌注黄体酮，但将阴道用黄体酮推迟到取卵后 48 小时使用时，两组的活产率没有区别。作者认为阴道用黄体酮的子宫首过效应会导致内膜孕激素水平迅速上升，从而提早关闭了种植窗。

（二）GnRH- a 长方案黄体支持的用药方案

GnRH- a 长方案黄体支持的药物包括 hCG、肌注黄体酮、阴道用黄体酮、口服黄体酮。此外，还有在黄体支持方案中添加雌二醇，或者 GnRH- a 等。

hCG 的用法是取卵日开始每 3 天肌注一次 2000IU，共 4 次。肌注黄体酮的用法一般是每天肌注 40 ~ 60mg。阴道用黄体酮一般是每天一支雪诺酮（90mg）或者微粒化黄体酮 200mg Tid。口服黄体酮包括微粒化黄体酮 200mg Tid，或者地屈孕酮 20mg Bid 等。

1. 肌注 hCG 和肌注黄体酮的比较　荟萃分析[5]的结果证实，肌注 hCG 和肌注黄体酮的临床妊娠率没有显著区别，但 hCG 增加卵巢过度刺激的风险。当取卵前期患者血清 E_2 浓度 >2500pg/ml 时，应尽量避免 hCG 黄体支持治疗[6]，但有文献支持在前次 IVF 失败、并且黄体中期雌二醇水平低的患者中添加肌注 hCG[7]。

2. 肌注黄体酮和阴道用黄体酮的比较　与肌注黄体酮相比，阴道用黄体酮的优点是显而易见的。阴道制剂可自行给药，方便舒适，患者依从性好；具有子宫的首过效应，子宫内膜局部药物浓度高，但由于其不通过肝脏代谢，血药浓度低，血清孕酮水平偏低，容易产生黄体支持不足的担忧。此外，药物赋形剂残留在阴道中，引起阴道分泌物增多，部分患者使用后有阴道瘙痒不适感。

一项包括 35 个国家，84 个 IVF 中心的"全球黄体支持方案调查研究"显示[8]，目

前 64.9% 的 IVF 周期单独使用阴道用黄体酮进行黄体支持。2009 年一篇大样本的荟萃分析[9]显示，阴道制剂与针剂用于 ART 中黄体支持能获得相似的妊娠率和继续妊娠率，但阴道制剂组早期流产率降低。2012 年另外一篇 meta 分析[10]纳入了 21 年来多个国家和地区的多项前瞻随机对照研究，结果也显示黄体酮阴道给药组与肌内注射组的黄体支持治疗在临床妊娠率、继续妊娠率、流产率、异位妊娠率以及活产率上并无明显的差异，两者均能达到相似的临床效果。

3. 口服黄体酮的应用 口服黄体酮受肝脏首关效应的影响，其生物利用度下降。目前在长方案中比较单纯用口服黄体酮和肌注黄体酮的随机临床对照试验较少。一般临床上为减少肌注黄体酮的量，可适当添加口服黄体酮。

（三）雌二醇的添加

目前对长方案是否需要使用雌激素作为黄体支持还有争议。在激动剂长方案的一项研究[11]中，卵巢低反应组（年龄 >35 岁，FSH >10IU/L，或者窦卵泡计数 <5 个）添加雌二醇比单纯使用孕酮能获得更高的临床妊娠率（35.7% *vs.* 18%，*P <0.05*）。但一项纳入 4 个随机对照研究（n =587）的荟萃分析显示[12]，添加雌激素并不提高临床妊娠率，反而可能导致肝脏功能损伤、血液浓缩、血栓形成，加重卵巢过度刺激综合征的风险等，因此在有卵巢过度刺激倾向的患者中应慎用雌激素。另一项纳入 9 个随机对照研究的荟萃分析[13]也显示加用雌激素作为黄体支持并不能提高妊娠率。

（四）GnRH-a 的使用

GnRH-a 在黄体支持中的作用机制为刺激垂体分泌 LH，并可通过卵巢和胚胎表面的特殊的 GnRH 受体发挥作用，也有可能是直接作用于子宫内膜局部的 GnRH 受体[14]。2008 年 Ata 等[15]在 GnRH-a 长方案中使用 GnRH-a 作为黄体支持进行了随机对照双盲研究，结果发现单一使用 0.1mg 曲普瑞林并没有提高继续妊娠率。但 2011 年 Kyrou[16]等对 6 个随机对照研究的荟萃分析显示，黄体期加用 GnRH-a 黄体支持其活产率显著高于未用 GnRH-a 组。目前相关临床研究仍较少，尚需进一步增加样本量以评估 GnRH-a 黄体支持的有效性。

（五）黄体支持的持续时间

目前对黄体支持的持续时间并没有统一的观点。"全球黄体支持方案调查研究"的结果显示，67% 的治疗周期将黄体支持的持续时间维持到妊娠 10~12 周，22% 的周期在 B 超确诊胎心搏动后停止使用黄体支持，12% 的周期在尿妊娠试验阳性时停用黄体支持[8]。

孕 6~7 周是妊娠黄体和胎盘分泌的孕激素相互接替的时间，胎盘逐渐取代妊娠黄体而成为维持妊娠的主要激素来源[17]，因此可在孕 6~7 周减低黄体支持的剂量，然后逐步停药。

二、其他 GnRH-a 方案

GnRH-a 短方案是利用 GnRH-a 的激发作用，通常在月经第 2 天开始使用短效激动剂直至注射 hCG 日，第 3 天开始用 Gn 促排卵。短方案的黄体支持方案与长方案基本相同。与 GnRH-a 长方案相比，GnRH-a 短方案对下丘脑-垂体轴的抑制轻，对早-中黄体期雌二醇水平的影响小。目前有小样本的随机对照研究显示在短方案的黄体支持中添加雌二醇并不获益[18]。

GnRH-a 超短方案也是利用 GnRH-a 的激发作用，通常月经第 2 天开始使用短效激动剂，第 3 天开始用 Gn 促排卵，使用 Gn 的第 4 天停用短效激动剂以减少对垂体的过度抑制。超短方案大多应用于卵巢储备差的患者。目前对这个方案的黄体支持方案缺乏相应的临床研究。

GnRH-a 超长方案可能对 LH 抑制较深，需要补充 LH 或用 hMG 启动，主要适用于子宫内膜异位症患者或反复失败患者。超长方案的黄体支持用药基本同长方案。目前也缺乏对超长方案黄体支持的临床研究。

（徐艳文　高　军）

参考文献

1. Broekmans FJ, Hompes PG, Lambalk CB, et al. Short term pituitary desensitization: effects of different doses of the gonadotrophin-releasing hormone agonist triptorelin. Hum Reprod, 1996, 11: 55-60.

2. Connell MT, Szatkowski JM, Terry N, et al. Timing luteal support in assisted reproductive technology: a systematic review. *Fertil Steril*, 2015, 103 (4): 939-946.

3. Propst AM, Hill JA, Ginsburg ES, et al. A randomized study comparing Crinone 8% and intramuscular progesterone supplementation in vitro fertilization embryo transfer cycles. Fertil Steril, 2001, 76: 1144-1149.

4. Yanushpolsky E, Hurwitz S, Greenberg L, et al. Crinone vaginal gel is equally effective and better tolerated than intramuscular. Fertil Steril, 2010, 94 (7): 2596-2599.

5. Daya S, Gunby J. Luteal phase support in assisted reproduction cycles. Cochrane Database Syst Rev, 2004 (3): CD004830.

6. Mathur R, Kailasam C, Jenkins J. Review of the evidence base of strategies to prevent ovarian hyperstimulation syndrome. Hum Fertil, 2007, 10 (2): 75-85.

7. Fujimoto A, Osuga Y, Fujiwara T, et al. Human chrionic gonadotropin combined with progesterone for luteal support improves pregnancy rate in patients with low late-midluteal estradiol levels in IVF cycles. J Assist Reprod Genet, 2002, 19: 550-554.

8. Vaisbuch E, Leong M, Shoham Z. Progesterone support in IVF: is evidence-based medicine translated to clinical practice? A worldwide web-based survey. Reprod Biomed Online, 2012, 25 (2): 139-145.

9. Zarutskie PW, Phillips JA. A meta-analysis of the route of administration of luteal phase support in assisted reproductive technology: vaginal versus intramuscular progesterone. Fertil Steril, 2009, 92 (1): 163

10. 江兴，黄光庆，杨菁. 辅助生殖技术中经阴道及肌肉注射黄体酮临床疗效比较的 Meta 分析. 武汉大学学报, 2013, 34 (3): 467-472.

11. Chakravarty A, Sharma Palchaudhuri S, Chakraborty P, et al. Role of estrogen as luteal phase support (LPS) in normal and expected poor responders in long agonist invitro fertilization (IVF)/intracytoplasmic sperm injection (ICSI) cycles. Fertil Steril, 2012, 24: S257

12. Kolibianakis EM, Venetis CA, Papanikolaou EG, et al. Estrogen addition to progesterone for luteal phase support in cycles stimulated with GnRH analogues and gonadotrophins for IVF: a systematic review and meta-analysis. Hum Reprod, 2008, 23 (6): 1346-1354.

13. Jee BC, Suh CS, Kim SH, et al. Effects of estradiol supplementation during the luteal phase of in vitro fertilization cycles: a meta-analysis. Fertil Steril, 2010, 93 (2): 428-436.

14. Lambalk CB, Homburg R. GnRH agonist for luteal support in IVF? Setting the balance between enthusiasm

and caution. Human Reproduction，2006，21（10）：2580-2582.

15. Ata B，Yakin K，Balaban B，et al. GnRH agonist protocol administration in the luteal phase in ICSI-ET cycles stimulated with the long GnRH agonist protocol：a randomized，controlled double blind study. Hum Reprod，2008，23（3）：668-673.

16. Kyrou D，Kolibianakis EM，Fatemi HM，et al. Increased live birth rates with GnRH agonist addition for luteal support in ICSI/IVF cycles：a systematic review and meta-analysis. Hum Reprod Update，2011，17（6）：734-740.

17. Scott R，Navot D，Liu HC. A human in vivo model for the luteoplacental shift. Fertility and sterility，1991，56（3）：481-484.

18. Farhi J，Weissman A，Steinfeld Z，et al. Estradiol supplementation during the luteal phase may improve the pregnancy rate. Fertil Steril，2000，73（4）：761-766.

第三节　黄体支持在促性腺激素释放激素拮抗剂治疗中的应用

促性腺激素释放激素拮抗剂（GnRH antagonist，GnRH-ant）的出现给临床促排卵带来了新的选择。上世纪末，GnRH-ant 首次被应用于 IVF-ET 中，20 余年应用经验的积累，使拮抗剂方案的成功率达到与 GnRH 激动剂（GnRH agonist，GnRH-a）方案相当的水平[1,2]。

与 GnRH-a 相比，GnRH-ant 使用天数显著减少（促排卵周期平均应用 4~6 天），而且具有 Gn 刺激时间短、Gn 用量小、总费用低、使用方案灵活、起效快、OHSS 发病风险低、患者易于接受等优点[3]。近年来，在欧洲一些国家，GnRH-ant 方案已成为常规人群的首选促排方案，在国内，GnRH-ant 方案也越来越受到临床医生的青睐，有望成为今后超促排卵的主导方案之一[4]。

如前文所述，超促排卵方案中，多卵泡发育导致超生理浓度的激素水平通过负反馈对垂体产生抑制，以及 GnRH-a 垂体降调节等因素导致 LH 分泌及脉冲改变是导致黄体功能不全的主要原因。GnRH-ant 方案中，虽然垂体功能恢复较快，但仍然存在黄体提前溶解、黄体功能不全的情况，GnRH-ant 方案中黄体支持依然十分必要[5,6]。

GnRH-ant 方案中，3 个主导卵泡≥17mm 或 2 个主导卵泡径线超过 18mm 时，GnRH-a 可用来诱导卵子成熟，成为 hCG 之外的另一种有效扳机方式。不同的扳机方式对黄体功能产生的影响不同，因此，GnRH-ant 方案的黄体支持需根据扳机方式进行个体化选择。

（一）hCG 扳机

GnRH-ant 方案联合常规 hCG 扳机后的黄体支持与 GnRH-a 方案相同，详见第二节相关内容。

（二）GnRH-a 扳机

GnRH-ant 方案中当卵泡达到一定大小，GnRH-a 注射可快速替代 GnRH-ant 与垂体 GnRH 受体结合，刺激垂体分泌产生 FSH 峰和 LH 峰（即"flare-up"），促进卵子进一步成熟[7]。研究发现，与自然周期相比，GnRH-a 扳机后的 LH 峰仅有上升和下降两个时相，无平台期，且持续时间短，LH 总量不足[7,8]；此外，LH 半衰期较 hCG 明显缩短，临床研究表明，GnRH-ant 方案中，GnRH-a 扳机可以显著降低甚至完全避免 OHSS 的发生[9,10]，然而，由于 GnRH-a 扳机后的 LH 峰特点，导致黄体期缩短，黄体功能不全，联合使用常规的黄体支持，临床妊娠率明显下降，早期流产率高，不能获得理想的临床结局[11,12]。目前的观点认为，GnRH-a 扳机后黄体支持的改良是改善临床结局的关键因素[13,14]，然而改良黄体支持方案多处于研究阶段，目前尚没有统一标准，且目前研究表明[15,16]，GnRH-a 扳机后的黄体支持需根据患者的卵巢反应进行个体化选择（individualized luteal phase support，iLPS）。总的来说，GnRH-a 扳机后的改良黄体支持主要有以下两种观点[17]：

1. 大剂量雌、孕激素强化黄体支持　雌激素在黄体支持中的作用尚存在争议[18]，多数观点认为，hCG 扳机后，单纯孕激素补充足以维持黄体功能，雌激素的应用并不能改善临床结局[19]。然而，GnRH-a 扳机后，由于黄体功能明显不足，内源性雌、孕激素分泌水平均下降，因此在补充大剂量孕激素的同时，外源性雌激素的添加也十分必要[20]。

雌孕激素强化黄体支持临床应用的有效性，目前研究结果尚不统一。较早期的文献报道认为[11,12,21]，雌孕激素联合黄体支持无法改善 GnRH-a 扳机后的临床结局。随后，Engmann 等人对卵巢高反应人群进行 RCT 研究[22]，GnRH-a 扳机后于取卵当晚起给予所有患者 P 50mg/d 肌注，0.1mg E_2 皮贴 3 片 QOD 进行强化黄体支持至孕 10 周，期间定期监测血清雌孕激素水平，通过调整雌孕激素用量，维持血清 E_2 >200pg/ml，血清 P >20ng/ml，最终得到 55.3% 的继续妊娠率，与对照组无统计学差异。在此项研究基础上，有研究者采用类似的强化黄体支持方案得到了相同的结论[23-26]。Engmann 等人分析发现，GnRH-a 扳机日血清 E_2 ≥4000pg/ml 和血清 LH 水平是成功率的重要预测因素[27]，当 E_2≥4000pg/ml，肌注方式补充孕激素和密切监测血清 E_2、P 水平是强化黄体支持有效实施的关键，但可维持妊娠的最低 P 浓度阈值尚不确定；当 E_2 <4000pg/ml，补充小剂量的 hCG 则更有利于改善临床结局。

此外，目前关于 GnRH-a 扳机后强化黄体支持最佳起始时间的研究不多，已有的研究多从取卵日至取卵次日开始，且由于早孕胚胎来源的 hCG 不足以补救 GnRH-a 扳机后的溶黄体作用[28]，GnRH-a 扳机后的雌孕激素补充不宜过早停止，多应用至孕 10 周左右。

2. LH 活性物质补充　GnRH-a 扳机后 LH 总量及持续时间的不足是导致黄体功能不全的主要原因，因此有研究者试图通过添加 LH 活性物质，刺激黄体分泌雌孕激素，尤其当夜针日血清 E_2 <4000pg/ml 时，LH 亦处于相对较低水平，仅添加雌孕激素无法最大程度改善 GnRH-a 扳机后的临床结局，通过 LH 活性物质的添加可挽救部分黄体功能，促进黄体雌孕激素分泌，从而利于胚胎种植。常用的 LH 活性物质有 hCG 和重组 LH（rLH）。

（1）小剂量 hCG 添加：根据 hCG 的应用频次，分为单次应用和多次应用。

单次小剂量 hCG 添加：常见的 hCG 添加时机有夜针日（即双扳机）和取卵日。已有的研究中，双扳机 hCG 的剂量可根据患者 BMI 和 OHSS 风险进行调整（1000 ~ 2500IU），也有固定应用 hCG 1000IU 的方法，同时联合雌孕激素进行黄体支持；取卵日 hCG 添加为取卵后一小时左右给予 hCG 1500IU 注射，联合雌孕激素进行黄体支持[29]。

多次小剂量 hCG 补充：有研究在卵巢高反应患者孕激素黄体支持的同时，给予三次（OPU +1，OPU +4，OPU +7）hCG 补充（100IU、500IU、1000IU），其中 500IU 和

1000IU 的 hCG 补充可获得较满意的临床结局[25]，然而，多次 hCG 补充容易诱发 OHSS，hCG 的最适补充剂量仍有待研究，因此，应注意 hCG 使用的频次和剂量，尤其慎用于卵巢高反应人群，避免增加 OHSS 发生率。

（2）rLH 补充：hCG 添加对临床结局改善的有效性，验证了 LH 样活性物质挽救黄体功能的理论，有研究在一项前瞻性的小样本临床试验中，给予 GnRH-a 扳机患者阴道用孕激素 600mg/d 之外，隔天一次 300IU rLH 注射共计 6 次，同样得到与对照组无统计学差异的临床结局[30]。与 hCG 相比，rLH 半衰期短，可以进一步减少 OHSS 的发生，然而目前国内外关于 rLH 用作黄体支持的研究很少，rLH 用作黄体支持的有效性及最适剂量尚无法得出结论[17]，且 rLH 成本相对较高较高，不宜作为 GnRH-a 扳机后黄体支持的常用方案。

综上，黄体支持在 GnRH-ant 促排方案中必不可少，然而黄体支持方案的应用需根据扳机方式及患者卵巢反应的不同进行个体化选择。GnRH-ant 方案联合常规 hCG 扳机与 GnRH-a 方案黄体支持方式相同；GnRH-ant 方案联合 GnRH-a 扳机需进行改良黄体支持，改临床结局的同时应避免增加 OHSS 的发生率。

（孙 赟）

● 参考文献 ●

1. Kolibianakis, EM, Collins, J, Tarlatzis, BC, et al. Among patients treated for IVF with gonadotrophins and GnRH analogues, is the probability of live birth dependent on the type of analogue used? A systematic review and meta-analysis. Hum Reprod Update, 2006, 12 (6): 651-671.

2. Al-Inany HG, Youssef MA, Aboulghar M, et al. Gonadotrophin-releasing hormone antagonists for assisted reproductive technology. Cochrane Database Syst Rev, 2011, (5): CD001750.

3. Tarlatzis BC, Fauser BC, Kolibianakis EM, et al. GnRH antagonists in ovarian stimulation for IVF. Hum Reprod Update, 2006, 12 (4): 333-40.

4. 刁飞扬, 刘嘉茵. 拮抗剂方案中 hCG 的临床应用. 生殖与避孕, 2012, 32 (9): 599-602.

5. Albano C, Grimbizis G, Smitz J, et al. The luteal phase of nonsupplemented cycles after ovarian superovulation with human menopausal gonadotropin and the gonadotropin-releasing hormone antagonist Cetrorelix. Fertil Steril, 1998, 70 (2): 357-359.

6. Beckers NG, Macklon NS, Eijkemans MJ, et al. Nonsupplemented luteal phase characteristics after the administration of recombinant human chorionic gonadotropin, recombinant luteinizing hormone, or gonadotropin-releasing hormone (GnRH) agonist to induce final oocyte maturation in in vitro fertilization patients after ovarian stimulation with recombinant follicle-stimulating hormone and GnRH antagonist cotreatment. J Clin Endocrinol Metab, 2003, 88 (9): 4186-4192.

7. Itskovitz J, Boldes R, Levron J, et al. Induction of preovulatory luteinizing hormone surge and prevention of ovarian hyperstimulation syndrome by gonadotropin-releasing hormone agonist. Fertil Steril, 1991, 56 (2): 213-220.

8. Hoff JD, Quigley ME, Yen SS. Hormonal dynamics at midcycle: a reevaluation. J Clin Endocrinol Metab, 1983, 57: 792-796.

9. Kol, S. Luteolysis induced by a gonadotropin-releasing hormone agonist is the key to prevention of ovarian hyperstimulation syndrome. Fertil Steril, 2004, 81 (1): 1-5.

10. Kol S, Humaidan P. LH (ashCG) and FSH surges for final oocyte maturation: sometimes it takes two to

tango? Reprod Biomed Online, 2010, 21 (5): 590-592.

11. Humaidan P, Bredkjaer HE, Bungum L, et al. GnRH agonist (buserelin) orhCG for ovulation induction in GnRH antagonist IVF/ICSI cycles: a prospective randomized study. Hum Reprod, 2005, 20 (5): 1213-1220.

12. Kolibianakis EM, Schultze-Mosgau A, Schroer A, et al. A lower ongoing pregnancy rate can be expected when GnRH agonist is used for triggering final oocyte maturation instead ofhCG in patients undergoing IVF with GnRH antagonists. Hum Reprod, 2005, 20 (10): 2887-2892.

13. Kol S, Humaidan P, Alsbjerg B, et al. The updated Cochrane review 2014 on GnRH agonist trigger: repeating the same errors. Reprod Biomed Online, 2015.

14. Yding Andersen, C, Vilbour Andersen, K. Improving the luteal phase after ovarian stimulation: reviewing new options. Reprod Biomed Online, 2014, 28 (5): 552-559.

15. Humaidan P, Polyzos NP, Alsbjerg B, et al. GnRHa trigger and individualized luteal phasehCG support according to ovarian response to stimulation: two prospective randomized controlled multi-centre studies in IVF patients. Hum Reprod, 2013, 28 (9): 2511-2521.

16. Kol S, Humaidan P. GnRH agonist triggering: recent developments. Reprod Biomed Online, 2013, 26 (3): 226-30.

17. Humaidan P, Engmann L, Benadiva, C. Luteal phase supplementation after gonadotropin-releasing hormone agonist trigger in fresh embryo transfer: the American versus European approaches. Fertil Steril, 2015, 103 (4): 879-885.

18. Pritts EA, Atwood AK. Luteal phase support in infertility treatment: a meta-analysis of the randomized trials. Hum Reprod, 2002, 17 (9): 2287-2299.

19. Fatemi HM, Kolibianakis EM, Camus M, et al. Addition of estradiol to progesterone for luteal supplementation in patients stimulated with GnRH antagonist/rFSH for IVF: a randomized controlled trial. Hum Reprod, 2006, 21 (10): 2628-2632.

20. Benadiva C, Engmann L. Intensive luteal phase support after GnRH agonist trigger: it does help. Reprod Biomed Online, 2012, 25 (3): 329-330.

21. Orvieto R, Rabinson J, Meltzer S, et al. SubstitutinghCG with GnRH agonist to trigger final follicular maturation--a retrospective comparison of three different ovarian stimulation protocols. Reprod Biomed Online, 2006, 13 (2): 198-201.

22. Engmann L, DiLuigi A, Schmidt D, et al. The use of gonadotropin-releasing hormone (GnRH) agonist to induce oocyte maturation after cotreatment with GnRH antagonist in high-risk patients undergoing in vitro fertilization prevents the risk of ovarian hyperstimulation syndrome: a prospective randomized controlled study. Fertil Steril, 2008, 89 (1): 84-91.

23. Imbar T, Kol S, Lossos F, et al. Reproductive outcome of fresh or frozen-thawed embryo transfer is similar in high-risk patients for ovarian hyperstimulation syndrome using GnRH agonist for final oocyte maturation and intensive luteal support. Hum Reprod, 2012, 27 (3): 753-9.

24. Shapiro BS, Daneshmand ST, Garner FC, et al. Comparison of "triggers" using leuprolide acetate alone or in combination with low-dose human chorionic gonadotropin. Fertil Steril, 2011, 95 (8): 2715-7.

25. Andreyko J, Murray M, Soto-Albors C. Use Of Combined Oral And Vaginal Estradiol With IM And Vaginal Progesterone In Luteal Phase Of Antagonist Cycles Triggered With GnRH Agonist Results In Good Clinical Pregnancy Rates. Fertil Steril, 2011, 95 (4): S25-S25.

26. Iliodromiti S, Blockeel C, Tremellen KP, et al. Consistent high clinical pregnancy rates and low ovarian hyperstimulation syndrome rates in high-risk patients after GnRH agonist triggering and modified luteal sup-

port：a retrospective multicentre study. Hum Reprod，2013，28（9）：2529-36.

27. Kummer N，Benadiva C，Feinn R，et al. Factors that predict the probability of a successful clinical outcome after induction of oocyte maturation with a gonadotropin-releasing hormone agonist. Fertility And Sterility，2011，96（1）：63-68.

28. Nevo O，Eldar-Geva T，Kol S，et al. Lower levels of inhibin A and pro-alphaC during the luteal phase after triggering oocyte maturation with a gonadotropin-releasing hormone agonist versus human chorionic gonadotropin. Fertil Steril，2003，79（5）：1123-1128.

29. Humaidan P，Ejdrup Bredkjaer H，Westergaard LG，et al. 1，500IU human chorionic gonadotropin administered at oocyte retrieval rescues the luteal phase when gonadotropin-releasing hormone agonist is used for ovulation induction：a prospective，randomized，controlled study. Fertil Steril，2010，93（3）：847-854.

30. Papanikolaou EG，Verpoest W，Fatemi H，et al. A novel method of luteal supplementation with recombinant luteinizing hormone when a gonadotropin-releasing hormone agonist is used instead of human chorionic gonadotropin for ovulation triggering：a randomized prospective proof of concept study. Fertil Steril，2011，95（3）：1174-1177.

第四节 黄体支持在冻融胚胎周期中的应用

自 1983 年澳大利亚 Trounson 首次获得人类冻融胚胎移植（frozen-thawed embryo transfer，FET）成功妊娠以来，该技术已在各辅助生殖中心广泛开展。FET 在提高 IVF 累积妊娠率、降低多胎率、预防卵巢过度刺激综合征等方面起着重要的作用，已成为辅助生殖技术的重要组成部分。常用的 FET 内膜准备方案有自然周期（NC-FET）、激素替代周期（HRT-FET）、促排卵周期等，无论哪种内膜准备方案最重要的是子宫内膜的容受性需与胚胎的发育同步。各种方案是否需要黄体支持、黄体支持药物的选择、剂量的使用、给药时间及持续时间目前尚无统一的观点。

一、自然周期内膜准备的黄体支持

自然周期内膜准备（NC-FET）是指月经规律排卵正常的患者通过超声及血清性激素水平监测优势卵泡发育及排卵时间以确定胚胎移植时机。NC-FET 是否需要添加外源性孕激素进行黄体支持仍存在争议[1-4]。自然周期内膜准备不需要使用大剂量的外源性雌激素并且周期完成时间短，是大多数中心首选的内膜准备方式。孕激素对于子宫内膜的发育和胚胎的种植是必不可少的。足够的孕激素暴露是子宫内膜获得胚胎种植能力的前提。在卵泡期雌激素可促进子宫内膜增殖并增加子宫内膜孕激素受体的表达。子宫内膜孕激素受体少或孕激素水平低下均可导致胚胎种植失败及流产[5]。Kim CH 等[3] 的回顾性研究认为添加黄体酮可显著降低 hCG 诱导 NC-FET 的自然流产率，提高活产率。Kyrou D 等[2] 的研究却发现添加阴道用黄体酮并不增加 hCG 诱导排卵的 NC-FET 临床结局。理论上，NC-FET 内膜准备患者和自然妊娠的女性一样，在排卵后形成的黄体能分泌足够的内源性雌孕激素维持正常的胚胎着床及发育。但是月经周期规律的女性中有25.3% 存在黄体功能不足[6]，不孕患者中黄体功能不全者达 32.6%[7]。因此因不孕或生育力低下行 FET 的患者，可能存在黄体功能不足，她们的自然周期内膜容受性可能并不理想，有随机对照研究发现胚胎移植后进行黄体支持可显著增加活产率及临床妊娠率，减少早期流产率[4]。另有研究报道成功妊娠的激素替代周期患者移植后孕激素水平显著低于使用同等剂量黄体酮进行黄体支持的自然周期患者[8]。说明自然周期内膜准备患者排卵后体内分泌的孕激素足够，或者只需要给予小剂量孕激素足以维持正常妊娠。

月经正常的女性中有 11.2% 的周期 B 超下见正常卵泡发育但不能排卵，即卵泡不破裂黄素化（LUF）[6]，不孕患者 LUF 的发生率则高达 25% ~ 56.5%[9]。LUF 患者由于黄体及血管形成缺陷，可导致孕激素分泌不足，黄体期缩短，一半以上的 LUF 患者黄体期不足 11 天，黄体中期孕激素峰值水平显著低于正常排卵者，但是排卵前子宫内膜发育与正常排卵者相似[10,11]。Wang L 等通过对 LUF 患者监测 LH 水平下降及孕激素上升时间确定移植时机，发现 NC-FET 周期发生 LUF 在胚胎移植后给予黄体支持不影响FET 的妊娠结局[12]。

二、激素替代周期内膜准备的黄体支持

激素替代周期内膜准备（HRT-FET）是指通过给予外源性雌孕激素使子宫内膜呈增殖与分泌期改变，并根据孕激素添加时间确定胚胎移植时机。月经周期不规则、排卵障碍及赠卵的患者，不能正常排卵或监测排卵困难，激素替代周期内膜准备是常用的内膜准备方式。部分生殖中心为了避免患者往返医院监测排卵及反复抽血监测性激素水平，为了方便工作的安排，正常排卵的患者也常使用激素替代内膜准备进行冻融胚胎移植。在激素替代周期，内膜增殖与分泌需通过给予外源性雌孕激素作用，没有功能性黄体存在，不能分泌孕激素，尤其是降调节激素替代周期，LH 水平更低，因此充分的黄体支持必不可少。

在 HRT-FET 周期中月经早期给予雌激素可促进子宫内膜的增殖，上调孕激素受体的表达，子宫内膜达到理想厚度（7~8mm 以上）后补充孕激素使其呈分泌期改变，从而有利于胚胎的种植与着床。在孕激素添加前雌激素的使用时间范围较广，5~100 天胚胎均有获得成功妊娠可能[13-15]。Borini 等研究显示[15]不管是短的（<10 天）还是长的（>40 天）雌激素治疗时间都有较好的妊娠率。尽管 40 天以上，妊娠率和胚胎种植率有下降的趋势，但是经过 60 天的雌激素治疗后怀孕还是可能的。短期方案（5~10天）的流产率显著高于长期方案（21~42 天），分别为 52.9% 和 18.8%。雌激素使用时间太短对子宫内膜的容受性有不利的影响。短期雌激素治疗对子宫内膜功能层组织（利于胚胎附着）作用较大，而对基底层（维持妊娠）的作用较小。长期的雌激素刺激则可以同时作用子宫内膜的功能层和基底层，为持续妊娠提供最佳的环境[13-15]。雌激素给药超过 40 天突破性出血有增加趋势，长于 9 周突破性出血的发生率高达 44%[14]，因此建议在添加孕激素之前雌激素持续治疗更可取的天数为 11~40 天。

孕激素的添加与胚胎移植时机目前仍存在争议。子宫内膜的胞饮突是子宫容受性的重要标志。子宫内膜的胞饮突量与子宫内膜的容受性呈正相关。Paulson 等的研究[16]显示 HRT 周期胞饮突延迟 1~2 天出现，表明 HRT 周期胚胎种植窗的开放和关闭延迟。Prapas Y 等[17]对接受供卵移植的 HRT 内膜准备患者分别在给予黄体支持第 2、3、4、5、6 天移植 4~8 细胞 D2 胚胎，其中第 2 天移植的患者没有一例获得妊娠，第 4~5 天移植的患者临床妊娠率及胚胎种植率明显更高，第 6 天临床妊娠率明显下降。因此认为

HRT 周期内膜准备患者子宫内膜种植窗在添加孕激素 48 小时以后开放，移植 D2 胚胎最佳时机是在孕激素预处理后第 4 ~ 5 天。Pantos[18] 等通过扫描电镜观察 HRT 内膜准备患者子宫内膜的胞饮突，并根据胞饮突确定子宫内膜种植窗，发现 73.9% 的患者 D3 胚胎适合在孕激素处理后第 5 天移植。

在 HRT 内膜准备周期孕激素的添加剂量和方式各中心目前亦无统一观点。Orvieto R[19] 等比较了在 HRT 周期每天添加 50mg 与 100mg 肌注黄体酮/200mg 与 400mg 阴道用微粒化黄体酮，发现高剂量组患者的临床妊娠结局显著优于低剂量组。因此推荐对 HRT-FET 患者给予更高剂量的孕激素进行黄体支持。Paula C[20] 等对接受供卵 HRT 内膜准备患者在胚胎移植前 4 天给予肌注黄体酮 50 ~ 100mg/天，胚胎移植日检测血清孕激素水平，若 P < 20ng/ml 则及时补充 75% ~ 100% 的黄体酮。发现尽管胚胎移植日 P < 20ng/ml 的患者在胚胎移植后增加了黄体酮的剂量，活产率仍明显低于 P ≥ 20ng/ml 的患者，因此认为在 HRT 周期应给以足够的孕酮起始剂量，并且建议对超重及肥胖的患者增加孕激素的给药剂量。子宫内膜的种植窗可能与某个特定的被孕激素上调的相关的功能性生长或转录因子/细胞膜受体/细胞黏附分子和糖蛋白相关[21]。另外，孕激素可抑制子宫收缩，子宫的收缩频率与体内孕激素水平呈负相关[22]，在移植后足够的孕激素可防止胚胎被挤出宫腔，从而有利于胚胎的着床。

三、促排卵周期内膜准备的黄体支持

部分月经周期不规则或排卵障碍患者在既往的激素替代治疗周期中对外源性雌激素不敏感，可采用促排卵方案进行内膜准备。在月经的第 3 ~ 5 天给小剂量促排卵药物促进卵泡发育，当优势卵泡大小达 1.6 ~ 1.8cm 时给予 hCG/GnRH-a 扳机诱发排卵，根据排卵时间或 hCG 扳机时间确定移植时机。LH 是维持黄体正常分泌功能的重要激素。在 IVF 刺激周期，hCG 扳机诱导卵泡成熟的同时可通过短-反馈机制抑制 LH 的产生[23]。有研究同样发现绝经后妇女给予 hCG 后出现 LH 水平下降[24]。由此推测给予 hCG 诱发排卵可能导致黄体功能不足。但另有报道促排卵的患者给予 hCG 5000U 诱导排卵后黄体中期孕激素水平可达 10 ~ 20pg/ml[25]，相当于给予肌注 50mg 黄体酮 4 小时后的血清孕激素水平[26]。因此认为 hCG 扳机诱发排卵患者可以不给予黄体支持。GnRH-a 扳机诱导的 LH 峰只有两个时相，快速上行期（约 4 小时）和缓慢下行期（约 20 小时），持续时间约 24 小时，较自然周期（约 48 小时）及 hCG 扳机（6 天以上）持续时间更短[27]。洪青青[28] 等的研究显示 hCG 诱发排卵组中接受黄体支持者与无支持者临床妊娠率差异无统计学意义，而 GnRH-a 诱发排卵组中有黄体支持者临床妊娠率显著高于无支持者。因此 GnRH-a 扳机诱导排卵建议常规给予黄体支持。在大多数中心促排卵周期内膜准备的黄体支持方案和自然周期内膜准备是一致的。

四、黄体支持药物的选择及持续时间

黄体支持孕酮的最佳使用方案仍有争议。由于肝脏首过效应，口服孕酮的生物利用度低（ < 10% ）。因此常用的给药方式主要是肌注和经阴道用药。阴道用黄体酮患者的耐受性好，副作用少；肌注黄体酮比较痛苦，并且可能存在注射部位的炎性反应和无菌脓肿形成，甚至有更严重的并发症，例如急性嗜酸粒细胞肺炎。因此，目前阴道用黄体

酮复合物可作为黄体支持的第一选择。一项网络调查研究发现[29]在已有的报道中近三分之二周期使用阴道用孕酮进行黄体支持，其中，35%周期使用阴道用乳膏或凝胶，30%使用胶囊。另外16%周期是阴道用孕酮与肌注黄体酮（15%）或与口服孕酮（1%）联合使用。有13%周期单用肌注黄体酮，还有2%周期为口服孕酮。hCG用于黄体支持在所有周期中占近5%，其中4%周期作为单一使用，另0.5%周期与孕酮联合使用。组织病理学评估证明[30]，每日肌注黄体酮50～100mg，或每天经阴道用微粒化黄体酮剂量300～600mg可实现黄体期子宫内膜成熟。一项随机对照研究[31]比较了肌注黄体酮50mg/天、黄体酮阴道缓释凝胶90mg/天及黄体酮阴道缓释凝胶90mg两次/天，发现3组患者的妊娠结局无显著性差异，认为阴道用黄体酮阴道缓释凝胶可替代肌注黄体酮进行黄体支持，并且黄体酮阴道缓释凝胶90mg每天一次便可获得理想的结果。比较[32]肌注黄体酮50～100mg/日与阴道微粒化黄体酮油剂胶囊100～600mg/日，发现黄体酮胶囊剂量少于300mg/日的疗效会比肌注黄体酮差。因此认为阴道用微粒化黄体酮胶囊的安全有效剂量为600mg/日（200mg/次，3次/日），而黄体酮阴道缓释凝胶单次剂量对黄体支持是有效的。

关于黄体支持持续时间，在已报道的周期中有67%黄体支持持续到孕10～12周，有22%周期在检测到胎心搏动时停止黄体支持，有12%持续到β-hCG呈阳性[29]，目前尚无确切的证据表明黄体支持持续多长是有利的。但是在检测到胎心搏动时即停止黄体支持阴道出血的发生率明显高于延长至胎心搏动后3周[33]。考虑阴道出血会增加患者的压力，推荐黄体支持持续到孕10～12周。

总之，FET治疗根据患者的个体情况可选择不同的内膜准备方式。尽管大部分NC-FET/促排卵内膜准备患者在排卵后能够形成正常黄体，正常排卵或hCG诱导排卵后可以不进行黄体支持，但目前尚无很好的手段可以预测哪些患者可能存在黄体功能不全，并且黄体支持的安全性因此仍建议在胚胎移植后给予小剂量孕激素以维持正常妊娠，GnRH-a扳机诱发排卵及发生LUFS的患者存在黄体功能不全，在胚胎移植后必须给予黄体支持。HTR周期内膜准备在孕激素添加前雌激素的使用时间应大于10天，但超过40天突破性出血的发生率增加。孕激素的起始添加剂量应充足，并且建议肥胖及超重的患者增加孕激素的使用剂量。HRT周期胚胎种植窗开放和关闭时间延迟1～2天，推荐D2～D3胚在孕激素添加后第4～5天进行移植。在HRT周期50～100mg肌注黄体酮是常用剂量，阴道用微粒化黄体酮胶囊的安全有效剂量为600mg/日（200mg/次，3次/日），而雪诺酮90mg单次剂量对黄体支持是有效的。过早终止黄体支持阴道出血发生率增加，会影响患者情绪，推荐黄体支持持续到孕10～12周。

五、常用黄体支持药物的使用

注射用黄体酮：NC-FET及促排卵周期20～40mg/天，HRT周期：60～100mg/天；

阴道用黄体酮凝胶：一支（90mg）/天，足够维持各种内膜准备方案的黄体支持；

黄体酮软胶囊：可口服或经阴道给药，NC-FET及促排卵周期200～400mg/天，HRT周期：600mg/天；分2～3次给药。

地屈孕酮片：20～40mg/天，因肝脏首过效应，一般不推荐单独在HRT周期中使用，常联合注射用或阴道用黄体酮使用；

阴道用微粒化黄体酮：在 HRT 周期中推荐剂量 600mg/日（200mg/次，3 次/日），NC-FET 及促排卵周期可适当减量。

（伍琼芳　聂　玲）

参考文献

1. Lee VC，Li RH，Ng EH，et al. Luteal phase support does not improve the clinical pregnancy rate of natural cycle frozen-thawed embryo transfer：a retrospective analysis. hCG Eur J Obstet Gynecol Reprod Biol，2013，169（1）：50-53.

2. Kyrou D，Fatemi HM，Popovic-Todorovic B，et al. Vaginal progesterone supplementation has no effect on ongoing pregnancy rate inhCG-induced natural frozen-thawed embryo transfer cycles. Eur J Obstet Gynecol Reprod Bio，2010，150（2）：175-179.

3. Kim CH，Lee YJ，Lee KH，et al. The effect of luteal phase progesterone supplementation on natural frozen-thawed embryo transfer cycles. Obstet Gynecol Sci，2014，57（4）：291-296.

4. Bjuresten K，Landgren BM，Hovatta O，et al. Luteal phase progesterone increases live birth rate after frozen embryo transfer. Fertil Steril，2011，95（2）：534-537.

5. Critchley HO，Saunders PT. Hormone receptor dynamics in a receptive human endometrium. Reprod Sci，2009，16（2）：191-199.

6. Dal J，Vural B，Caliskan E，et al. Power Doppler ultrasound studies of ovarian，uterine，and endometrial blood flow in regularly menstruating women with respect to luteal phase defects. Fertil Steril，2005，84（1）：224-227.

7. Jain M，Sinha M，Shukla RC. Transvaginal Doppler ultrasound with color flow imaging in luteal phase defect. Int J Gynaecol Obstet. 2004. 84（3）：266-267.

8. 刘美，江胜芳，胡玥玥，等. 冻融胚胎移植 3 种内膜准备方案成功妊娠者的临床比较. 生殖与避孕，2014，07：538-542.

9. Qublan H，Amarin Z，Nawasreh M，et al. Luteinized unruptured follicle syndrome：incidence and recurrence rate in infertile women with unexplained infertility undergoing intrauterine insemination. Hum Reprod，2006，21（8）：2110-2113.

10. 冯云，陈子江，杨钟莉. 未破裂卵泡黄素化综合征 30 例临床分析. 山东医科大学学报，1994，03：236-238.

11. Coetsier T，Dhont M. Complete and partial luteinized unruptured follicle syndrome after ovarian stimulation with clomiphene citrate/human menopausal gonadotrophin/human chorionic gonadotrophin. Hum Reprod，1996，11（3）：583-587.

12. Wang L，Qiao J，Liu P，et al. Effect of luteinized unruptured follicle cycles on clinical outcomes of frozen thawed embryo transfer in Chinese women. J Assist Reprod Genet，2008，25（6）：229-233.

13. Navot D，Bergh PA，Williams M，et al. An insight into early reproductive processes through the in vivo model of ovum donation. J Clin Endocrinol Metab，1991，72（2）：408-414.

14. Remohi J，Gutierrez A，Cano F，et al. Long oestradiol replacement in an oocyte donation programme. Hum Reprod，1995，10（6）：1387-1391.

15. Borini A，Dal Prato L，Bianchi L，et al. Effect of duration of estradiol replacement on the outcome of oocyte donation. J Assist Reprod Genet，2001，18（4）：185-190.

16. Paulson RJ，Sauer MV，Lobo RA. Potential enhancement of endometrial receptivity in cycles using controlled ovarian hyperstimulation with antiprogestins：a hypothesis. Fertil Steril，1997，67（2）：321-325.

17. Prapas Y, Prapas N, Jones EE, et al. The window for embryo transfer in oocyte donation cycles depends on the duration of progesterone therapy. Hum Reprod, 1998, 13 (3): 720-723.

18. Pantos K, Nikas G, Makrakis E, et al, Grammatis M. Clinical value of endometrial pinopodes detection in artificial donation cycles. Reprod Biomed Online, 2004, 9 (1): 86-90.

19. Orvieto R, Meltcer S, Volodarski M, et al. Luteal phase support for patients undergoing frozen-thawed embryo transfer cycles--the required progesterone dose. Clin Exp Obstet Gynecol, 2007, 34 (1): 25-26.

20. Brady PC, Kaser DJ, Ginsburg ES, et al. Serum progesterone concentration on day of embryo transfer in donor oocyte cycles. J Assist Reprod Genet, 2014, 31 (5): 569-575.

21. Halasz M, Szekeres-Bartho J. The role of progesterone in implantation and trophoblast invasion. J Reprod Immunol, 2013, 97 (1): 43-50.

22. Fanchin R, Righini C, Olivennes F, et al, Frydman R. Uterine contractions at the time of embryo transfer alter pregnancy rates after in-vitro fertilization. Hum Reprod, 1998, 13 (7): 1968-1974.

23. Miyake A, Aono T, Kinugasa T, et al. Suppression of serum levels of luteinizing hormone by short- and long-loop negative feedback in ovariectomized women. J Endocrinol, 1979, 80 (3): 353-356.

24. Miyake A, Aono T, Kawamura Y, et al. Suppression of plasma luteinizing hormone-releasing hormone by administration of human chorionic gonadotropin in castrated women. Fertil Steril, 1982, 38 (2): 251-252.

25. Sallam HN, Sallam A, Ezzeldin F, et al. Reference values for the midluteal plasma progesterone concentration: evidence from human menopausal gonadotropin-stimulated pregnancy cycles. Fertil Steril, 1999, 71 (4): 711-714.

26. Strauss JF, Williams CJ. The ovarian life cycle. In: Strauss JF, Barbieri RL, editors. Reproductive endocrinology. 6th edn. Philadelphia, 2009, p. 155-190.

27. Hoff JD, Quigley ME, Yen SS. Hormonal dynamics at midcycle: a reevaluationa reevaluation. J Clin Endocrinol Metab, 1983, 57 (4): 792-796.

28. 洪青青, 蔡任飞, 匡延平. 来曲唑应用于冻融胚胎移植内膜准备的研究. 生殖与避孕, 2010, 07: 445-448.

29. Vaisbuch E, Leong M, Shoham Z. Progesterone support in IVF: is evidence-based medicine translated to clinical practice? A worldwide web-based survey. Reprod Biomed Online, 2012, 25 (2): 139-145.

30. Devroey P, Palermo G, Bourgain C, et al. Progesterone administration in patients with absent ovaries. Int J Fertil, 1989, 34 (3): 188-193.

31. Dal Prato L, Bianchi L, Cattoli M, et al. Vaginal gel versus intramuscular progesterone for luteal phase supplementation: a prospective randomized trial. Reprod Biomed Online, 2008, 16 (3): 361-367.

32. Smitz J, Devroey P, Faguer B, et al, Van Steirteghem AC. A prospective randomized comparison of intramuscular or intravaginal natural progesterone as a luteal phase and early pregnancy supplement. Hum Reprod, 1992, 7 (2): 168-175.

33. Aboulghar MA, Amin YM, Al-Inany HG, et al. Prospective randomized study comparing luteal phase support for ICSI patients up to the first ultrasound compared with an additional three weeks. Hum Reprod, 2008, 23 (4): 857-862.

第五章

黄体支持对子宫内膜
容受性的影响

第一节 评估子宫内膜容受性的常用方法

辅助生育技术的诞生，使人类在不孕症的治疗上取得了长足的进展，但胚胎形成后着床及发育的过程中仍有许多微观的改变不为人类所知。胚胎形成后，子宫内膜仅有一个短暂的时间允许胚胎种植，这段时间通常被认为在排卵后的 5~7 天，这个时期被称为着床窗口期（the implantation window），这一时期是子宫内膜的一个特殊的功能时期，其结构和生化指标均有重要的改变，这一过程中子宫内膜发生一系列改变。

一、超声评估指标

1. 子宫内膜厚度 超声是临床上评估子宫内膜容受性最常用的非侵入性检查方法。子宫内膜的厚度随月经发生周期性变化，分泌期厚于增殖期，并且于分泌中期达到峰值。一般认为，适于着床的子宫内膜厚度临界值 hCG 日测量为 7mm，当子宫内膜厚度小于 7mm 时，妊娠率显著下降，并且随着内膜厚度的增加，其种植率和临床妊娠率均显著提高。也有研究表明子宫内膜厚度的增加量对妊娠结局的预测更加有意义。但也有研究表明，薄的子宫内膜也能妊娠，而厚的子宫内膜也不能保证着床，因此厚度不能量化其功能。

2. 子宫内膜类型 子宫内膜类型指内膜与肌层相对回声的状态。根据阴道 B 超检查子宫内膜 Gonen 标准可以分为 3 种类型，A 型：典型三线型或多层子宫内膜，外层和中央为强回声线，外层与子宫腔中线之间为低回声或暗区；B 型：均一的中等强度回声，子宫腔强回声，总线断续不清；C 型：均质强回声，无子宫中线回声。研究认为 A 型子宫内膜和中度子宫内膜厚度最适于胚胎种植。

3. 子宫内膜血流 子宫内膜接受胚胎种植需要丰富的血流。子宫动脉血流用平均搏动指数（pulsatility index，PI）和阻力指数（resistance index，RI）表示，子宫内膜和内膜下血流用血管化指数（vascularization index，VI），流动指数（flow index，FI）和血管血流指数（vascularization flow index，VFI）表示。当 PI < 2 时内膜容受性最好，当 PI > 3 时，IVF-ET 妊娠的可能性几乎为零。

二、形态学标志

1. 组织学改变　月经后在雌激素作用下，子宫内膜出现增殖期改变，内膜上皮细胞增生、肥大；排卵后，在孕激素作用下，子宫内膜从增殖期转为分泌期，既往人们根据 Noyes 分期来评价子宫内膜，如果子宫内膜组织学分期较正常月经周期推迟两天以上称为黄体功能不全（luteal phase defect，LPD），发生黄体功能不全的妇女由于子宫内膜与胚胎发育不同步而导致胚胎着床失败。随后人们在不孕症研究中发现，即使子宫内膜组织学分期正常，也可发生胚胎着床失败，开始对这一问题更深层的研究。

2. 细胞形态学——胞饮突（pinopde，pp）　在细胞形态学方面，胞饮突（pinopde）作为评价子宫内膜容受性的指标已被众多学者所接受。它是植入窗期子宫内膜上皮细胞膜顶端出现的大而平滑的膜突起。1958 年，Niesson 首次在鼠子宫标本的扫描电镜（scanning electron microscope，SEM）下观察到，由于它与胞吞作用（endocytosis）和胞饮作用（pinocytosis）有关，因此得名。之后发现人的子宫内膜上也存在相似结构[5-7]。根据有胞饮突的子宫内膜占整个内膜的百分比，将其出现量划分为：丰富（>50%）、适中（20%~50%）和微量（<20%）三个层次。也可根据时间的变化划分为发育中、充分发育和衰退三个发育阶段。发育中的胞饮突特征形态为光滑、薄弱的质膜突起，呈现在整个细胞尖端；充分发育的胞饮突呈"花样"肿胀的质膜状态，其出现标志着子宫内膜的最佳容受期；衰退期的胞饮突表面出现皱褶，部分被微绒毛取代。透射电镜（transmission electron-microscopies，TEM）下，胞饮突是上皮细胞顶端的胞浆突起，内含细胞器、囊泡和糖原颗粒，出现在正常排卵后的第 6~9 天，持续不到 48 小时。子宫内膜表面胞饮突的存在及发育，表明子宫将进入着床敏感期。已证实胚泡均在已出现胞饮突的区域植入，并黏附在有胞饮突细胞的顶端。胞饮突的出现、完全发育及退化的时间与植入窗开放和关闭的时间完全吻合，完全发育的胞饮突是子宫内膜容受性建立和植入窗开放的重要形态学标志。IVF-ET 中，胞饮突缺乏的患者胚胎植入反复失败；胞饮突越丰富的患者妊娠率越高。因此，IVF-ET 前子宫内膜胞饮突的发现是极具临床价值的。

三、分子生物学标志

在着床这一连续功能变化的过程中存在多种因子的变化，这一变化不仅体现在组织形态学变化，而且雌、孕激素及其受体，还有多种细胞因子、黏附分子、酶类等都有相应的变化。以下主要讨论这一连续过程中的生化特征改变。

1. 雌、孕激素及其受体　在胚胎着床过程中，多种生殖激素对着床具有重要的调控作用，特别是雌、孕激素的协同调节。雌激素促进子宫内膜上皮细胞增生、肥大；孕激素使子宫内膜从增殖期向分泌期转化；雌、孕激素受体的表达在增殖晚期和分泌早期的子宫内膜腺上皮和间质细胞中均达到高峰，正常月经周期的第 19 天后，这两种受体水平急剧下降，这与孕激素水平变化有关。孕激素在胚胎着床中起主导作用，它能刺激子宫腔内腺上皮的发育和子宫腺体的分泌，为早期胚胎发育提供营养。同时，孕酮及其代谢物能抑制妊娠母体的免疫反应，促进着床。妊娠母体内一定水平的雌激素能抑制子宫上皮对异物的吞噬作用，从而使子宫产生对胎儿的容受性。应用促排卵治疗后黄体中期 ER、PR 表达增强[1,2]。

2. 整合素 整合素（integrins）是细胞黏附分子中的一大部分，是分布于人体各种组织细胞表面的一种跨膜蛋白，它由 α 亚基和 β 亚基构成。目前已经发现的有 16 种 α 亚基和 8 种 β 亚基，它们以各种形式结合在一起构成相关分子。其主要功能是黏附与跨膜信息传递，参与细胞与细胞，细胞与细胞外基质（extracelluar matrix，ECM）的相互作用，介导细胞的增殖、分化、黏附、迁移，从而在免疫、炎症反应、凝血、创伤修复、肿瘤生长、浸润、受精、胚胎着床及生长发育等许多病理、生理过程中起作用。整合素与子宫内膜容受性密切相关，它由 α 和 β 两个亚基构成，α 和 β 亚基的 40% ~ 50% 的氨基酸顺序相同，并且每个亚基都由一个较大的 N 末端胞外结构域、一个跨膜结构域和一个 C 末端胞质结构域组成，可以发挥受体的功能。目前已经发现有 18 种 α 亚基和 8 种 β 亚基，可以组合成 23 种异二聚体分子，使得细胞能够识别大量的细胞外基质和黏附分子，如纤粘连蛋白、胶原蛋白、层粘连蛋白、细胞间黏附分子和维管细胞黏附分子。在胚胎着床过程中，多种整合素异二聚体发挥重要调节作用，并且多种整合素及其配体可在胚胎、子宫内膜和胎盘表达，且整合素在子宫内膜的表达具有时空特异性，如分泌期间质细胞表达的 β1、α1、α2、α3、α5 较增生期明显增加，尤其是 α5β1。整合素并非独立作用影响胚胎黏附，它与其他细胞因子可以发生相互作用。许多研究表明整合素可以上调白细胞介素（IL）的表达，也有文献报道在加入一些细胞因子如 IL、TNF 后可使整合素介导的细胞黏附显著增加。目前整合素已成为评价子宫内膜容受性的良好生化指标，其表达主要调节着床中的黏附定位过程[2,3]。

3. 骨桥蛋白 骨桥蛋白（osteopontin，OPN）是一种分子质量为 66Ku 的分泌型糖基化磷蛋白，其分子中约含有 30 个寡糖基，其中 10 个是唾液酸；氨基酸序列分析表明，OPN 分子含有特异的精氨酸-甘氨酸-天冬氨酸（Arg-Gly-Asp，RGD）序列——细胞黏附结构域，该序列在不同物种的 OPN 中都普遍存在，是其发挥黏附功能的结构基础；如果缺失或变异，将丧失促黏附功能。OPN 广泛分布于机体多种组织和细胞中，具有细胞黏附、组织钙化、信号转导以及调节细胞因子的表达等多种生理功能。OPN 在上皮细胞已被检测到并且在许多组织中都分泌的重要细胞外基质成分，包括子宫。其作为一种细胞外基质，在细胞-细胞间以及细胞-细胞外基质间的相互作用中起着重要作用，几乎参与了生殖的全过程：受精、着床及胎盘形成，并在子宫和胎盘的连接、信号转导中起重要作用。OPN 在生殖中的作用主要表现为：①在妊娠期间，OPN 是子宫内膜的主要成分，在子宫胎盘之间的黏附和细胞信号转导中发挥作用；②OPN 在子宫间质细胞中广泛表达，可促进子宫蜕膜化及胚胎侵入子宫；③OPN 可促进子宫和胎盘组织分泌多种细胞因子，有利于胚胎顺利着床及妊娠的维持。Mcdevitt 等研究发现野生型链球菌与黑色素瘤细胞没有结合能力，但将编码含 RGD 序列的六肽基因（取自 OPN 中的序列）转入链球菌后，能表达 RGD 肽的链球菌则能与黑色素瘤细胞相结合，可溶性的 RGD 肽能抑制它们的结合，表明它们的结合是由 RGD 介导的。OPN 还通过 RGD 序列与整合素异二聚体（αvβ1、αvβ3、αvβ5、αvβ6、αvβ8、α4β1、α5β1 和 α8β1）结合产生不同的功能效应，如在平滑肌细胞，αvβ1、αvβ3、αvβ5 介导黏附，仅 αvβ3 支持细胞迁移。尽管 OPN 可与多种整合素结合，但通过对人、小鼠及其他动物试验证明 αvβ3 整合素是 OPN 的主要受体，是由子宫内膜上皮和胚胎滋养层细胞合成和分泌的主要细胞黏附分子，共同参与和调控早期胚胎的生长发育、胚胎着床及胎盘的形成，是启动胚胎着床级联反应的主要因子。OPN 及其受体整合素 αVβ3 在人胚胎着床期的子宫内膜上皮和胚胎滋养层细胞同时表达，二者共同作用调节胚胎着床。

4. 白血病抑制因子　　白血病抑制因子（leukemia inhibitory factor，LIF）LIF 是 1986 年由 Metcalf 等首先报道的，它是一种多肽生长因子，分子量 38-67kD。作为一种细胞因子，LIF 具有多种生物学活性，参与造血调控，刺激骨髓多能造血干细胞的生长，刺激肝脏急性期蛋白的合成，刺激破骨细胞的增殖和促进骨钙的吸收，促进乙酰胆碱的合成和胆碱能神经元的分化和功能的成熟。自 1988 年有学者相继证实 LIF 具有抑制多向生长潜能的胚胎干细胞的分化并保证其增殖能力的作用，人们开始关注 LIF 在胚胎着床、生长、发育、分化等方面的作用。1994 年 Bhatt 等发现在小鼠孕第四天子宫内膜 LIF 表达量最高，而非孕小鼠不表达 LIF，这使大家开始认识到 LIF 在胚胎着床中所起的重要作用。动物实验表明 LIF 在子宫内膜表达的峰值与卵巢激素合成峰值有关，LIF 可能作为营养因子调节早期胚胎的发育，经 LIF 处理的胚胎孵育加速，成活率提高，滋养层细胞和内细胞团的增殖也加速。在人类，Charnock- Jones 等提出 LIF 的表达和定位主要在分泌中晚期子宫内膜腺上皮细胞中[103]，Chen 等运用体外细胞培养技术观察到增殖期和分泌晚期 LIF 在子宫内膜腺上皮细胞和间质细胞中表达均低，而在分泌中期表达高于其他时期。

5. 基质金属蛋白酶（matrix metalloproteinases，MMPs）胚胎着床的关键在于胚泡对着床位点细胞外基质的降解。基质金属蛋白酶（matrix metalloproteinases，MMPs）属 Zn 依赖性蛋白酶类，是催化细胞外基质降解的主要酶类之一，它可水解多种细胞外基质，在胎儿形成、排卵、创伤愈合等过程中起着重要的作用，并参与组织的重塑。人体内 MMPs 受到基因转录水平、酶原激活、组织金属蛋白酶抑制物（tissue inhibitors of metal-loproteinases，TIMPs）的调节及酶、激素等的作用，其中组织金属蛋白酶抑制物是它在人体内的主要抑制物，最近的报道显示目前已知的有 23 种 MMPs 和 4 种 TIMPs，根据其结构特征和底物特异性，分 5 类：胶原酶、明胶酶、基质水解酶、膜型 MMPs 及其他类。人体子宫内膜分泌 MMPs 与月经发生、内膜重建、排卵、胚胎植入等有关。胚胎植入的过程与恶性肿瘤的局部浸润相似，ECM 的降解和再塑在该过程中起着非常重要的作用。基质金属蛋白酶（MMPs）是 ECM 的主要降解酶，其表达受体内外许多调节因子的影响，整合素就可以加强 MMPs 的功能。ECM 是 MMP-3 和 MMP-7 的作用底物，由此可以推测，胚胎上的整合素 αvβ3 通过 RGD 位点与子宫内膜上已被 MMP 水解的 ECM 结合，二者相互作用，共同介导胚胎的植入；另外，ECM 与整合素 αvβ3 同时表达于滋养细胞上，其与胚胎着床时出现在内膜上的整合素 αvβ3 和 ECM 的相互作用对受精卵的定位、黏附和植入及胎盘的形成起着重要的互相补充的作用。

着床无疑是一个复杂而细致的过程，在这个过程中包含着一系列分子生物学改变，各种细胞因子、黏附分子、激素、酶类等通过相互作用才能完成着床这一过程，其中的任何一个或几个环节发生障碍，都会导致着床失败或异常着床。

四、基因学标志

随着芯片技术的发展，此项技术也被用于着床的相关研究，这些研究的结果显示分泌中期子宫内膜中上调基因多是细胞表面蛋白、细胞外基质成分、生长因子或细胞因子，而下调的基因多编码 DNA 结合蛋白、转录因子和 DNA 修饰酶类。多数基因芯片的研究结果显示骨桥蛋白是最常见的上调基因，另外还有补体衰变加速因子（CD55，Cromer 血型系统）、生长停滞和 DNA 损伤诱导蛋白（growth arrest DNA damage，GADD45）、载脂蛋白 D、Dickkopf/DKK1、单胺氧化酶 A（monoamine oxidase A，MAOA）、白介素-15（interleukin-15，IL-15）和促分裂活化蛋白激酶 5（mitogen-activated protein kinase 5，MAP3K5）的表达也上调；而下调的蛋白主要是 olfactomedin 相关雌激素受体位点蛋白。而许多已经被证实的着床相关因子，如 LIF、HOXA10、L-selectin、HB-EGF 等在基因芯片研究中并未得到证实，但芯片研究的结果与已证实的内膜容受性相关因子结果并不冲突，这只是检测试验方法带来的差异。

在几乎所有研究中，骨桥蛋白表达明显上调，所以认为其在着床过程中起重要作用，骨桥蛋白受孕激素调节，主要介导着床过程中的黏附和有丝分裂作用，表达于种植窗期子宫内膜上皮细胞中，且骨桥蛋白主要位于内膜胞饮泡表面。补体衰变加速因子（decay accelerating factor for complement，DAF）是一种补体保护蛋白，受 HB-EGF 和 EGF 调控，于分泌中、晚期子宫内膜中高表达。在最近的基因芯片研究中发现其表达从分泌中期到分泌晚期进行性下降，黄体功能不全和抗磷脂综合征所致的复发性流产妇女内膜中表达下降。GADD45 是一组膜应激诱导基因，其在分泌中期表达上调，反映了预期着床中的内膜保护机制和囊胚侵入，高容受性细胞链中表达增强。载脂蛋白 D 是一种多键、多功能转移子，参与脂代谢和胆固醇转运，可以结合胆固醇、孕酮、孕烯醇酮、胆红素和花生四烯酸，但这些生理载体是否存在尚不清楚，此基因上调说明脂代谢调节在内膜成熟过程中发挥着一定的作用。DKK-1 是 Wnt 信号旁路的潜在的抑制子，WNT 信号传导途径在胚胎着床中的作用如前所述。COX2 是前列腺素生物合成的限速酶，介导间质细胞增生、血管渗透性增加和间质蜕膜化过程[4-6]。

2011 年首次有报道采用定制芯片（子宫内膜容受性阵列，endometrial receptivity array，ERA）对子宫内膜组织进行测序分析，其包括 238 个特定基因，134 个基因共同决定了转录谱特征。对 88 名健康女性，5 名着床失败女性和 2 名输卵管积水女性进行研究后证明，其对于确定子宫内膜分期的敏感性及特异性分别高达 0.99758 及 0.8857，而对于子宫内膜病理分类的敏感性和特异性则分别为 0.995 和 0.1571。随后，该团队在 2013 年又报道了对健康供卵女性的研究，表明 ERA 对子宫内膜分期的准确性高于病理分期，并通过对反复着床失败女性内膜组织的检测发现其着床窗口期的时间的改变，并通过其结果制定个体化的胚胎移植时机，得到了满意的临床妊娠率及着床率[7-9]。

五、蛋白质组学

用高分辨率二维凝胶电泳分析健康女性子宫内膜组织蛋白质表达，发现 125 个蛋白质随月经周期差异表达，其中 36 个主要表达于增殖期，26 个在间期，63 个在分泌中晚期。不平衡 pH 梯度凝胶电泳中 61 个蛋白质发生周期性差异，其中 30 主要表达于增殖期，13 个间期，18 个分泌期。这个研究表明二维凝胶电泳可以用于鉴定随月经周期差异表达的蛋白质。差异表达蛋白质的功能结果表明，主要在增殖期合成的蛋白质与细胞骨架相关：波形蛋白、角蛋白、原肌球蛋白、微管蛋白，主要在分泌期表达的蛋白质有：肌酸激酶 β 链和异柠檬酸脱氢酶同源蛋白，他们都与能量代谢相关。用二维聚丙烯酰胺凝胶电泳（two-dimensional polyacrylamide gel electrophoresis，2D-PAGE）建立了蛋白质的二维图谱，发现增殖期 57 个斑点上调，分泌中期 104 个斑点上调。光密度测定法分析和 MALDI-TOF-TOF 分析发现分泌中期子宫内膜上调的蛋白质有：钙网蛋白、β 纤维蛋白原、腺苷酸激酶同工酶 5、转铁蛋白、膜联蛋白 V、α1 抗胰蛋白酶、肌酸激酶、硫氧还原蛋白过氧化物酶 6。分泌中期子宫内膜与宫腔液二维图谱重叠发现共同表达的蛋白质为：热休克蛋白 27、转铁蛋白、α1 抗胰蛋白酶前体。提示这些差异表达的蛋白质可能与子宫内膜容受性相关[10,11]。

　　子宫内膜容受性的建立是胚泡成功植入的决定因素。从 20 世纪 50 年代至今，研究者们已在形态学、分子学乃至基因学等各个层面对子宫内膜容受性做了大量研究，某些研究成果已应用于临床实践，并取得了一定的成果。随着人们对子宫内膜容受性的研究深入，必将揭示内膜容受性的决定因素之谜。

（李　蓉）

参考文献

1. Cheon YP, Li Q, Xu X, et al. A genomic approach to identify novel progesterone receptor regulated pathways in the uterus during implantation. Mol Endocrinol，2002，16：2853-2871.

2. Borthwick JM, Charnock-Jones DS, Tom BD, et al. Determination of the transcript profile of human endometrium. Mol hum reprod，2003，9：19-33.

3. Lessey BA. Endometrial integrins and the establishment of uterine receptivity. Hum Reprod，1998，13：247-258.

4. Tseng LH, Chen I, Chen MY, et al. Genome-based expression profiling as a single standardized microarray platform for the diagnosis of endometrial disorder：an array of 126-gene model. Fertil Steril，2009，online.

5. Lee J, Oh J, Choi E, et al. Differentially expressed genes implicated in unexplained recurrent spontaneous abortion. Int J Biochem Cell Biol，2007，39：2265-2277.

6. Liu Y, Lee KF, H. Y. Ng E, et al. Gene expression profiling of human peri-implantation endometria between natural and stimulated cycles. Fertil Steril，2009，online.

7. Díaz-Gimeno P, Horcajadas JA, Martínez-Conejero JA, Esteban FJ, Alamá P, Pellicer A, Simón C. A genomic diagnostic tool for human endometrial receptivity based on the transcriptomic signature. Fertil Steril，2011，95（1）：50-60，60. e1-15.

8. Díaz-Gimeno P, Ruiz-Alonso M, Blesa D, Bosch N, Martínez-Conejero JA, Alamá P, Garrido N, Pellicer A, Simón C. The accuracy and reproducibility of the endometrial receptivity array is superior to histology as a diagnostic method for endometrial receptivity. Fertil Steril，2012，99（2）：508-517.

9. Ruiz-Alonso M, Blesa D, Díaz-Gimeno P, Gómez E, Fernández-Sánchez M, Carranza F, Carrera J, Vilella F, Pellicer A, Simón C. The endometrial receptivity array for diagnosis and personalized embryo transfer as a treatment for patients with repeated implantation failure. Fertil Steril，2013，100（3）：818-824.

10. Ryder TA, Mac Kenzie ML, Lewinsohn R, et al. Amineoxidase histochemistry of the human uterus during the menstrual cycle. Histochem，1980，67：199-204.

11. Henriquez S, Tapia A, Quezada M, et al. Decient expression of monoamineoxidase A in the endometrium is associated with implantation failure in women participatin gas recipients inoocytedonation. Mol Hum

Reprod, 2006, 12: 749-754.

第二节　黄体酮类药物对子宫内膜容受性的影响

在辅助生育过程中，取卵后应用黄体支持治疗，主要作用是补充颗粒细胞减少、溶黄体作用导致的黄体功能不全；黄体功能不足不仅导致胚泡植入失败，还可能引起孕早期流产发生。复发性流产的患者虽然孕前性激素及黄体功能检查无异常表现，但孕后往往出现黄体功能不全，因此对此类患者进行黄体支持可补充内源性黄体分泌不足导致的异常，有助于妊娠的维持。黄体酮是由卵巢黄体分泌的一种天然孕激素，是黄体支持最常用的药物，主要与孕激素受体结合发挥药理作用。黄体支持治疗可以改变子宫内膜形态学指标，使子宫腺体更好向分泌期转化，增加子宫内膜基底层血管化，稳定子宫内膜；同时促进子宫内膜黏附分子等表达，使得内膜更有利于着床；另外其免疫作用可以抑制内膜对胚胎的排斥反应，进一步增加子宫内膜容受性[1-3]。

胞饮突的生长依赖孕激素，血清孕激素（P）水平增加，导致孕激素受体 β 下调，这在胞饮突的发育过程中起重要作用。在药物诱发排卵或雌、孕激素行人工周期治疗时，虽然胞饮突数量和寿命与自然周期相同，但激素治疗可使其出现提前或延迟，如胞饮突常出现于自然周期的第 20～21 天，而在促排卵周期则为第 19～20 天（如氯米芬、促性腺激素加 hCG 周期，胞饮突常出现于周期的第 20 天）。在 85% 的促排卵周期，胞饮突的退化较自然周期提前 1～2 天，子宫内膜的组织学表现和雌、孕激素受体的表达也相应提前；当用雌孕激素行人工周期时，胞饮突的形成推迟，约在月经周期的第 22 天。有学者对 IVF 治疗的妇女行子宫内膜活检，并以 7 名月经周期正常者作对照，发现促排卵组胞饮突出现时间分别为：第 18 天（n＝2），第 19 天（n＝7），第 20 天（n＝4），第 21 天（n＝3），第 22 天（n＝1）；对照组则分别为：第 20 天（n＝2），第 21 天（n＝2），第 22 天（n＝3），推测人类胚胎的着床期是短暂且不连续的。在激素替代治疗（HRT）后，胞饮突延迟 1～2 天出现，约在第 22 天。血清 P 水平过早上升，导致子宫内膜胞饮突提前出现，子宫内膜植入窗提前关闭，从而影响胚胎与子宫内膜的同步性。同时，几乎所有的细胞因子、黏附分子等都受到雌、孕激素及其受体的调节。黏蛋白基因 1 的表达受雌二醇和孕酮的调控，雌二醇抑制其表达，孕酮促进其表达；雌二醇和孕酮还是调节表皮生长因子基因表达的主要因子。将正常妇女促排卵周期和自然周期的黄体中期子宫内膜整合素 α4β1 的表达进行比较，发现促排卵周期子宫内膜 α4β1 表达减弱，这可能是促排卵治疗后排卵率高，妊娠率低的原因之一。整合素并非独立作用影响胚胎黏附，它与其他细胞因子可以发生相互作用。在进行 IVF 治疗中，骨桥蛋白介导细胞间黏附，在女性的种植窗期表达降低，而整合素 αvβ3 表达无改变，说明骨桥蛋白对子宫内膜容受性的影响可能发生在整合素之前。不孕妇女黄体中期子宫内膜 LIF mRNA 测定明显少于对照组（正常妇女），表明母体 LIF 表达是胚泡着床的前提。VEGF 的表达调控与卵巢分泌的雌激素（estrogen）和孕酮密切相关。孕酮能够调节人子宫蜕膜细胞中 VEGF189 的表达，而且雌激素和孕酮共同作用可使处于着床窗口期的人子宫内膜中 VEGF 及其受体的表达水平显著升高。用促性腺激素处理后，可使 VEGF120 表达减弱，同时胚胎发育和着床也表现出异常，表明 VEGF 的表达还受其他激素调节。雌、孕激素均可促进间质细胞 HB-EGF 表达，并与其他因子互相作用，互相制约，共同参与胚泡着床和胚胎发育过程。HB-EGF 可诱导人子宫内膜基质细胞中白介素-11（IL-11）的分泌，而 IL-11 参与人子宫基质细胞蜕膜化过程。可溶的和跨膜的 HB-EGF 在人类子宫内膜基质细胞中诱导 DNA 合成，肿瘤坏死因子-a（TNF-a）对其有协同作用[4,5]。

（李 蓉）

参考文献

1. Sardana D, Upadhyay A J, Deepika K, et al. Correlation of subendometrial-endometrial blood flow assessment by two-dimensional power Doppler with pregnancy outcome in frozen-thawed embryo transfer cycles. J Hum Reprod Sci, 2014, 7（2）：130-135.

2. Nakamura H, Hosono T, Minato K, et al. Importance of optimal local uterine blood flow for implantation. J Obstet Gynaecol Res, 2014, 40（6）：1668-1673.

3. Kushniruk N, Fait T. The most valuable predictorsof endometrial receptivity. Ceska Gynekol, 2014, 79（4）：269-275.

4. Liu N, Zhou C, Chen Y, et al. The involvement of osteopontin and β3 integrin in implantation and endometrial receptivity in an early mouse pregnancy model. European Journal of Obstetrics & Gynecology and Reproductive Biology, 2013, 170（1）：171-176.

5. Qi Q R, Xie Q Z, Liu X L, et al. Osteopontin is expressed in the mouse uterus during early pregnancy and promotes mouse blastocyst attachment and invasion in vitro. PLoS One, 2014, 9（8）：e104955.

第三节　绒促性素对子宫内膜容受性的影响

绒促性素是胎盘滋养层细胞分泌的一种促性腺激素。与促黄体生成素（LH）相似，而促卵泡成熟素（FSH）样作用甚微。能促使卵泡成熟及排卵，并使排卵后卵泡变为黄体，促使其分泌孕激素，因此绒促性素对子宫内膜容受性的主要影响同黄体酮类药物（详见本章第二节）。

（李 蓉）

第四节　雌　激　素

子宫内膜是雌激素和孕激素直接作用的靶器官，雌激素和孕激素是胚泡植入过程中起主导作用的激素，卵泡期一定量的雌激素可以刺激内膜上皮分泌血管上皮因子，促进内膜中腺体和毛细血管生成，改善内膜血供，增强种植窗期内膜容受性。雌激素受体（estrogen receptor，ER）和孕激素受体（progesterone receptor，PR）分别与雌激素和孕激素结合对子宫内膜发挥生理作用，二者通过彼此协调实现对子宫内膜的控制，促进子宫内膜和胚泡发育的同步化。正常月经周期中，排卵后由于 LH 的作用，黄体分泌大量雌激素和孕激素，雌激素可以上调 PR，增加子宫内膜上 L-选择性蛋白的表达；正常子宫内膜腺体细胞中 ER 在排卵前变化不大，但在分泌早期稍少，在胚胎的围着床期开始增加；相比之下 PR 在排卵前明显增加，但在排卵后显著减少，直到黄体中期出现高表达。尽管如此，黄体期合适的雌激素和孕激素比值目前尚不清楚，雌激素对于子宫内膜容受性的影响目前仍然存在争议，因此对于 ART 助孕之后体内雌激素水平正常或仍然处于高雌激素状态时是否需要在黄体期添加雌激素也存在争议。

在多数由体外受精-胚胎移植技术（IVF-ET）衍生而来的动物实验和人类子宫内膜的研究中认为，由于在 IVF 过程中的超促排卵，促使多个卵泡发育，从而不可避免的导致体内高雌激素环境。高雌激素可以阻碍子宫内膜中腺体成熟，但却促进内膜的基质细胞形态学发展，这种腺体-基质不同步可以导致子宫内膜在分泌期转化出现异常，影响在胚胎着床期的内膜情况。这种影响可能通过某些信号传导分子（如缺陷型 Dickkopf1 分子），影响围着床期子宫对胚胎的正常识别和黏附；也可能由于高雌激素状态下改变了黄体期甾体激素受体（特别是孕激素受体）的表达，从而影响胚胎着床。超生理剂量的雌激素（10^{-5} M E_2/10^{-8} M E_2）作用于体外培养的内膜腺体细胞（endometrial glandular cell，EGC），48 小时后可以使 EGC 中凋亡信号通路 IκB-α 因子的表达上调，减少 NF-κB 向细胞核内的转移，从而抑制 Bcl-2 的表达，明显诱导 EGC 的凋亡，因此影响了子宫内膜对胚胎的容受性。体内高雌激素通过重建黄体细胞中前列腺素 F2α 受体介导溶解黄体作用，影响孕激素合成[1,2]。

在临床工作的系统评价中也认为在黄体支持中添加雌激素并不改善 ART 最终的妊娠结局。对于认为黄体期添加雌激素有利于胚胎种植的学者也汇集了临床和实验室的证据。2015 年的一项系统评价的结果显示，黄体期采用 P+E 进行黄体支持，虽然实验室各项数据（包括获卵率、种植率）和继续妊娠率、流产率没有明显增高，但是临床妊娠率明显高于单独使用 P 的患者，推测可能是黄体期添加雌激素可以部分或全部弥补由于颗粒细胞丢失引起的雌激素分泌减少。在 OHSS 的动物模型研究中也发现，小鼠 OHSS 状态下的高雌激素由于对子宫内膜种植窗期胞饮突发育时间延迟拉长（已知内膜胞饮突的出现时限与种植窗的开放与关闭时间完全吻合），内膜腺体细胞中 ER、PR 的表达，内膜黏附因子整合素 avβ3、内膜中 Wnt 信号传导系统、同源框基因 HOXA10 的表达，都好过常规刺激组，并与自然周期的子宫内膜有相似的表现，因此对子宫内膜容受性具有正向调节作用[3-7]。

（马黔红）

参考文献

1. Chen S, Chou C, Chen M, et al. Apoptotic effects of High estradiol concentrations on endometrial glandular cells. J Clin Endocrinol Metab, 2014, 99 (6): E971-980.

2. Kim, SO, Markosyan N, Pepe GJ, et al. Estrogen promotes luteolysis by redistribting prostaglandin F2α receptors within primate luteal phase. Reproduction, 2015, 149 (5): 453-464.

3. Ven der Linden M, Buckingham K, Farquhar C, et al. Luteal Phase support for assisted reporduction cycles. Cochrane Database Syst Rev, 2011, 5 (10): CD009154.

4. Yanushpolsky EH. Luteal phase support in in vitro fertiliztion. Semin Reprod Med, 2015, 33 (2): 118-127.

5. Zhang XM, Lv F, Wang P, et al. Estrogen supplementation to progesterone as luteal phase support in patients undergoing in vitro fertilization. Medicine, 2015, 94 (8): e459.

6. Tang S, Xu C. Alreration of endometrial receptivity in rats with ovarian hyperstimulation syndrome. J Obset Gynecol, 2014, 34 (2): 146-152.

7. Itoh H, Kishore AH, Lindqvist A, et al. Transforming growth factor β1 (TGFβ1) and progesterone regu-

late matrix metalloproteinases（MMP）in human endometrial stromal cells. J Clin Endocrinol Metab, 2012, 97（6）：E888 – E897.

第五节　促性腺激素释放激素类似物（GnRHa）

促性腺激素释放激素（GnRH）受体主要分布在垂体，是下丘脑-垂体-性腺轴的重要信息分子，由下丘脑神经内分泌细胞以脉冲式分泌，通过与腺垂体促性腺细胞表面的特异性高亲和力受体结合，参与调节青春启动，维持正常生殖系统功能。对动物个体的性腺发育和最后的配子成熟起着至关重要的作用。

20 世纪 70 年代末相继在下丘脑-垂体-卵巢轴之外的组织，如子宫内膜，卵巢，输卵管，睾丸和胎盘等发现有下丘脑外 GnRH 及其受体的表达或共表达，并具有与下丘脑分泌的 GnRH 同样的免疫、生物和化学活性。同时在卵丘复合体和胚胎发育的不同阶段都发现其受体的表达，提示其在生殖调控中除能刺激垂体分泌 FSH、LH 外，还可直接和生殖器官发生作用，能以旁分泌，自分泌，神经分泌等多种方式调节蛋白类，多肽类激素的分泌及类固醇激素的产生，调节这些细胞和器官的功能活动。GnRHa 是将 GnRH 第 6 和 10 位上氨基酸结构进行替换，产生的新的稳定肽链结构，与受体结合能力增加 100～200 倍。

在 IVF 的 COH 过程中，黄体中期 GnRHa 的持续给予可以消耗垂体的 GnRH 受体数量，抑制促性腺激素释放，达到垂体脱敏作用。早期研究认为 GnRHa 有溶解黄体的作用，作用类似避孕药，但 1993 年首次报道在 15 例进行 GnRHa 黄体中期降调节患者意外妊娠，扩大观察范围，发现使用 GnRHa 后，其妊娠率并未受到影响，相反胚胎种植率更高。2011 年的一项系统评价中比较了 IVF/ICSI 过程中 GnRHa 作为黄体支持药物的效价，无论是在多胎妊娠率还是抱婴率上，黄体酮 + GnRHa 作为黄体支持的结局都好于单用黄体酮。随后的众多关于 GnRHa 作为黄体支持药物的研究中，对于结论目前尚有争议[1]。

GnRHa 作为黄体支持的作用机理目前尚不清楚，主要的作用归结于以下几个方面：刺激垂体分泌 LH，刺激黄体分泌雌激素和孕激素，发挥黄体支持作用；动物研究中发现围着床期的鼠胚中存在 GnRH 受体 mRNA 表达，体外给予一定浓度的 GnRHa 进行共培养，可促进胚胎发育；人类胚胎和子宫内膜基质都存在有 GnRH 受体 mRNA 的表达，在黄体中期给予 GnRHa，可以促进早期胚胎分泌 hCG，从而有利于胚胎种植。

因此，GnRHa 对于子宫内膜容受性的影响分为直接和间接的影响。一方面，通过刺激垂体分泌 LH。由于在取卵后 6 日可能内源性黄体水平最低的时候，此时给予 GnRHa，可以促进 LH 的释放，LH 的释放可以增加子宫内膜细胞血管生长因子的表达，还能促进与胚胎种植相关的细胞因子，如 TIMP 家族部分成员在围着床期子宫内膜的表达；大量释放的 LH 还可以刺激黄体分泌雌激素和孕激素，通过雌激素和孕激素对子宫内膜产生影响；另一方面，在胚胎和子宫内膜基质细胞中可以同时表达 GnRH 受体 mRNA，在黄体中期给予 GnRHa，可以促进胚胎着床后分泌 hCG；进行促排卵之后的小鼠内膜中整合素 β3 和白血病抑制因子（LIF）表达受抑制，在黄体支持中给予 GnRHa，可以明显恢复内膜中整合素 β3 和 LIF 的表达，从而提高内膜容受性。但是，对于黄体期使用 GnRHa 剂量和子宫内膜容受性之间关系，尚未见报道[2]。

（马黔红）

参考文献

1. Tesarik J，Hazout A，Mendoza C. Enhancement of embryo developmental potential by a single administration of GnRH agonist at the time of implantation. Hum Reprod，2004，19.

2. Ruan H，Zhu X，Luo Q，et al. Ovarian stimulation with GnRH agonist，but not GnRH antagonist，partially restores the expression of endometrial integrin b3 and leukaemia-inhibitory factor and improves uterine receptivity in mice. Hum Reprod，2006，21（10）：2521-2529.

第六章

孕激素补充在流产中的应用

第一节 流产的概述

一、定　义

流产（miscarriage）是在描述早期妊娠并发症中应用非常广泛的名词。2005 年欧洲人类生殖和胚胎学会（The European Society of Human Reproduction and Embryology, ESHRE)[1]做出了详细的定义。

生化妊娠（biochemical loss）：是指血清人绒毛膜促性腺激素（β-human chorionic gonadotropin，β-hCG）大于正常值，但 B 超检查宫腔内、外均未见到孕囊而妊娠终止。

临床流产（clinical miscarriage）：有超声或组织学证据的宫内妊娠流产。其中按照流产时的孕周又分为"早期流产（early clinical pregnancy losses)"——妊娠 12 周之前的流产和"晚期流产（late clinical pregnancy losses)"——妊娠 12～21 周的流产，有些定义为 24 或 28 周之前的流产。

先兆流产（threatened abortion）：是指妊娠 20 周以前，出现少量阴道流血和（或）下腹痛或腰背痛，宫颈口未开，胎膜未破，妊娠物未排出，子宫大小与停经周数相符。第 8 版的妇产科学中，仍然把先兆流产定义为妊娠 28 周之前出现的阴道流血以及腹痛不适。

早期先兆流产（early threatened abortion）：先兆流产发生在妊娠 12 周前者，称为早期先兆流产，大约 20%～25% 的妇女会在妊娠早期或中期出现阴道流血等先兆流产的症状，在妊娠 10 周之前其中大约有 50% 会发展为流产。

晚期先兆流产（late threatened abortion）：在我国，妊娠在 13～27 周发生的先兆流产称为晚期先兆流产。

难免流产（inevitable abortion）：指流产不可避免。在先兆流产的基础上，引导流血增多，腹痛加剧或伴有胎膜破裂，阴道流液，妇科检查宫颈口已经扩张，妊娠物堵塞于宫颈口内，为难免流产。

复发性流产（recurrent miscarriage，RM）：连续 3 次及三次以上的流产，目前认为流产的周数在 20 或 22 周，尚未达成共识，大多数专家认为连续 2 次的自然流产即应该予以相关复发性流产的评估[2,3]。

二、发 生 率

在自然受孕周期，大约60%发生在临床可以确认妊娠之前，即所谓的"临床前流产"，其中30%发生在着床前，30%发生在着床后。大约10%的流产为"临床流产"。大部分在着床前或下次月经前流产，难以察觉[4]。连续2次及2次以上临床流产的发生率约为10%～15%[3]。如果把临床前的流产也包含在内，发生率大约为57%，其中1%～2%的妇女会发生复发性流产。

流产的发生率和妊娠妇女的年龄及流产次数有关，随着妊娠女性年龄的增加流产的发生率增加，20～24岁的女性发生临床自然流产的几率只有10%，但当妇女年龄上升到40～44岁，发生临床自然流产的几率流产增加到51%[5]。

发生自然流产后再次流产的几率随着流产次数的增多而增加。

第1次妊娠时，自然流产发生率约为10%～13%[4]；有1次自然流产史者妇女再次妊娠时，发生第二次自然流产的几率约为13%～17%，有2次自然流产史的妇女，再次自然流产的几率为只有一次自然流产史妇女的3倍，发生率可高达38%，有3次及3次以上自然流产史的妇女者，如得不到适当治疗，多数会再次妊娠流产[6]。因此，许多学者都同意这样的观点，反复自然流产给妇女身心造成的伤害甚至高于不孕症，对家庭稳定的冲击力更大，是临床亟待解决的难题。

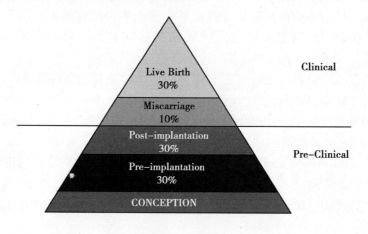

图6-1-1 流产

三、流产发生的原因

妊娠早期的阴道出血原因，包括流产，异位妊娠，绒毛膜下出血，滋养叶细胞疾病，宫颈病变以及其他相对少见的病理情况。当然，异位妊娠是常见的妇产科急诊情况，需要仔细的检查评估予以排除。而流产则需要评估胎儿的是否存活和继续妊娠的希望，来决定下一步的处理。宫颈和阴道病变引起的出血也是较为常见的，尤其是在那些有着性传播疾病高危因素的妇女。如阴道炎症、宫颈息肉和一些恶性的生殖道疾病也会引起阴道出血。因此，对于一个早孕期的阴道出血的患者，需要进行综合的检查，来判定出血是否是由流产造成的。

1. 染色体异常　早期流产中，有 50% ~ 60% 是由于胎儿的染色体异常导致，而且流产发生越早流产儿染色体异常频率就越高，且多为非整倍体。3% ~ 6% 的复发性流产夫妇有染色体异常。从遗传学的角度来说自然流产是人类优胜劣汰。夫妻染色体最常见的异位是染色体相互易位和罗伯逊易位，相互易位指 2 条染色体发生断裂后，交换无着丝粒片段。罗伯逊易位是指 2 条近端着丝粒染色体在着丝粒或其附近断裂后融合成为 1 条染色体，其可分为非同源染色体易位和同源染色体易位。染色体易位若仅有位置改变，而无可见的染色体片段增减，称为平衡易位。因平衡易位携带者表型正常，因遗传物质并未发生缺失，但其生殖细胞在减数分裂过程中由于同源染色体的特殊配对及分离，形成正常配子和带有相互易位染色体的配子，会导致配子染色体部分重复或缺失，进而可造成早期流产、宫内死胎或生育染色体异常后代[8]。

2. 感染　一些常见的病原体有支原体、衣原体、弓形虫、淋球菌、单纯疱疹病毒、风疹病毒、巨细胞病毒等。这些病原体广泛存在于人群中，大部分为亚临床感染或潜伏感染，女性生殖道中可能存在一种或多种感染，可能会导致晚期或复发性流产

3. 内分泌异常　如黄体功能不足等。妊娠 8 ~ 12 周，随着胎盘形成，孕酮由妊娠黄体逐渐转化为胎盘分泌。黄体期孕酮是受精卵着床和早期妊娠发育的必要条件。子宫内膜在排卵期后转为分泌期，胚胎在子宫内膜种植窗开放时种植，孕酮的作用可以使种植窗持续时间更长。黄体功能不足，会妨碍孕卵着床和胚胎发育从而导致流产。在复发性流产患者中，黄体功能不全发生率约为 23% ~ 60%。此外甲状腺功能低下、未控制的糖尿病等；也常导致流产的发生。

4. 免疫功能异常　胚胎及胎儿属于同种异体移植物，母体对胚胎及胎儿的免疫耐受是胎儿生存的基础，如发生免疫排斥则导致流产；复发性流产中 50% ~ 60% 与免疫紊乱有关，包括同种免疫及自身免疫[5]，其中一种自身免疫疾病，这部分患者体内可以检出自身抗体，自身抗体阳性率为 18.4%，抗磷脂抗体 [主要是狼疮抗凝因子（LAC）和抗心磷脂抗体多见（ACL），为 13.5%，抗核抗体为 6.9%]，对此类型患者采用免疫抑制疗法可使妊娠成功率达 92%。同种免疫病型又称原因不明型，主要是由于胎儿的一半基因来自父系，如孕妇对胚胎半同种抗原识别低下和反应性低下，孕期无法产生适当的封闭抗体和保护性抗体，则可使胚胎遭受排斥、流产。

5. 子宫因素　子宫解剖因素异常在所有的育龄期女性中占 5%，在复发性流产患者当中能占到 15%[9]。子宫解剖因素包括：

（1）子宫先天发育异常的疾病，包括单角子宫，双角子宫、纵隔子宫、双子宫等。

（2）宫腔粘连，包括各种原因导致的子宫内膜和肌层损伤，引起子宫肌壁的互相粘连。

（3）宫颈机能不全，宫颈内口肌纤维及纤维组织断裂，形成组织学缺陷，使子宫峡部失去部括约功能，宫颈内口呈病理性松弛及病理性扩张。

（4）子宫肌瘤等，肌瘤使宫腔变形、刺激子宫肌肉的收缩，引起流产；子宫肌壁间肌瘤影响子宫内膜基底层的血液供应，干扰孕卵着床黏附而导致不孕及反复流产。因此在对复发性流产患者的评估中，子宫的评估是非常重要的。

6. 环境暴露与散发流产有关　酒精可卡因、咖啡等。已经证实这些因素可增加流产风险。肥胖是流产一项重要的危险因素。尽管暴露在吸烟的环境下并未明确与复发性流产的相关关系，但其的确不利于滋养层细胞的功能，增加散发流产和其他产科并发症

的风险。而且在复发性流产患者中存在更高的复发风险。

7. 精神紧张等　文献报道，紧张会引起流产的小鼠，孕酮水平明显降低，同时伴随孕激素诱导封闭因子（progesterone-induced blocking factor PIBF）的降低。降低母体对胎儿的容受性，增加流产的发生。

此外如合并严重内外科疾、某些重要因子的缺乏、创伤等都会导致流产的发生。

四、孕激素补充在流产中的应用

孕激素预防流产的机制　早期妊娠，孕酮由妊娠黄体产生，妊娠8～12周，随着胎盘形成，孕酮由妊娠黄体逐渐转化为胎盘分泌，黄体酮主要从以下几个方面来治疗晚期流产，减少流产率。

（1）降低子宫平滑肌的兴奋性及子宫对缩宫素的敏感性，保持子宫肌层静止，减少子宫收缩；使子宫颈口闭合，使胚胎及胎儿在子宫腔内安全生长；

（2）妊娠后通过促进母-胎界面 CD56 + 淋巴细胞分泌孕酮诱导封闭因子（PIBF），促进母-胎界面的免疫耐受，防止胚胎排斥以及流产的发生。PIBF 对胚胎有保护性免疫调节作用。

（刘欣燕　罗岚蓉　王晓晔）

● 参考文献 ●

1. Farquharson RG, Jauniaux E, Exalto N. Updated and revised nomenclature for description of early pregnancy events. Hum Reprod, 2005, 20：3008-3011.

2. Jauniaux E, Farquharson RG, Christiansen OB, Exalto N. Evidence-based guidelines for the investigation and medical treatment of recurrent miscarriage. Hum Reprod, 2006, 21：2216-2222.

3. Goddijn M, Leschot NJ. Genetic aspects of miscarriage. Baillieres Best Pract Res Clin Obstet Gynaecol, 2000, 14 (5)：855-865.

4. Larsen, EC, Christiansen OB, Kolte AM, et al. New insights into mechanisms behind miscarriage. BMC Med, 2013, 11, 154.

5. Nybo Andersen AM, Wohlfahrt J, Christens P, et al. Maternal age and fetal loss：population based register linkage study. BMJ320, 2000, 7251：1708-1712.

6. 张建平，林其德，李大金，等. 复发性流产的诊断与治疗. 现代妇产科进展，2006，15（7）：481-492.

7. Branch DW, Gibson M, Silver RM. Clinical practice. Recurrent miscarriage. N Engl J Med, 2010, 363 (18)：1740-1747.

8. 熊芳，肖潇，王俨. 复发性流产夫妇的染色体异常分析. 山东医药，2009，49（45）：84-85.

9. Chan YY, Jayaprakasan K, Zamora J, et al. The prevalence of congenital uterine anomalies in unselected and high-risk populations：a systematic review. Hum Reprod Update, 2011, 17 (6)：761-771.

第二节　孕激素补充在早期先兆流产中的应用

一、早期先兆流产的概述

早期先兆流产是指妊娠 12 周以前，出现少量阴道流血和（或）下腹痛或腰背痛，妇科检查宫颈口未开，胎膜未破，妊娠物未排出，子宫大小与停经周数相符。如果阴道出血增多，腹痛加剧，可发展为"早期难免流产"。大约20%～25%的妇女会在妊娠早期或中期出现阴道流血这样先兆流产的症状，在妊娠10周之前其中大约有50%会发展成为流产。妊娠超过10周以后，流产率明显下降。在妊娠70～76天，降至7.4%；到妊娠91～97天，就只有1.3%[1]。

自然流产的发生率为15%～40%，其中早期流产占80%以上。在已经确诊的宫内妊娠中，自然流产的发生率为15%～20%，但是这个发生率随着母亲年龄的增加而增加，在35岁以后升高明显，在40岁达到26%左右，而在45岁则高达33%[2]。

二、适应证及禁忌证

1. 适应证　对于孕早期的自然流产，由于超过50%的流产都是胎儿的染色体异常所致，而且流产发生越早流产儿染色体异常频率就越高，从遗传学的角度来说自然流产是人类优胜劣汰的重要途径之一，因此对于早期的先兆流产，并不建议过分强调保胎。

引起先兆流产的原因较多，除了染色体异常，全身性疾病、内分泌异常、免疫功能异常等都是先兆流产的原因，其中黄体功能异常是主要的内分泌因素。黄体分泌的孕激素，对于妊娠的建立和维持都是至关重要的，不论是它的内分泌还是免疫的作用。黄体功能不足引起孕激素水平降低一方面导致妊娠蜕膜反应不良，影响胚胎发育，另一方面使子宫平滑肌易激惹，导致流产。但是，妊娠黄体的分泌功能一方面依赖排卵后黄体的形成和正常的分泌，一方面在妊娠确立后依赖绒毛滋养叶细胞分泌的hCG的刺激作用。因此，妊娠后孕酮水平的高低一方面反映妊娠黄体的分泌功能，一方面反映胚胎的生长状况。早孕期低孕酮水平可能反映的是胚胎不正常着床状态，比如着床位置的异常如异位妊娠，比如着床后胚胎发育异常是否存活等。

另一方面，依靠孕酮水平检测的高低来诊断黄体功能不足也是有缺陷的。因为，孕酮是脉冲式分泌，它反映了LH的脉冲。在中、晚黄体期孕酮分泌的脉冲幅度很大，在90分钟内孕酮水平上下波动可达8倍，这个波动几乎涵盖了整个黄体期正常孕酮水平的范围。而对于其他诊断黄体功能不全的方法，如基础体温的测定，内膜活检，显然都不适合妊娠期的状态。同时，子宫内膜的孕激素受体的分布情况，对孕激素的反应性不同，也决定了不同个体维持正常妊娠所需要的孕激素的不同。既然缺乏对黄体功能不足有效的诊断方法，也就难以评估其与自然妊娠结局的关系。目前能够支持黄体功能不全对妊娠影响的证据就是在ART的治疗过程中，应用黄体支持可以提高妊娠的机会和活产率。

目前，早期先兆流产应用孕激素治疗的价值是有争议的，也没有证据证明常规补充孕酮能够预防流产，Haas DM 2013年的Meta分析指出，没有证据支持常规补充孕激素能够降低流产率，在孕激素补充组，安慰剂组以及无治疗组，流产的风险没有显著性差异，其OR=0.99，95%CI=0.78-1.24[3]。该研究同时也指出，可供评价的研究存在研究方法学的缺陷。

但是对于以往有黄体功能不足的早期先兆流产妇女，补充孕激素是有必要的，对于有重复流产病史的妇女，似乎也是有益处的，可以降低流产率，而且没有证据证明对母亲抑或胎儿有明显的不良反应。Wahabi HA 2011年有Meta分析黄体酮用于先兆流产的治疗，认为孕激素可以降低流产的发生率（RR = 0.53，95% CI = 0.35-0.79），可减少47%的先兆流产发展为流产，但是该研究结论中也指出，由于可选择用于分析的临床研究较少，涉及的研究对象有限，研究的方法学缺陷，影响其 Meta 分析的权威性[4]。

有研究表明，情绪紧张会造成小鼠流产，流产的小鼠在孕酮水平明显降低的同时，伴随着孕激素诱导封闭因子（progesterone-induced blocking factor PIBF）浓度的降低；由此可见，紧张会降低孕酮的水平，补充孕酮后，虽然血清孕酮水平未能升高，但却提高了血清 PIBF 的浓度，说明补充的孕酮通过结合孕激素受体来刺激 PIBF 的产生，从而增加了母体对胎儿的容受性，减少了流产的几率[5]。因此，对于先兆流产的患者，向孕妇充分解释流产的相关病因并交代相关风险的的基础上，应该建议其避免紧张情绪，同时予以心理治疗。

2. 禁忌证

（1）可疑异位妊娠：如早期超声检查妊娠位置异常，提示宫颈妊娠，剖宫产瘢痕妊娠，或高度可疑宫外孕。尤其是有异位妊娠病史的患者。

（2）可疑宫内妊娠发育异常：通过辅助检查，可疑宫内妊娠发育不良或停止发育。即便患者有强烈的保胎意愿，或仅凭单次检查不能确定时，也是在严密监测下短期进行保胎治疗。

（3）可疑妊娠滋养叶细胞疾病。

（4）不适合继续妊娠的情况：如夫妻双方的染色体异常，生育染色体异常的胎儿风险极大的情况下，不适合进行保胎治疗。或妇女合并有严重的内外科合并症，经谨慎评估，如继续妊娠有危及孕产妇生命的风险，不适合继续妊娠的不应进行保胎治疗。

（5）黄体酮使用的禁忌证：参见第二章第二节黄体支持和孕激素补充的禁忌证。

三、药物选择及常用方案

孕激素类药物分为天然孕激素和合成孕激素。合成孕激素多为孕酮或睾酮衍生物，如炔诺酮、甲羟孕酮、炔诺孕酮、甲地孕酮、氯地孕酮等，在体内不易代谢，虽然生物利用度较天然黄体酮显著提高，但合成孕激素具有溶黄体、雄激素样作用，存在头痛、情绪改变、胎儿男性化、致畸等副作用，可能增加子代出生缺陷风险。临床上常用于人工周期和逆转子宫内膜增生，不作为妊娠黄体支持的常用药物。

黄体酮可从植物甾醇如薯蓣皂苷配基经化学反应合成。20 世纪 30 年代黄体酮人工合成出售，其与内源性黄体酮化学结构完全相同，统称天然黄体酮。目前用于治疗孕早期先兆流产的孕激素，根据使用途径不同分为肌内注射的黄体酮针剂/口服黄体酮制剂和阴道用黄体酮制剂。在 2013 年 Haas DM 发表的 Meta 分析文章中，孕激素不论肌内注射、口服或阴道用药与安慰剂和不用药相比，在预防流产方面的效果都没有统计学上的差异[3]。因此，对于孕激素制剂以及给药途径的选择，要根据患者依从性、对药物的反应及副作用等方面综合考虑。

先兆流产的治疗目前没有统一的临床方案，应用黄体酮治疗的用法、用量以及持续时间尚无统一的标准。同时，治疗过程中需要针对患者症状的变化，不良反应的发生，以及监测胚胎的发育情况进行调整。

1. 肌内注射　用黄体酮为天然黄体酮制剂，尚未发现有致畸作用，是先兆流产孕激素治疗的传统用药。肌注黄体酮为油剂，注射后吸收迅速，无肝脏首过效应，血中孕酮浓度迅速升高，血药浓度 6 ~ 8 小时达峰值，持续 48 小时，72 小时后消失。

（1）常用方案：

1）黄体酮针剂 10 ~ 20mg 肌内注射，每日 1 次。

2）黄体酮针剂的剂量也可以开始每天 10mg，随后每天 20mg 至妊娠 3 个月止。先兆流产的症状如阴道流血等减少或停止后，逐渐减少黄体酮用量。

（2）副反应：虽然黄体酮针剂肌内注射吸收比较快，但因为是油剂，注射部位有可能出现疼痛、红肿、硬结甚至蜂窝织炎等不良反应，不仅影响药物的吸收，还给患者带来不便和痛苦，导致依从性较差。

2. 口服黄体酮　有微粒化黄体酮胶囊和地屈孕酮片剂。口服黄体酮用药方便，容易被患者接受，都有肝脏首过效应。

（1）微粒化黄体酮胶囊：微粒化黄体酮胶囊是天然孕激素的胶囊制剂，将黄体酮原料超微粉化后，颗粒径小于 10μm，制成胶囊后，大大增加黄体酮颗粒与消化道的接触面积，提高其在消化道的吸收率。微粒化黄体酮胶囊口服后 1 ~ 3 小时达血药浓度峰值，半衰期 16 ~ 18 小时。

文献报道使用微粒化黄体酮胶囊 200mg，24 小时后血清孕酮浓度平均增长 22.26 ~ 34.98nmol/L。孕酮水平的变化不仅与口服黄体酮的剂量有关，而且与患者的体重指数有关，相同的孕激素剂量，体重指数越大，所能达到的浓度越低。在 100 ~ 400mg 剂量范围内，天然孕激素口服后的药代动力学受剂量影响不大[6]。因此可以根据患者血清孕酮水平给予适当剂量的孕激素补充。在先兆流产孕激素治疗中，假设孕酮水平为 60nmol/L，如果想达到 120nmol/L，对于 BMI 为 22kg/m^2 的患者，每天给予 300mg/d 就可以满足需求；而对于 BMI 为 28kg/m^2 的孕妇，则需要每天给予口服微粒化黄体酮胶囊 400mg。

常用方案：200 ~ 300mg，1 ~ 2/ 日，单次剂量不得超过 200mg，在两次进餐之间服用。

副反应：微粒化黄体酮胶囊的有效成分大部分经肝脏分解代谢。其中 5α、5β 代谢产物通过与神经递质 γ 氨基丁酸（GABAa）受体作用增加其活性，从而可能产生明显的头晕、嗜睡等中枢神经系统症状。故临床医师应结合患者的情况选择用药。

（2）地屈孕酮：地屈孕酮并非真正的天然孕激素，它属逆转黄体酮衍生物与天然孕激素的结构反向，使地屈孕酮分子拥有弯曲的立体结构，称为"逆转"结构。该"逆转"结构使它对孕激素受体具有高度选择性，全部作用均由孕酮受体介导，因此有效剂量小，不良反应少，生物利用度高，生物活性为微粒化黄体酮的 10 ~ 20 倍，安全性高。

它与孕酮一样，通过诱导孕酮诱导封闭因子（PIBF）的产生，以维持妊娠的正常进行。临床前药理研究证实地屈孕酮具有单纯孕激素活性，无雌、雄激素活性，也无肾上腺皮质激素作用，不会导致女胎男性化。

常用方案：地屈孕酮 40mg 首次口服，之后每次 10 ~ 30mg，分 1 ~ 3 次给予，可以降低早期自然流产率。国外应用临床保胎已十余年，自 1977 年统计以来全球约有 1000 万孕妇应用成功的范例，未见子代致畸报道。

缺点：口服地屈孕酮后不改变原血清孕酮水平，因此外周血药物浓度检测困难。

3. 阴道黄体酮制剂 在 ART 黄体支持中，黄体酮经阴道途径给药是目前唯一可替代肌内注射黄体酮的制剂。经阴道途径给予黄体酮后，阴道上皮细胞迅速吸收并扩散至宫颈、宫体，并完成从子宫内膜向肌层的扩散，即产生"子宫首过效应"。

黄体酮缓释凝胶是一种全新的微粒化天然黄体酮阴道制剂，将微粒化黄体酮颗粒包裹于交联聚合体（聚卡波非）的水包油乳剂中制成。聚卡波非通过氢键结合在阴道上皮细胞表面，乳胶中黄体酮一部分溶于水相，一部分溶于油相，通过水相扩散入子宫或血液发挥作用，当水相中黄体酮浓度降低时，储存于油相中的黄体酮可进入水相，使油水两相黄体酮浓度继续达到平衡，使黄体酮达到控释释放。通过阴道吸收保证子宫局部有效浓度，亦可减少吸收入血的药物比例，可以降低发生全身不良反应的风险。由于缓释凝胶的持续释放特性，黄体酮的吸收时间延长，吸收半衰期约为 25～50 小时，清除半衰期为 5～20 分钟。

常用方案：黄体酮阴道缓释凝胶（8%，90mg）一支，每天应用一支。具有与肌内注射黄体酮相同的疗效，但不良反应却明显减少，使用方便，避免针剂治疗的痛苦，患者依从性更好。可能由于高水平孕酮的作用，使子宫肌层的活力降低。在黄体功能不全的患者中，由于孕酮水平的降低，不足以抑制子宫肌层的活力而导致不正常的子宫收缩。这种收缩会导致滋养层的剥脱和出血。而后者又会诱发一系列的生化反应产生子宫收缩物质如前列腺素。阴道用的孕酮制剂能够有效地减轻宫缩，改善宫缩引起的疼痛，从而改善妊娠的预后。有研究报道黄体酮阴道缓释凝胶使用 5 天后，可以明显减少子宫收缩，缓解疼痛不适，可以改善先兆流产的预后[7]。

缺点：局部可能出现阴道分泌物增多，阴道瘙痒等不适。阴道栓剂花费较高，有阴道出血时，不合适使用；

四、疗 效 评 估

在先兆流产的保胎治疗过程中，应该结合患者临床症状，根据血 hCG 值、血孕酮水平，超声观察胎儿的生长情况，动态了解胚胎情况，观察胚胎是否存活，判断能否继续妊娠，是否需要继续保胎治疗。如果患者临床症状加重，超声检查提示胚胎发育不良，hCG 持续不升或者下降，考虑流产不可避免，则应及时终止妊娠，不可盲目保胎，以防稽留流产。

1. 人绒毛膜促性腺激素（Serum Human Chorionic Gonadotropin，hCG） 在受精后 6 天开始由滋养叶细胞分泌，在受精后 9～11 天可以母体血清中检出。在妊娠早期的 40 天内增长迅速，每 1.5～2 天就增加一倍，在妊娠 8～10 周达到高峰，大约为 100 000IU/L. 然后开始下降，到妊娠 20 周大约为 10000IU/L，并一直维持到妊娠结束。单一次的血 hCG 的水平并不能用来判断妊娠是否正常，因为正常和异常妊娠的数值常常是重叠的，因此需要动态连续测定来评估滋养叶细胞的功能。一般来说，48 小时 hCG 值增加至少 66%。在妊娠早期，hCG 不能很好的翻倍有可能是异位妊娠，也可能是宫内妊娠发育异常，但也有 15% 的可能发生在正常妊娠。在妊娠早期当超声还不能确定宫内妊娠的时候，血的 hCG 变化在预测妊娠结局方面是有意义的。

2. 孕酮（serum progesterone） 在妊娠早期由于孕酮的脉冲式分泌，孕酮检测水平波动较大，且正常妊娠与异常妊娠的孕酮水平处于重叠的状态，所以不能依靠孕酮的检测水平来启动外源性孕激素的补充治疗，也不能把它作为治疗效果的评判指标。由于妊娠早期，孕酮的水平不仅反映妊娠黄体的分泌功能，也反映胚胎的发育情况。因此孕酮检测水平的降低，不要一味地补充孕酮，而要密切观察胚胎的发育情况。一般来说，如果孕酮值低于 5ng/ml，基本提示异常妊娠，胎儿已经死亡。

3. 超声检查（ultrasound） 在妊娠早期当超声还不能确定宫内妊娠的时候，血的 hCG 变化在预测妊娠结局方面是有意义的，但是到了妊娠 6.5~7 周以后，超声就成了最佳的预测妊娠结局的方法。经阴道的超声检查是发现异常妊娠的非常准确的非侵入性方法。由于宫内妊娠合并宫外妊娠的可能性非常小，因此一般看到宫内的胎囊可以排除宫外妊娠的诊断。但是有时候宫外妊娠的超声检查会有假象，宫内的出血暗区会看起来像一个假胎囊。一般来说胎囊大小超过 10mm，就常常可以看到卵黄囊。在这种情况下，如果没有看到卵黄囊或者其他宫内妊娠的证据，还不能完全排除异位妊娠。当经阴道超声检查看到胎囊直径在 20mm 或以上，经腹部超声检查看到胎囊直径 25mm 以上，就能看到胎芽。如果没有看到胎芽，则考虑为空囊。当经阴道超声检测胎芽头臀长达到或超过 5mm，应能看到胎心搏动，否则考虑为胎死宫内。

4. 雌二醇（estradiol，E_2） 母体的黄体在 hCG 刺激下，持续分泌类固醇激素，包括孕酮、E_2 等，并且分泌量逐渐增多。在妊娠 7 周前，孕酮、E_2 还主要来源于卵巢，其后主要来源于胎盘，此后完全由胎盘合成直至分娩。由于 hCG 的隔天倍数增长，其在相同孕周的浓度离散程度较大。E_2 水平在 hCG 的刺激下，随孕周的增长而增加，与 hCG 的增长相比，相同孕周 E_2 浓度变化差异小。联合 hCG、孕酮、E_2 浓度监测，可全面了解胚胎早期发育情况。早孕期 E_2 水平的快速上升反映了胎儿胎盘单位功能良好并存活。妊娠早期 E_2 水平总在逐步上升，当 $E_2 > 1.5nmol/L$ 时，往往出现一个快速增长期。当 E_2 从 1.5nmol/L 跃升至 3.5nmol/L 以上时，即使有些患者的阴道出血等症状未改善或超声提示宫内有积血暗区，也往往预后良好[8]。

五、停药时机

目前研究报道早孕期先兆流产孕激素的治疗周期长短不一。根据患者的临床表现，在治疗两周后，若阴道流血等症状消失，超声提示胚胎存活且发育正常，可继续妊娠，孕激素治疗可以在症状消失后逐渐停药；也有研究报道，孕激素的补充可能持续应用至妊娠 12 周甚至更长。如果治疗过程中，疗效评估中提及的各项指标检查，有提示流产已经难以避免或胚胎已经停止发育时，则应及时终止妊娠。

治疗过程中，若出现以下症状时，提示流产可能难以避免：

1. 阴道流血等临床症状加重；

2. 超声提示胎心消失；

3. hCG 没有持续升高甚至下降

如果出现上述症状，应与患者充分沟通，可以停止孕激素治疗，及时终止妊娠。

（罗岚蓉）

────────────────● 参考文献 ●────────────────

1. Pandya PP, Snijders R, Psara N, et al. The prevalence of nonviable pregnancy at 10-13 weeks of gestation. Ultrasound Obstet Gynecol, 1996, 7: 170-173.

2. Kline J, Stein Z. The epidemiology of spontaneous abortion. In: Huisjes HJ, Lind T, editors. Early pregnancy failure. Edinburgh: Churchill Livingstone, 1990.

3. Haas DM, Ramsey PS. Progestogen for preventing miscarriage (Review) Cochrane Database Syst Rev, 2013, 31 (10): CD003511

4. Wahabi HA, Fayed AA, Esmaeil SA, et al. Progestogen for treating threatened miscarriage. Cochrane Database Syst Rev, 2011, 12: CD005943.

5. Kalinka J, Szekeres-Bartho J. The impact of dydrogesterone supplementation on hormonal profile and progesterone-induced blocking factor concentrations in women with threatened abortion. AJRI, 2005, 53: 166-171.

6. 郑婷萍, 孙爱军, 王亚平, 等. 孕激素剂量与血孕酮浓度关系的探讨. 生殖医学杂志, 20121, 21 (4): 314-318.

7. PALAGIANO C, BULLETTI MC, PACE, et al. Effects of Vaginal Progesterone on Pain and Uterine Contractility in Patients with Threatened Abortion before Twelve Weeks of Pregnancy. Ann. N. Y. Acad. Sci, 2004, 1034: 200-210.

8. 朱英哲, 徐泽媚, 杨晓葵. 妊娠早期妇女血清性激素水平及与先兆流产的关系. 中国实验诊断学, 2011, 15 (10): 1677-1679.

第三节　孕激素补充在晚期先兆流产中的应用

一、概　　述

先兆晚期流产发病原因较多，近几年无论是中国还是美国等发达国家，发病率都呈上升趋势，由于妊娠中晚期发生妊娠丢失对于孕产妇造成的心理和身体的创伤更为严重，因此对于晚期流产的病因学研究和治疗，减少妊娠丢失更加重要。只有找出先兆流产的原因，才能对症治疗，对于 13~27 周的妊娠黄体支持的用药方案，种类，剂量，时间等仍采用参考早孕用药方案、或通过病例回顾性研究，荟萃分析等方式取得，因此需进一步大量的临床用药经验的积累和观察，能够取得更好的妊娠结局。Wahabi 于 2011 年更新了 Cochrane 综述，纳入了最近发表的另外两项地屈孕酮试验[4]，并且[5]将参与者人数自 84 增至 421。与安慰剂或无治疗相比，使用孕激素时自发流产发生率降低（风险比 RR0.53；95% 置信区间 CI 0.35-0.79）。得出结论认为孕激素可有效治疗先兆流产，无妊娠期高血压、产前出血或新生儿先天畸形发生率增加的证据。

黄体酮的常用给药途径有肌内注射、经阴道及口服，不同给药途径在体内吸收和代谢过程是不同的。

二、适　应　证

当发生先兆晚期流产时，应尽快明确病因，及时发现感染，内外科合并症等诱因，对症处理。

1. 当妊娠在 13~27 周，先出现少量阴道出血，常为暗红色或血性白带，无妊娠物排出，随后出现阵发性下腹痛或腰背痛等症状，当有子宫畸形等高危因素时，应该考虑使用黄体支持；

2. 早孕先兆流产，ART 患者及有高危因素患者从早孕沿用至此时期；

3. 有复发性流产病史患者。

三、禁　忌　证

1. 存在或疑似发生动静脉血栓的患者，有静脉炎、脑中风等既往病史患者应慎用；

2. 乳腺恶性肿瘤或生殖器激素依赖性肿瘤有明确孕激素治疗禁忌证者；

3. 黄体酮过敏者。

四、药　物　选　择

现广泛应用的黄体酮制剂较多，参考国内药品说明书，地屈孕酮能用到的最大孕周为 20 周，其他口服及阴道用黄体酮的最大孕周均为早孕三个月内，但参考国外文献，有观察至较大周数的研究，因此临床上应用时，应引起重视，发生先兆晚期流产时，应尽快找到病因，对症处理。

1. 油剂型黄体酮　天然黄体酮，为肌内注射，吸收较快，血药浓度 6~8 小时达到峰值。

2. 17-α 羟己酸孕酮酯　是一种合成孕激素，肌内注射缓慢释放，是一种长效的孕激素制剂，能维持 1~2 周。此药物是美国 FDA 及中华医学会妇产科分会产科组在 2014 年早产临床诊断与治疗指南中推荐的，对于晚期流产，或有早产史的没有早产症状的患者有明确的询证医学证据支持，无论是否有宫颈缩短均可以使用[6]，但对于多胎等因素导致的早产无明显证据能缓解病情。

3. 阴道用黄体酮　分为黄体酮缓释凝胶和微粒化黄体酮胶囊。因为局部作用，能够迅速从阴道上皮细胞扩散至宫颈、宫体，有"子宫首过效应"，一小时后起效，2~6 小时达峰值。

4. 口服黄体酮　分为微粒化黄体酮胶囊和地屈孕酮，与阴道用药不同，口服黄体酮均存在肝脏首过效应。微粒化黄体酮口服黄体酮含量从服药后第 1 个小时起开始提高，1~3 小时后血浆浓度达到最高水平，经过肝脏首过效应后有 10% 孕激素活性，但口服方便易行。地屈孕酮是一种逆转孕酮，因此对孕激素受体有高度的选择性，与其他受体结合极少，服药后血药浓度比较稳定，生物利用度较高。地屈孕酮一个很重要的特点是不改变血清孕酮水平，因此在口服地屈孕酮后复查血清孕酮水平不能看到明确的孕酮升高的证据。欧洲孕激素学会先兆流产治疗指南研究[7]指出，有循证医学证据证实地屈孕酮能够减少先兆晚期流产的自然流产率。

四、常　用　方　案

1. 油剂型黄体酮　参考早孕剂量，20~100mg/d。副作用：由于是肌内注射，患者不方便使用，且可能造成局部硬结、疼痛等不适；

2. 17-α 羟己酸孕酮酯　250mg 肌内注射，每周一次，从孕 16 ~ 20 周开始，用至满 36 周。副作用：少数病人在用药后有恶心、呕吐、头昏、乏力、疲乏等反应；

3. 阴道用黄体酮　黄体酮缓释凝胶 90mg/d，qd，常规用于 12 周以内的早孕黄体支持，尤其在 ART 中使用，对于先兆晚期流产中的应用，一般参考早孕用量，没有发现超早孕用药的推荐，有待于临床使用经验的积累；而微粒化黄体酮胶囊 300 ~ 800mg/d，分 3 ~ 4 次使用。

4. 口服黄体酮

（1）微粒化黄体酮胶囊：200 ~ 300mg/d，分 1 次或者 2 次服用，单次口服剂量最多 200mg。副作用：有时会产生头晕、嗜睡等中枢神经系系统症状。

（2）地屈孕酮常用方案：参考先兆早期流产的方案：起始剂量为 1 次口服 4 片地屈孕酮（以地屈孕酮计 40mg），随后每 8 小时服 1 片地屈孕酮（以地屈孕酮计 10mg），至症状消失。副作用：有时出现恶心，头晕等症状

五、疗 效 评 估

1. 临床表现　因晚期流产的症状主要是由于各种原因，先发生宫缩，导致腹痛，再排出胎儿胎盘[8]。因此，当宫缩减弱，腹痛明显减轻时，可视为药物有效。

2. 检测指标

（1）宫缩：宫缩描记曲线宫缩减弱，间隔时间变长。

（2）超声宫颈长度的测量，安全可靠无创性检查。一项欧洲研究对 24 640 名孕妇孕 20 ~ 25 周进行超声筛查宫颈长度发现，宫颈长度小于 1.5cm 的发病率低[9]，单发生 33 周前造成的风险是比较高的，对这类孕妇就行阴道孕激素制剂治疗或使用子宫托可以显著减低早产发生率，因此，当宫颈大于 3cm，或无进行性缩短时考虑有效。

（3）胎儿纤连蛋白（fetal fibronectin, fFN）是一种细胞外糖蛋白，是胎膜和子宫壁间的粘合物，孕 22 周后子宫颈及阴道分泌物中出现 fFN 提示炎症或感染等发生，因此用于晚期流产及早产的预测，但对于无症状的筛查并不适合[10]，其他生化指标对于妊娠中晚期的流产的监测的效果并不明确。

六、停 药 时 机

1. 妊娠稳定持续，进入围产期。

2. 治疗无效，难免流产。中孕时多数发生胚胎停育，晚孕时出现胎动消失，胎心消失，胎死宫内；或宫口无痛性扩张，胎囊突于阴道内。

（王晓晔）

● 参考文献 ●

1. Di R G, Rosati A, Mattei A, et al. The changing role of progesterone in preterm labour. BJOG：An International Journal of Obstetrics & Gynaecology, 2005, 112（supplement）：57-60.

2. Schindler AE. First trimester endocrinology：consequences for diagnosis and treatment of pregnancy failure. Gynecol Endocrinol, 2004, 18：51-57.

3. Schindler AE. Progestogens for treatment and pregnancy disorders. Horm Mol Biol Clin Invest, 2010, 3: 453-460.

4. El- Zibdeh MY, Yousef LT. Dydrogesterone support in threatened miscarriage. Maturitas, 2009, 65: S43-46.

5. Pandian RU. Dydrogesterone in threatened miscarriage: a Malaysian experience. Maturitas, 2009, 65: S47-50.

6. Meis PJ, Klebanoff M, Thom E, et al. Prevention ofrecurrent preterm delivery by 17alpha- hydroxyprogest-erone caproate. N Engl J Med, 2003, 348 (24:): 2379-2385.

7. Schindler A E, Carp H, Druckmann R, et al. European Progestin Club Guidelines for prevention and treat-ment of threatened or recurrent (habitual) miscarriage with progestogens. Gynecological Endocrinology the Official Journal of the International Society of Gynecological Endocrinology, 2015, 31 (6): 447-449.

8. 乐杰. 妇产科学. 第7版. 北京：人民卫生出版社, 2007.

9. Committee on Practice Bulletins- Obstetrics. Practice bullentin no. 130: prediction and prevention of preterm birth. Obstet Gynecol, 2012, 120 (4): 964-973.

10. Makrydimas G, Sotiriadis A. Prediction of preterm birth in twins. Best Pract Res Clin Obstet Gynaecol, 2014, 28 (2): 265-272.

第四节　孕激素补充在复发性流产中的应用

一、概　　述

复发性流产是指连续三次及三次以上的流产，复发性流产中大多数为早期流产，少数为晚期流产，大多数专家认为连续2次流产即应重视并予以评估，复发性流产病因与先兆流产基本一致，早期复发性流产常见原因为胚胎染色体异常、免疫功能异常、黄体功能不全、甲状腺功能低下等；晚期复发性流产常见原因为子宫解剖异常，自身免疫异常，血栓前状态等。明确流产的病因，对于复发性流产的治疗具有重要作用。

二、适应证和禁忌证

复发性流产中50%为染色体异常引起，除外染色体异常，早期复发性流产可能由于正常孕激素产生和利用障碍造成，因此复发性流产患者可以在进行黄体补充治疗。目前，文献报道，黄体支持对于减少先兆流产的发生是不确切的，但是黄体支持对于减少复发性流产是有益处的。目前认为地屈孕酮的疗效较为确切。

2013年一项包含了14个中心，2158例妇女的多中心的meta分析结果显示[1]：和空白对照组相比，黄体支持组对于减少流产发生的风险没有统计学差异，［OR：0.99 95CI（0.75-1.24）］；但是另一项包含660例受试者的多中心meta分析结果显示：和对照组相比，地屈孕酮可以显著降低流产的发生风险，［（OR：0.47 95CI（0.31-0.7）］，因此European Progestin Club建议对于有先兆流产临床症状的女性，予以地屈孕酮治疗可以减少自然流产的发生率[2]。同样地屈孕酮对于降低复发性流产率作用是明确的。一项包含509例复发性流产妇女的多中心meta分析结果显示：地屈孕酮对于降低流产的发生是确实的，地屈孕酮治疗后试验组流产的发生率由23%降低到12.5%[3]。印度一项包含 360 例复发性流产妇女和 180 例健康的妇女（没有流产史并且至少活产一子）的环境，结果显示，文献结果显示对照组流产的发生率为 16.8%，地屈酮治疗后降低至 6.9%[4]。一项包含四个中心 225 名复发性流产妇女的 meta 分析结果显示[2]：和对照组及观察组相比，黄体支持可以减少流产的发生率（OR 0.39；95% CI 0.21-0.72）。

除了黄体功能不足外，早期复发性流产还有可能由其他内分泌因素导致，例如甲状腺功能低下，高催乳素血症、糖尿病血糖控制不良等其他原因，针对其相关病因导致的流产，应予以相应治疗。

由于染色体异常在复发性流产中约占一半，因此应对复发性流产夫妇，行染色体核型分析，明确染色体有无异常，染色体异常夫妇，应进行遗传咨询，确定是否可以妊娠，夫妇一方或双方染色体结构异常，仍有可能分娩健康婴儿，但必须在孕中期行产前诊断。

子宫解剖异常也是复发性流产的常见病因，子宫输卵管造影（HSG）、声波记录下生理盐水灌注（SIS）、三维超声、诊断性质的宫腔镜检查或者磁共振成像（MRI），等都可以明确子宫有无畸形，由于子宫畸形导致流产反复发生，可行手术治疗予以矫正，术后根据手术情况指导怀孕；对于晚期复发性流产还应排除宫颈机能不全的问题。

复发性流产可能由免疫因素引起，因此对于早期复发性流产患者应检测狼疮抗凝因子、抗心磷脂抗体及 β2 糖蛋白和相关抗体等免疫指标；免疫因素导致的复发性流产可予以免疫治疗[5]。

血栓前状态（prelhrombolic state）是指多种因素引起的止血、凝血、抗凝和纤溶系统功能失调或障碍的一种病理过程。血液高凝状态可能导致子宫胎盘部位血流状态改变，局部组织易形成微血栓，形成胎盘纤维沉着、胎盘梗死灶，从而引起胚胎缺血缺氧，最终导致胚胎发育不良或流产。因此针对血栓前状态导致的复发性流产可予以抗凝治疗，包括低分子肝素、阿司匹林等[6]。

禁忌证：

1. 未明确宫内妊娠，对于怀疑宫外妊娠，可疑滋养细胞疾病，或者生殖系统以外疾病引起的不明原因血 hCG 升高者（结肠癌或肝癌时增高）。

2. 遗传因素引起的复发性流产（胚胎染色体异常、父母染色体异常或明确的基因问题）。

3. 胚胎已死亡或者难免流产，若阴道出血持续增多，B 超提示胎囊已经剥脱，考虑流产不可避免；

4. 可参照黄体支持相关禁忌证。

三、药　物　选　择

目前临床上针对复发性流产所应用的黄体支持药物包括天然黄体酮及地屈孕酮。

天然黄体酮是从黄姜（穿地龙）中提取合成的天然孕激素，其结构与体内自身分泌的孕酮结构完全一致。口服天然黄体酮胶囊经肝脏代谢，在血液中能随时检测孕酮浓度。地屈孕酮是植物中提取的天然孕激素的衍生物，6- 去氢孕酮经过紫外线照射后形成的旋光异构体，具有内源性孕酮的生物学活性及临床特性。其全部作用均由孕酮受体介导，与其他受体结合少，不良反应小，身体内可利用度高。口服后不能在血中测出，不影响体内孕酮水平检测，具有口服经过肝脏代谢稳定、高纯浓度孕激素活性的优势。

四、常用方案

目前对于复发性流产黄体支持治疗的用药方法基本有口服用药、阴道局部用药、肌内注射用药，其中目前研究结果显示各种用药方法包括（阴道内用药、口服用药、肌注）对于减少复发性流产的发生没有明显差异，对于早产、围产期新生儿死亡、胎儿畸形等发生也无明显差异。用药过程中应观察临床相应表现，监测 B 超，血 hCG 等。

1. 阴道局部用药 阴道用黄体酮凝胶 90mg/天至孕 12～20 周。阴道制剂主要使孕酮在子宫局部达到高浓度，发挥作用。在保证子宫局部有效的药物浓度同时，阴道制剂吸收入血的比例较小，测定血清孕酮激素的浓度低于肌内注射黄体酮，产生不良反应的可能性较低。此外微粒化黄体酮也可以阴道给药。

2. 口服用药口服 用药包括微粒化黄体酮胶囊和地屈孕酮。

地屈孕酮 10mg bid 至孕 12～20 周，或微粒化黄体酮 200～300mg qd～bid 至孕 12～20 周。口服用药简单方便，减少了阴道用药的阴道操作，或者肌内注射的不适，患者比较容易接受。

副作用：口服给药因肝脏首过效应而增加肝脏负担，且损失药物浓度产生较低的生物利用度，口服用药后会有困倦，嗜睡和头晕眼花的感觉。

3. 肌内注射 用药黄体酮注射液 20～40mg qd 至孕 12～20 周。黄体酮注射液是油剂孕酮，它完全吸收，不存在通过肝脏的首过效应，黄体酮肌注用药后血清浓度高，具有较高的生物利用度，

副作用：刺激性大，造成患者疼痛和不适，长期使用易引起药物淤积于局部肌肉组织而形成肿块结节等

五、疗效评估

1. 临床表现 阴道出血情况，腹痛情况，若持续性下腹痛不缓解，阴道出血量逐渐增多甚至同月经量，提示预后不良可能。

2. 生化检查 包括血 hCG 及孕酮检测。

（1）hCG：正常妊娠 6～8 周，hCG 值每日应以 66％ 的速度增长，若 48 小时内增长速度小于 66％，提示妊娠预后不良。因各检验机构检测结果存在一定误差，建议在同一检测机构检测 hCG 变化情况，

（2）孕酮：血孕激素对于复发性流产及先兆流产影响的研究较多，结果不一，因孕酮呈脉冲式分泌，血清孕酮值与妊娠结局的发生没有必然的关系，因此目前研究不建议黄体支持期间频繁抽血行孕酮检测。

3. B 超影像学检查（经腹及经阴道 B 超）

（1）正常妊娠中，停经 40 天，孕囊平均直径约为 10mm，此后增长速度约为 1.13mm/天，平均孕囊直径，增长速度不足 0.06mm/天，考虑胚胎发育不良可能；

（2）经腹 B 超提示空孕囊直径大于 16mm，或者经阴道 B 超提示空孕囊直径大于 8mm，也应该高度谨慎胚胎停育的可能，但是应注意核对孕囊大小时应准确了解末次月

经的时间。

（3）在5.5~9周的孕龄中，平均孕囊应比 CRL 至少大5mm，若小于5mm，流产的风险高达90%，

（4）若 CRL 大于7mm，仍未见胎心搏动，也是怀疑胎停的可能[7]。

（5）通过阴道 B 超，末次月经后 33~35 天，可见胎囊，而血 hCG 水平应该在1000mIU/ml 左右，而已见胎囊而 hCG 水平小于1000mIU/ml，提示妊娠一般不可活。

六、停 药 时 机

1. 胎盘功能成熟 平稳进入中期妊娠胎盘功能成熟，妊娠 8~10 周胎盘合体滋养细胞是产生孕激素的主要来源，母血孕酮值随妊娠进展逐渐升高，正常妊娠的特点是孕7~9 周时黄体-胎盘替换，这时胎盘滋养细胞接替黄体产生孕激素并维持妊娠，应综合患者的一般情况，B 超及血 hCG 等结果，考虑停药时间。可以在妊娠超过以前流产周数2 周后停药，也可以在妊娠满 12 周时停药。文献报道：停药时间 12~20 周不等。

2. 黄体支持失败 胚胎停育综合患者的一般情况，B 超及血 hCG 和孕酮的结果，考虑本次妊娠失败，应该及时停药，计划生育门诊就诊。

（刘欣燕）

参考文献

1. Haas DM, Ramsey PS. Progestogen for preventing miscarriage. Cochrane Database Syst Rev, 2013, 10：CD003511.
2. Schindler AE, Carp H, Druckmann R, Genazzani AR, Huber J, Pasqualini J, et al. European Progestin Club Guidelines for prevention and treatment of threatened or recurrent (habitual) miscarriage with progestogens. Gynecol Endocrinol, 2015：1-3.
3. Carp H. A systematic review of dydrogesterone for the treatment of recurrent miscarriage. Gynecol Endocrinol, 2015：1-9.
4. Kumar A, Begum N, Prasad S, Aggarwal S, Sharma S. Oral dydrogesterone treatment during early pregnancy to prevent recurrent pregnancy loss and its role in modulation of cytokine production：a double-blind, randomized, parallel, placebo-controlled trial. Fertility and sterility, 2014, 102 (5)：1357-63 e3.
5. 林其德. 免疫所致复发性流产和习惯性流产. 中华妇产科杂志, 2000, 35 (12)：760.
6. 张建平, 吴晓霞. 血栓前状态与复发性流产. 中国实用妇科与产科杂志, 2007, 23 (12)：917-920.
7. Desai Pankaj. Recurrent Spontaneous Miscarriages, 2014, 4-16.

第七章

孕激素补充在早产预防中的
应用及药物选择

第一节　孕激素补充预防早产的机制

一、妊娠期孕激素来源、血清浓度及生理功能

1. 妊娠期孕激素的来源　妊娠期孕激素主要来源于黄体和滋养细胞。妊娠6周前，孕酮几乎完全来自黄体，妊娠6~8周黄体分泌孕酮的量逐渐下降，胎盘开始取代黄体功能，妊娠8~10周后，胎盘合体滋养细胞是产生孕激素的主要来源。从黄体期到孕足月，母体孕激素水平升高6~8倍。孕酮浓度在正常月经的卵泡期小于1ng/ml，在黄体期孕激素浓度可上升到10~35ng/ml，并从黄体期到妊娠10周维持此浓度范围，然后持续稳定上升到妊娠足月。妊娠足月时孕酮浓度大致为100~300ng/ml[1]，见图7-1-1。

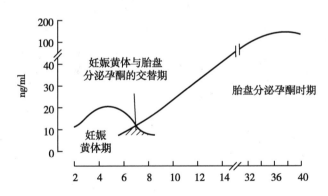

图7-1-1　在妊娠6~8周孕激素的分泌由卵巢黄体逐渐转向胎盘，
图片中灰色区代表二者孕酮交替分泌期

与孕酮相似，17a-羟孕酮在妊娠最初的几周里随着孕周的进展其生成部位逐渐由黄体转移至胎盘，17a-羟孕酮浓度基本可以反映黄体的甾体激素生成状况。与黄体酮不同的是，卵巢在整个妊娠期一直是17a-羟孕酮的确切来源。妊娠晚期由胎盘的胎儿D5-硫共轭前体来分泌更多的17a-羟孕酮，是这一时期17a-羟孕酮的主要来源。在正常月经周期的卵泡期，17a-羟孕酮浓度小于0.5ng/ml，在受孕周期中，17a-羟孕酮的浓度在LH上

升当天升至 1ng/ml，略有下降 1 天，然后在接下来的 4～5 天再次升高达 1～2ng/ml 水平，随后浓度轻微升高，在妊娠 12 周末达到平均最大值 2ng/ml（相当于黄体水平），这一水平保持稳定直至妊娠 32 周，然后突然持续上升，在妊娠 37 周达到最高峰 7ng/ml，并维持此水平到妊娠足月。17a-羟孕酮的浓度从妊娠 32 周开始升高与胎儿在此期开始成熟有强烈的相关性。

2. 妊娠期孕激素的生理功能　孕酮在妊娠不同时期通过调控不同基因的表达而调节子宫细胞的增生和分化，在妊娠物种植和妊娠维持中起到关键作用。妊娠早期孕酮促进胚胎种植、子宫内膜蜕膜化及胎盘形成；随着妊娠进展，孕酮在抑制平滑肌收缩、减少前列腺素的生成以协助保持子宫肌层静止和防止子宫收缩、抑制类似移植物排斥的免疫反应中起到重要作用。孕酮与绒毛膜促性腺激素和蜕膜皮质醇一起抑制 T 淋巴细胞介导的组织排斥反应、获得植入孕体的免疫豁免并促进胎盘的发展。

二、妊娠期孕激素信号调控机制

孕激素信号通路的调控途径主要有两种[2]，一是通过配体，二是通过孕酮受体（progesterone receptor，PR）（图 7-1-2）。通过改变外周循环中孕酮的浓度或通过相关酶增加或减少靶组织（子宫及宫颈）中配体数目实现（旁分泌或自分泌）对配体水平的调节。孕激素的代谢产物也同样发挥作用，尤其由醛酮还原酶 1D1（aldo-keto reductase 1D1）产生的 5-双氢孕酮在维持子宫静止状态上起到关键作用。受体水平的调节是通过同型孕酮核受体实现。近几年研究发现，孕激素调控还存在另外两种途径，一是通过局部膜受体发挥作用，二是通过改变孕激素辅激活物（coactivators）或辅阻遏物（corepressors）的表达进而调控目标基因的转录，其中包括核因子 κB[3]。最新的研究显示 MicroRNA200 家族通过调节孕酮镇静子宫的相关蛋白的表达，参与孕激素信号的调控[4]。

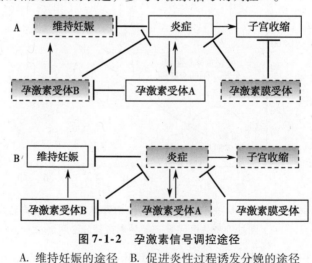

图 7-1-2　孕激素信号调控途径
A. 维持妊娠的途径　　B. 促进炎性过程诱发分娩的途径

三、孕激素在早产分娩发动中的作用

1. "孕激素功能性撤退"学说　普遍认为分娩是一个炎症反应过程，相关炎性细胞因子分泌异常，通过前列腺素信号途径触发一系列环节引起宫颈成熟、胎膜早破及子宫收缩，从而诱导分娩发动（图 7-1-3）。孕激素通过抑制炎性细胞因子、抑制前列腺素信号通路及子宫收缩，抑制分娩发动[5]。目前，人类孕激素信号调控在妊娠期是如何被增强或激活，以及早产发动前后孕激素信号途径是如何减退或关闭的分子机制尚不清楚。动物实验中显示早产发动是由于血循环中孕激素水平降低引起，而人类妊娠期胎盘产生大量孕激素，血循环中孕酮保持较高水平，分娩发动过程中亦无血循环中孕激素水平下降现象，推测人类分娩发动可能与局部组织中孕激素代谢或调控异常有关，即局部组织中存在"孕酮抵抗"，或存在"功能性孕酮撤退"。

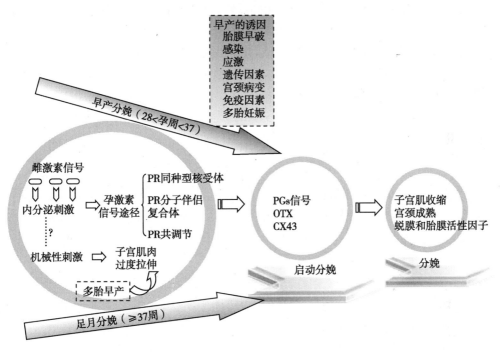

图 7-1-3　分娩发动的分子机制及相关途径

妊娠期子宫状态分为四个时期，分别为静止期、激活期、刺激期和子宫复旧期。早产的分娩发动是个复杂过程，涉及多个环节。子宫激活期的子宫平滑肌收缩相关蛋白表达上调，细胞缝隙连接形成，保证子宫平滑肌细胞协调一致收缩；刺激期子宫敏感性升高，在缩宫素、前列腺素作用下产生协调规律的收缩。分娩发动是指子宫平滑肌由静止期向激活期转化的过程。人类的分娩过程是如何启动的目前尚不清楚。"孕激素功能性撤退"是分娩发动的主要学说之一，也是临床上孕激素补充治疗用于预防早产的理论基础。

孕激素在维持子宫静止方面起到重要作用，孕激素撤退启动分娩的观点近年来已被广泛接受。但有研究表明，人类及灵长类的胎盘缺少 17-羟化酶，不能直接将孕激素转化为雌激素，且分娩发动前母体血中孕激素水平也并未降低，因此提出"功能性孕激素撤退"的理论。孕激素功能性撤退机制包括局部代谢失活、PR 数量减少或亲和力下降、孕激素拮抗剂或内源性抗孕激素物质的形成等。妊娠足月时，胎儿肾上腺合成大量皮质醇，通过与孕酮竞争结合糖皮质激素受体，阻断孕酮的作用进而发动分娩。人类 PR 主要有 PRA、PRB 和 PRC 三种亚型，子宫平滑肌中孕激素与 PRB 结合，导致孕激素敏感基因的活化，PRA 作为 PRB 的一种强阻抑蛋白起到抗孕激素的作用，而 PRC 可阻断

PRB 与孕激素结合，Oh 等发现产时胎膜主要表达 PRA，而孕期（非分娩期）则主要表达 PRB，分娩期胎膜 PRA/PRB 比率显著高于非分娩期。Goldman 等发现 PRA/PRB 比率失衡很可能与蜕膜活化有关，而蜕膜活化是分娩发动的重要环节[6]。

2. 孕激素抑制子宫收缩的作用　孕激素抑制子宫收缩作用的机制研究主要集中在经典的基因组机制和快速的非基因组机制这两方面[7]。孕激素的基因组机制主要由其核受体（nPRS）介导，人类的孕酮核受体主要有两种亚型）：PRA 和 PRB。孕酮的作用主要是由 PRB 介导，而 nPRA 主要是起抑制 PRB 的作用。因此，孕酮的基因组反应性取决于 nPRA/nPRB 的比例，呈负相关。孕酮通过与其受体（nPRs）的相互作用，维持着子宫的松弛。而孕酮的非基因组机制的研究显示非基因组机制具有快速而直接的特点，使其逐渐成为人们关注的热点。Csopo 等认为孕激素可以改变子宫肌细胞膜对离子的通透性，使细胞膜处于超极化状态，从而降低了子宫肌细胞的兴奋性和传导性，并降低了子宫肌细胞对各种刺激（包括缩宫素）的敏感性，防止子宫收缩将胚胎排出，对胚胎起到保护作用。Zakar 等研究显示，孕激素与孕激素受体结合后，激活配体，抑制编码收缩相关蛋白（*CAP*）基因的表达。*CAP* 基因表达：

（1）连接蛋白 43 基因（*CNX43*）编码主要的缝隙连接蛋白，使子宫收缩具有协调性。

（2）缩宫素受体基因（*OXTR*）编码缩宫素受体，决定子宫肌层对缩宫素的反应性，同时本身也是一个强有力的刺激收缩的因子。

四、孕激素制剂在预防早产中的作用途径

由于孕酮在维持妊娠期子宫肌活动的静止状态、抑制子宫收缩及分娩发动中起着重要作用，推测孕激素制剂在预防早产发动中也可能发挥重要作用。开展的相应临床研究结果显示孕激素制剂：孕酮和 17a 羟孕酮己酸酯可减少既往有早产史或宫颈缩短孕妇发生早产的风险[8]。但是上述两种药物的治疗效果并不一致，存在个体差异。

孕酮和 17-a 羟孕酮在早产保胎作用中的机制存在明显差异，效果也不同。孕酮的早产保胎作用是通过多个途径实现的，而 17-a 羟孕酮的保胎作用主要通过受体途径实现（图 7-1-4）。由于 17a 羟孕酮己酸酯的分子结构与孕酮存在明显差异，因而无孕酮

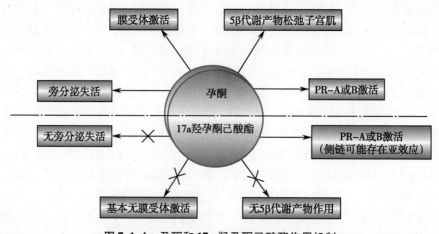

图 7-1-4　孕酮和 17a 羟孕酮己酸酯作用机制

代谢产物的相关活性，同样也不存在旁路调控途径。

（蔺莉 龙燕）

参考文献

1. Torrealday S, Taylor HS, Burney RO, et al. Endocrinology of Pregnancy. Endotext [Internet]. South Dartmouth (MA): MDText. com, Inc, 2000-2012, 1.

2. Michael C. Byrns. Regulation of progesterone signaling during pregnancy: Implications for the use of progestins for the prevention of preterm birth. Journal of Steroid Biochemistry & Molecular Biology, 2014, 139: 173-181.

3. B. Gellersen, M. S. Fernandes, J. J. Brosens. Non-genomic progesterone actionsin female reproduction. Human Reproduction Update, 2009, 15 (1): 119-138.

4. Williams KC, Renthal NE, Condon JC, et al. Mendelson. MicroRNA-200a serves a key role in the decline of progesterone receptor function leading to term and preterm labor. roceedings of the National Academy of Sciences of the United States of America, 2012, 109 (19): 7529-7534.

5. Yasushi Hirota. Prematurity and the puzzle of progesterone resistance. Nat Med, 2010, 16 (5): 529-531.

6. 张建平. 早产基础与临床. 北京：人民卫生出版社, 2014.

7. 郑婷萍, 薛薇, 孙爱军. 孕酮用于早孕保胎治疗相关研究进展. 中国实用妇科与产科杂志, 2012, 28 (9): 709-711.

8. American College of Obstetricians and Gynecologists Committee on Practice Bulletinse Obstetrics. Management of preterm labor. ACOG Practice bulletin no. 127. Obstet Gynecol, 2012, 119: 1308-1317.

第二节 预防早产的用药方案及选择

一、概　述

早产（preterm labor，PTL）的定义并不统一。很多发达国家和地区由于其新生儿治疗水平较高，故采用妊娠满20周或22周、24周作为早产时间下限。现阶段我国国内早产定义为妊娠满28周至不足37周（196~258日）间[1]，此时娩出的新生儿称为早产儿（preterm neonates）。早产儿体重为1000~2499g，其器官发育尚不健全，分娩孕周越小、体重越轻，其预后越差。

早产按原因可分为三类：自发性早产（spontaneous preterm labor）、未足月胎膜早破早产（preterm prematurely ruptured membranes，PPROM）和治疗性早产（preterm birth for medical and obstetrical indications）。自发性早产最为常见，约占全部发病类型的45%，其发病的主要机制为孕酮撤退、缩宫素作用和蜕膜活化。根据早产的分娩孕周，早产又可分为极早早产（22周~27^{+6}周）、早期早产（28周~31^{+6}周）、中度早产（32周~33^{+6}周）以及晚期早产（34周~36^{+6}周），其中，约有70%左右的早产为晚期早产。

据统计，国内早产的发生率约为5%~15%。早产危害极大，早产儿常伴有呼吸系统、中枢神经系统疾病以及高胆红素血症和感染性疾病等并发症，围产儿死亡率可高达

75%，占新生儿总死亡率的40%左右[2]。另外，早产造成的精神压力大、剖宫产率高、经济负担重，给家庭和社会带来了巨大的负担。

临床上早产可分为先兆早产（threatened preterm labor）和早产临产（preterm labor）两个阶段，目前常用治疗手段主要是针对早产临产的治疗，如宫缩抑制剂，虽然可以适当延长妊娠天数，但并不能降低早产率。早产处理的关键在于做好一级预防，提前筛选高危人群，通过预防从而延长孕周、尽可能避免孕妇进入早产临产阶段，从而降低早产率。

二、早产的高危因素及预测

1. 高危因素　早产史或晚期流产史（不包括治疗性早产和晚期流产）；年龄 < 17 岁或 > 35 岁；患有妊娠并发症或合并症者；BMI 指数≤18kg/m²；妊娠中期阴道超声检查宫颈长度（cervical length，CL）<25mm；子宫颈手术史（宫颈锥切、LEEP 术后等）；有生殖道感染或性传播高危史，或合并性传播疾病如梅毒等；多胎妊娠；辅助生殖助孕后妊娠；生殖系统发育畸形；无产前保健，经济状况差；吸毒或酗酒者。

2. 预测

（1）阴道 B 超检查宫颈长度及宫颈内口漏斗形成情况。妊娠期宫颈长度的正常值为：经腹测量为 3.2 ~ 5.3cm；经阴道测量为 3.2 ~ 4.8cm，经会阴测量为 2.9 ~ 3.5cm。如测得宫颈内口漏斗长度大于宫颈总长度的 25%，或功能性宫颈管长度 <3cm，提示早产的可能性大，应予治疗。CL 以 30mm 为临界值，长于此数值是排除早产的可靠标准，小于此长度且有先兆早产症状者早产风险增加。而对于无症状者，宫颈长度短，早产风险大，但是预测早产的敏感性较低。超声动态观察中晚孕患者宫颈形态变化对及早发现宫颈机能不全、预测晚期流产及早产有重要临床价值[3]。

（2）阴道后穹隆棉拭子检测胎儿纤连蛋白（fetal fibronectin，fFN）。fFN 是一种细胞外基质蛋白，由羊膜、蜕膜和绒毛膜合成分泌，具有黏附胎膜的作用。一般以 fFN > 50ng/ml 为阳性，提示早产风险增加；若 fFN 阴性，则 1 周内不分娩预测值达 97%，2 周内不分娩的阴性预测值达 95%，关于双胎的相关数据并不足。相关指南推荐其用于 22 ~ 30 周无症状高危孕妇的常规筛查以及 24 ~ 35 周有早产症状孕妇的检查。其重要意义在于它的阴性预测值和近期预测的价值，对有症状患者比无症状患者预测价值大，连续取样提高了阳性预测值但特异性降低。因其阳性预测值低，2012 年 AOCG 指南不推荐使用胎儿纤连蛋白作为筛查指标。

三、早产的预防

积极预防早产是降低围产儿死亡率的重要措施。

1. 妊娠前积极治疗基础疾病，把握妊娠时机，避免低龄或高龄妊娠；妊娠后加强对高危妊娠的管理，积极治疗妊娠合并症及预防并发症的发生，减少治疗性早产率，提高治疗性早产的新生儿生存率。

2. 定期产前检查，指导孕期卫生，积极治疗泌尿道、生殖道感染，孕晚期节制性生活，预防胎膜早破。对早产高危孕妇，应定期行风险评估，及时处理。

3. 已明确或怀疑宫颈功能不全者，可选用宫颈环扎术、子宫托或者孕激素治疗。

各种预防措施主要针对单胎妊娠，对多胎妊娠尚缺乏充足的循证医学证据。

四、孕激素在早产预防中的作用

妊娠过程中孕激素可通过与 Ca^{2+} 结合，提高子宫平滑肌兴奋阈值，抑制子宫收缩；同时抑制前列腺素及其刺激因子的生成，松弛子宫平滑肌，从而维持妊娠。并且，孕激素还可以维持宫颈黏液栓。除了内分泌效应外，孕激素还具有免疫效应，可直接参与调解母胎界面免疫微环境，调控宫颈细胞因子的表达，部分抑制炎症反应等。

孕激素对于预防早产的作用机制尚不明确，但越来越多的研究认为，孕激素发挥作用主要是与宫颈层面局部的免疫相关。有研究表明，早产患者宫颈局部的炎症反应增强[4]，而孕酮是强力免疫调节剂，可以减少巨噬细胞分泌的炎症因子，并且能改变 T 细胞亚群炎症因子的分泌，促进 IL-10 等抗炎因子的分泌。孕激素受体 PR 主要有 PR-A 和 PR-B 两种亚型，彼此相互竞争。PR-B 孕期绝大部分时间表达，可以抑制促炎因子的表达，而在妊娠晚期尤其是临产前，PR-A 占其主导地位，帮助炎性因子的分泌与释放[5,6]。NK 细胞对孕激素很敏感，低水平孕酮就可以抑制其反应活性。另外，孕酮也可以通过诱导半成熟 DCs 及抑制成熟 DCs 形成免疫耐受[7]。成熟 DCs 在孕激素的作用下，同时 Th1 型细胞因子（如 IL-12、TNF-α，IL-1β）的分泌和刺激 T 细胞的能力受抑制而分泌 Th2 型细胞因子能力增加[8,9]。

五、孕激素的选择及常用方案

孕酮水平在分娩前出现急骤下降，因此在早产动因的研究中认为孕激素的撤退效应导致早产。20 世纪中期开始，陆续有关于孕酮用于治疗早产的研究报道。2003 年，美国学者报道妊娠 16～20 周开始应用 17α 羟孕酮可以显著降低有早产史单胎孕妇的早产发生率[10]。美国食品药品监督管理局（U. S. Food and Drug Administration，FDA）于 2011 年批准己酸羟孕酮注射液用于预防已有自发性早产史的妊娠女性不足 37 周妊娠发生早产的危险，中华医学会妇产科学分会产科学组关于早产临床诊断与治疗指南（2014）也推荐，不论宫颈长短，晚期流产或早产史的无早产症状者均可以使用 17α 羟己酸孕酮（17α-OHPC，17P）。

1. 可用于降低早产风险的孕激素　现已被证实可用于预防早产的几种特殊类型孕酮包括：17α-己酸羟孕酮（17P）、微粒化黄体酮胶囊及黄体酮缓释凝胶[11]。有研究认为口服地屈孕酮（dydrogesterone）也可以延长有早产史孕妇的再次妊娠周数[12]，但对于其预防早产的作用尚无大规模临床研究验证。除这几类孕激素外的其他孕酮类药物迄今暂未证实对预防早产有效。

（1）17α-己酸羟孕酮：该药活性成分是羟孕酮己酸酯[13]，化学名为 17α-羟基孕酮己酸酯（17α-OHPC），分子式为 $C_{27}H_{40}O_4$，相对分子质量 428.60，是一种白色晶体或粉末，结构式见图 7-2-1。己酸羟孕酮是一种合成的孕激素，注射后在肌肉局部沉淀储存，缓慢释放，发挥长效作用，能维持 1～2 周以上。可与包括白蛋白和皮质类固醇结合蛋白在内的血浆泛白广泛结合。体外实验表明，己酸羟孕酮通过 CYP3A4 和 CYP3A5 被人肝细胞代谢。结合的代谢产物和游离型甾类化学物通过尿液和粪便排出体外。孕期

10~12周的孕妇肌内注射己酸羟孕酮后，约50%以原型药通过粪便排泄，另30%经肝脏代谢后通过尿液排出体外。

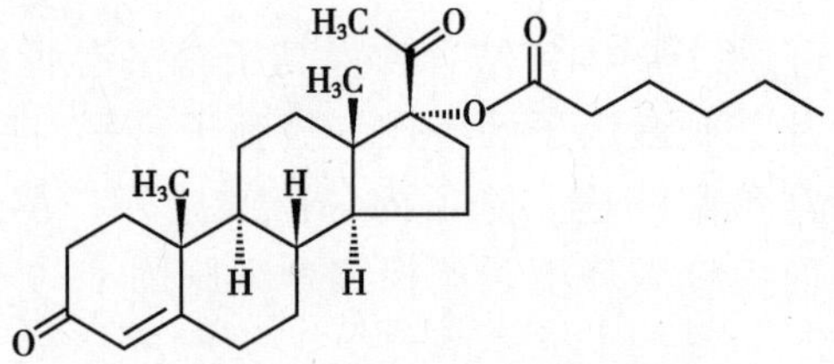

图7-2-1 17α-羟基孕酮己酸酯结构式

（2）阴道黄体酮：剂型主要包括微粒化黄体酮胶囊和黄体酮缓释凝胶。经阴道途径给予黄体酮后，阴道上皮细胞迅速吸收并扩散至宫颈、宫体，并完成胸子宫内膜向肌层的扩散，即"子宫首过效应"。阴道用黄体酮主要在子宫局部发挥作用，靶向子宫首过效应，子宫局部孕酮浓度高，阴道途径给予黄体酮1小时，子宫内膜和肌层开始出现黄体酮，4~5小时后，黄体酮广泛分布于子宫内膜和肌层，并达到稳定浓度。黄体酮经阴道途径给予后2~6小时血药浓度达到峰值，血中孕酮浓度显著低于肌内注射黄体酮。

（3）地屈孕酮：地屈孕酮是逆转孕酮衍生物，属于合成孕激素。口服地屈孕酮后达峰时间在0.5和2.5小时之间，主要代谢物二氢地屈孕酮浓度在给药后1.5小时达峰。其在体内代谢过程完全，所有代谢产物均保持稳定的孕激素效应，对肝脏负荷较小：地屈孕酮及其代谢产物经尿液排出，24小时排出85%，72小时完全清除。地屈孕酮和二氢地屈孕酮的平均终末半衰期分别为5~7小时和14~17小时。服药3天后血药浓度达稳态[14]。

一篇发表在《Journal of Reproductive Immunology》的研究认为[12]，对于早产高危孕妇给予80mg/d地屈孕酮口服治疗后，血清PIBF、孕酮浓度、IL-10较于对照组明显增加，IFNγ下调。还研究表明口服地屈孕酮可以显著延长妊娠时限（37.3 ± 1.7，35.3 ± 3.67，$P < 0.05$），但并没有有力的循证医学证据证明其可以减少早产的发生。

2. 适用人群

（1）既往自发早产/晚期流产史，本次单胎妊娠者；

（2）妊娠中期阴道超声显示宫颈过短（CL < 25mm）者；对于多胎妊娠、PPROM患者，现在没有任何证据支持孕激素治疗。

3. 常用方案 目前尚没有研究比较不同孕激素治疗的优劣，在不同药物的适应证、治疗时间及用药计量等方面，也尚无统一标准。目前国内推荐的用药指征及方案如下：

（1）对无早产史，但孕24周前阴道超声显示宫颈缩短（宫颈长度 < 20mm）者，推荐微粒化孕酮胶囊200mg/d或孕酮凝胶90mg/d阴道给药，至妊娠34~36周；

（2）对有自发早产史者，此次孕24周前宫颈缩短（宫颈长度 < 25mm）者，推荐微粒化孕酮胶囊200mg/d或孕酮凝胶90mg/d阴道给药，至妊娠34周。

（3）对有自发早产史或晚期流产史的无早产症状者，推荐自孕16~20周起每周肌内注射17α-己酸羟孕酮250mg，至妊娠36周或分娩。

四、疗效评估

孕激素类药物对于具有部分早产高危因素的人群可以降低早产率，但是在改善围产儿结局方面证据不足。

1. 单胎　2007 年新英格兰医学期刊对 24 620 位孕妇进行筛查，发现 413 例头臀长 CL＜15mm，治疗组孕 24-34 周给予阴道黄体酮 200mg/晚，研究发现，阴道黄体酮的使用可以显著降低早产发生率（19.2%，34.4%；RR＝0.56；95% CI：0.36-0.86），但没有显著降低新生儿发病率（8.1%，13.8%；RR＝0.59；95% CI：0.26-1.25；*P＝0.17*)[15]。Dodd JM 等人通过 Cochrane 进行的 36 项随机对照试验，共包括 8523 名孕妇、12515 名新生儿也得出了相似的结论，即使用孕酮可以显著降低有早产史的产妇再次发生早产的风险[16]。也有研究表明，黄体酮阴道胶囊 200mg 每天阴道给药（妊娠 24~34 周）可显著降低宫颈缩短（＜15mm）患者的早产率，但新生儿结局无差异。而 Romero 等对 775 名孕妇及 827 新生儿的一项荟萃分析显示，阴道黄体酮栓剂应用于宫颈短（宫颈长度≤25mm）的无早产症状孕妇，可以显著降低 33 周以内的早产发生率以及围产儿发病率和死亡率（RR＝0.57；95% CI：0.40-0.81）[17]。17P 每周肌肉内注射 250mg（妊娠 16~20 周开始用药至 36 周或分娩）可显著降低既往有早产史患者的早产率，降低新生儿坏死性小肠结肠炎、新生儿颅内出血的发生率，但并不显著降低新生儿死亡率。

2. 单胎联合治疗　也有学者对孕激素与其他治疗早产的手段进行了比较研究。Vogel JP 等认为是静脉注射利托君（宫缩抑制剂）与配伍使用孕酮阴道栓剂并无显著性差异[18]。宫颈环扎术可以明显减少孕妇复发早产的风险[19]。Conde-Agudelo[20] 等人进行的一项荟萃分析表明，对于孕中期宫颈长度＜25mm、既往早产史的单胎妊娠孕妇，阴道黄体酮栓剂与宫颈环扎在减低小于 32 周的早产发生率与围产期不良结局无差异[20]。有研究显示，宫颈环扎术、阴道黄体酮和子宫托与预防早产的作用相似[21]，如何选择需要临床医生根据患者的具体情况。但是该研究的一个缺陷就是直接分析比较了 3 项独立研究，所以严谨的结论需要更大的多中心随机对照试验得出，联合治疗还需要更多的研究来支持。

但是 2012 年 Rozenberg P 的一项研究发现[22]，CL＜25mm 出现先兆早产的单胎孕妇，给予硝苯地平、沙丁胺醇、倍他米松等治疗情况好转后，再给予 500mg 17P 两次每周肌内注射，并不能显著降低早产发生。这可能和孕激素与抑制宫颈成熟的作用相关。

3. 双胎

（1）17α 羟孕酮肌内注射：在几项随机对照研究中，肌内注射 17P 并不能有效延长孕周、减少早产或者不良妊娠结局的发生。即使在宫颈长度＜36mm（25th 百分位）的早产高风险孕妇中，17P 也没有减低早产的发生率。在另外一项对宫颈长度＜25mm 的 24~32 孕周孕妇的研究中，只有大剂量（500mg，每周两次）的 17P 注射才观察到一定疗效，即小于 32 周的分娩率显著提高，但是小于 37 周的分娩并无显著性差异。所以，对于双胎妊娠，即使是合并宫颈长度较短的孕妇，暂时并无证据证明 17P 肌内注射的有效性。

（2）黄体酮阴道制剂：关于阴道黄体酮制剂用于预防双胎早产的研究，有部分学者则得出了阳性结论。在一项囊括71例单胎及67例双胎妊娠的研究中，24~34周给予阴道黄体酮（100mg/天）可以显著降低37周前分娩概率（51.3%，78.6%，$P=0.043$）。然而。其他研究并未得出相同结论。有研究认为，妊娠24~34周阴道黄体酮（90mg/天）的使用并未减少早产发生。也有研究发现，对于双胎妊娠合并宫颈长度短于10[th]以下或者合并早产史的早产高危孕妇，阴道黄体酮的使用虽然并没有明显益处，但其早产发生率还是有下降的趋势，即使并没有达到统计学差异（29%，40%；$RR=0.63$，95% CI：0.18-2.2）。还有一项同时包括单胎和双胎妊娠的研究发现，黄体酮阴道制剂可以有效减低单胎妊娠早产的发生率，但是对于双胎却并无显著差异。

一项基于5组研究（其中3组为双胎）的Meta分析认为，对于妊娠中期宫颈长度<25mm的无早产症状双胎孕妇，阴道黄体酮制剂（100~200mg）可以显著降低新生儿发病率和死亡率（n=52，$RR=0.52$，95% CI：0.29-0.93）；33周前的早产率也有下降的趋势，尽管无显著统计学差异（30.4%，44.8%；$RR=0.7$，95% CI：0.34-1.44）。

尽管以上研究[23]并不能支持孕激素补充在预防双胎早产的作用，但是在双胎妊娠合并宫颈短的病例中，黄体酮阴道制剂的使用可能还是发挥了一定的作用。对于双胎妊娠中孕激素的补充治疗还需要更多更充分的临床研究，所以，在没有充分循证医学证据的前提下，并不推荐双胎妊娠孕妇使用孕激素补充治疗预防早产的发生。

五、安全性评价

1. 母胎结局　多项分析[16,17]表明，孕激素的使用对不良妊娠结局以及出生后胎儿畸形并无影响。但长期随访的研究比较少。最新的一项长期随访调查发现，在至少3~6年内，宫内暴露于孕激素条件下的双胎胎儿在出生后的死亡率、先天畸形、住院治疗或常规儿童健康评估等方面，未发现有任何有益或不利的影响[24]。

然而，也存在着不同的意见。一项来自意大利的研究发现，虽然孕酮的使用可以显著延长孕周，但同时，也增加了胎儿出生高体重的发生[25]。有动物实验表明，17-α羟孕酮对胚胎和胎儿具有一定毒性[26]。另一项研究则表明，补充孕激素可使大脑内四氢孕酮浓度升高，在促进胎儿髓鞘形成的同时，也增加了雄性体内的皮质醇水平，这可能对正常发育产生影响[27]。

2. 妊娠相关疾病发生　Meta分析显示，孕激素治疗不增加妊娠期高血压疾病、妊娠期糖尿病、产后出血及早产的发生率[28,29]。但也有报道认为[30,31]，17α-己酸羟孕酮的使用与GDM存在相关性。这还需要进一步的研究来证明。

3. 不良反应　17-α己酸羟孕酮最常见的不良反应包括注射部位疼痛、肿胀或瘙痒；荨麻疹、恶心和腹泻。严重不良反应较为少见。而黄体酮阴道制剂则有一定发生脱落的概率。

另外，孕激素补充治疗在一些疾病中禁止使用。如孕激素依赖性肿瘤、黄体酮过敏患者（详见本书第八章第二节）。

六、结　　论

孕激素在早产中的预防作用虽然已经有了一系列研究并有相关指南的推荐，但其使用剂量、剂型、用药时间、危害并没有一致的结论，对新生儿远期预后、长期随访的研究也较少，国内也没有相关临床研究的报道。这些都需要更多的临床对照试验进行研究。

（赵扬玉）

参考文献

1. 中华医学会妇产科学分会产科学组. 早产的临床诊断与治疗推荐指南（草案）. 中华妇产科杂志, 2007：498-500.

2. 中华医学会儿科学分会新生儿学组. 中国住院新生儿流行病学调查. 中国当代儿科杂志, 2009：15-20.

3. 龚丽君，刘朝晖，魏瑷. 超声诊断宫颈机能不全的临床价值. 中国生育健康杂志, 2010, 14：16-65.

4. Holt R, Timmons BC, Akgul Y, Akins ML, Mahendroo M. The molecular mechanisms of cervical ripening differ between term and preterm birth. Endocrinology, 2011, 152：1036-1046.

5. Gadkar-Sable S, Shah C, Rosario G, et al. Progesterone receptors：various forms and functions in reproductive tissues. Front Biosci, 2005, 10：2118-2130.

6. Tan H, Yi L, Rote NS, et al. Progesterone receptor-A and-B have opposite effects on proinflammatory gene expression in human myometrial cells：implications for progesterone actions in human pregnancy and parturition. J Clin Endocrinol Metab, 2012, 97：E719-730.

7. Szekeres-Bartho J, Halasz M, Palkovics T. Progesterone in pregnancy；receptor-ligand interaction and signaling pathways. J Reprod Immunol, 2009, 83：60-64.

8. Xu Y, He H, Li C, et al. Immunosuppressive effect of progesterone on dendritic cells in mice. J Reprod Immunol, 2011, 91：17-23.

9. Segerer SE, Muller N, van den Brandt J, et al. Impact of female sex hormones on the maturation and function of human dendritic cells. Am J Reprod Immunol, 2009, 62：165-173.

10. Meis PJ, Klebanoff M, Thom E, et al. Prevention of recurrent preterm delivery by 17 alpha-hydroxyprogesterone caproate. N Engl J Med, 2003, 348：2379-2385.

11. 孙赟，刘平，叶虹，等. 黄体支持与孕激素补充共识. 生殖与避孕, 2015：1-8.

12. Hudic I, Szekeres-Bartho J, Fatusic Z, et al. Dydrogesterone supplementation in women with threatened preterm delivery--the impact on cytokine profile, hormone profile, and progesterone-induced blocking factor. J Reprod Immunol, 2011, 92：103-107.

13. 张爱玲，张羽钦，朱珠. 预防早产新药——己酸羟孕酮注射剂. 中国药学杂志, 2012：1778-1780.

14. van Amsterdam PH, Overmars H, Scherpenisse PM, de Bree H. Dydrogesterone：metabolism in man. Eur J Drug Metab Pharmacokinet, 1980, 5：173-184.

15. Fonseca EB, Celik E, Parra M, et al. Progesterone and the risk of preterm birth among women with a short cervix. N Engl J Med, 2007, 357：462-469.

16. Dodd JM, Jones L, Flenady V, et al. Prenatal administration of progesterone for preventing preterm birth in women considered to be at risk of preterm birth. Cochrane Database Syst Rev, 2013, 7：CD004947.

17. Romero R, Nicolaides K, Conde-Agudelo A, et al. Vaginal progesterone in women with an asymptomatic sonographic short cervix in the midtrimester decreases preterm delivery and neonatal morbidity：a systematic review and metaanalysis of individual patient data. American Journal of Obstetrics and Gynecol-

ogy, 2012, 206: 124. e1-e19.

18. Vogel JP, Nardin JM, Dowswell T, et al. Combination of tocolytic agents for inhibiting preterm labour. Cochrane Database Syst Rev, 2014, 7: CD006169.

19. Alfirevic Z, Stampalija T, Roberts D, et al. Cervical stitch (cerclage) for preventing preterm birth in singleton pregnancy. Cochrane Database Syst Rev, 2012, 4: CD008991.

20. Conde-Agudelo A, Romero R, Nicolaides K, et al. Vaginal progesterone vs cervical cerclage for the prevention of preterm birth in women with a sonographic short cervix, previous preterm birth, and singleton gestation: a systematic review and indirect comparison metaanalysis. American Journal of Obstetrics and Gynecology, 2013, 208: 42. e1-42, e18.

21. Alfirevic Z, Owen J, Carreras ME, et al. Vaginal progesterone, cerclage or cervical pessary for preventing preterm birth in asymptomatic singleton pregnant women with a history of preterm birth and a sonographic short cervix. Ultrasound Obstet Gynecol, 2013, 41: 146-151.

22. Rozenberg P, Chauveaud A, Deruelle P, et al. Prevention of preterm delivery after successful tocolysis in preterm labor by 17 alpha-hydroxyprogesterone caproate: a randomized controlled trial. Am J Obstet Gynecol, 2012, 206: 206. e1-e9.

23. Zork N, Biggio J, Tita A, et al. Decreasing prematurity in twin gestations: predicaments and possibilities. Obstet Gynecol, 2013, 122: 375-379.

24. McNamara HC, Wood R, Chalmers J, et al. STOPPIT Baby Follow-Up Study: The Effect of Prophylactic Progesterone in Twin Pregnancy on Childhood Outcome. PLOS ONE, 2015, 10: e0122341.

25. Saccone G, Suhag A, Berghella V. 17-alpha-hydroxyprogesterone caproate for maintenance tocolysis: a systematic review and metaanalysis of randomized trials. Am J Obstet Gynecol, 2015.

26. Christian MS, Brent RL, Calda P. Embryo-fetal toxicity signals for 17alpha-hydroxyprogesterone caproate in high-risk pregnancies: a review of the non-clinical literature for embryo-fetal toxicity with progestins. J Matern Fetal Neonatal Med, 2007, 20: 89-112.

27. Christian MS, Brent RL, Calda P. Embryo-fetal toxicity signals for 17alpha-hydroxyprogesterone caproate in high-risk pregnancies: a review of the non-clinical literature for embryo-fetal toxicity with progestins. J Matern Fetal Neonatal Med, 2007, 20: 89-112.

28. Lim CE, Ho KK, Cheng NC, Wong FW. Combined oestrogen and progesterone for preventing miscarriage. Cochrane Database Syst Rev, 2013, 9: CD009278.

29. Gyamfi C, Horton AL, Momirova V et al. The effect of 17-alpha hydroxyprogesterone caproate on the risk of gestational diabetes in singleton or twin pregnancies. Am J Obstet Gynecol, 2009, 201: 392. e1-5.

30. Rebarber A, Istwan NB, Russo-Stieglitz K, et al. Increased incidence of gestational diabetes in women receiving prophylactic 17alpha-hydroxyprogesterone caproate for prevention of recurrent preterm delivery. Diabetes Care, 2007, 30: 2277-2280.

31. Waters TP, Schultz BA, Mercer BM, Catalano PM. Effect of 17alpha-hydroxyprogesterone caproate on glucose intolerance in pregnancy. Obstet Gynecol, 2009, 114: 45-49.

第三节 预防早产的用药指征评估和时机

目前国际上关于特殊孕激素类药物预防早产的循证医学证据逐渐增加，各国相应的指南也陆续公布。为了规范国内孕激素类药在产科的使用，在中华医学会围产医学分会的组织下，国内的相关专家经反复研讨、多次修改，最终达成了"特殊类型孕激素在早产预防中的应用"专家共识[1]。同时，中华医学会妇产科学分会产科学组制定的"早产临床诊断与治疗指南（2014）"也涉及合理应用孕激素预防早产的相关问题[2]，该指南主要强调以下几方面：

（1）对有晚期流产或早产史的无早产症状者，不论宫颈长短，均可推荐使用17α羟己酸孕酮酯。

（2）对有前次早产史，此次孕 24 周前宫颈缩短，宫颈管长度（cervical length，CL）<25mm，可经阴道给予微粒孕酮胶囊 200mg/d 或孕酮凝胶 90mg/d，至妊娠 34 周；能减少孕 33 周前早产及围产儿病死率。

（3）对无早产史，但孕 24 周前阴道超声发现宫颈缩短，CL<20mm，推荐使用微粒化孕酮胶囊 200mg/d 阴道给药，或阴道孕酮凝胶 90mg/d，至妊娠 36 周。为补充未能在共识中强调的内容，尤其围绕用药指征评估和时机，2015 年，中华医学会生殖医学分会、中华医学会围产医学分会与中华医学会计划生育学分会再次联手，发布"黄体支持与孕激素补充共识"[3]，以便在产科推荐意见和临床应用，供临床参考。

（一）早产的预防中孕激素类药

在早产的预防中，目前文献证实有效的药物仅限于阴道用天然黄体酮制剂及己酸羟孕酮。

阴道用天然黄体酮制剂包括胶囊及凝胶两种剂型。这里提到的胶囊是专为阴道用药设计的胶囊，而非一般的口服黄体酮胶囊，其生物利用度、吸收率、吸收半衰期等都进行过临床研究的验证。但目前国内尚未引进阴道黄体酮胶囊，而阴道用黄体酮凝胶已在国内上市。

羟己酸孕酮，又名 17-α-羟孕酮己酸盐，常被简称为 17P。该药物为肌内注射的剂型，目前国内未上市。

尚无足够证据证明口服黄体酮及肌内注射天然黄体酮可用于早产预防。

（二）孕激素类药预防早产的用量及疗程

主要推荐中提到"单胎妊娠孕中期（20 至 23 +6 周）经阴道超声测量宫颈管长度为 10~20mm 的孕妇"。共识中推荐的起始用药时间来自于随机对照临床研究设计中的用药时间，而临床研究时为保证其严谨性，必须限定一个起始用药时间的范围，不能笼统地设为妊娠 20 周以后开始用药。如果临床上发现宫颈管缩短且孕周>24 周的孕妇，也可用药。

妊娠 20 周以前用药是否有效，目前尚无文献证实。临床医生可以进行严格设计的随机对照研究以确认特殊孕激素类药物对这部分人群的疗效，但不建议盲目地在临床大范围对孕周<20 周的孕妇应用孕激素。

（三）孕激素类药预防早产的停药指征

共识引用的文献中，在试验设计时，为统一随机对照两组孕妇的药物暴露时间，把停药时间设定为 36 +6 周或 36 周[4,5]。而在国内的实际临床操作中，一般认为在妊娠 35 周以后就可以停用保胎药物，因此共识把推荐的停药时间定为妊娠满 35 周。

（四）不同目标人群孕激素药物剂型选择

共识中推荐的两种孕酮剂型，分别适用于不同的人群。

阴道黄体酮制剂主要应用于宫颈缩短的孕妇。O' Brien JM 等将 659 例孕 18 周~孕

22^{+6}周且具有早产史的单胎孕妇随机分为阴道黄体酮治疗组和安慰剂治疗组，发现两组间孕32周前早产的发生率无显著差异[6]，但在二次分析其对宫颈管缩短孕妇的疗效时，发现阴道黄体酮治疗可使入组时 CL < 28mm 孕妇孕 32 周前早产的发生率显著下降（0 vs. 29.6%）[7]。Fonseca EB 等将 24 620 例孕妇中妊娠 20 ~ 25 周 CL < 15mm 的 250 例孕妇随机分为阴道黄体酮微粒（200mg 每晚）或安慰剂治疗组。治疗时间为孕 24 ~ 34 周。比较其妊娠 34 周前自发性早产的发生率。结果显示阴道黄体酮治疗组妊娠 34 周前早产的发生率明显低于安慰剂治疗组（19.2% vs. 34.4%，RR = 0.56，95% CI，0.36-0.86）[8]。Hassan SS 等的随机对照试验同样发现，阴道黄体酮治疗可使孕 19 ~ 23^{+6}周的单胎且宫颈管超声测量长度为 18 ~ 20mm 孕妇妊娠 33 周前早产的发生率显著降低（RR = 0.55；95% CI，0.33-0.92；P = 0.02）[4]。

肌内注射的己酸羟孕酮针剂主要用于有早产史的孕妇。Meis PJ 等开展的多中心随机试验研究发现，每周肌注 250mg 己酸羟孕酮可使具有早产史孕妇妊娠 37 周前、妊娠 35 周前以及妊娠 32 周前早产的发生率均显著下降，RR 值分别为 0.66（95% CI，0.54-0.81）、0.67（95% CI，0.48-0.93）和 0.58（95% CI，0.37-0.91）[9]。但对于有早产史且合并超声检测宫颈管缩短（孕 23 周 CL < 25mm）的孕妇，Rafael TJ 等的回顾性研究发现，肌内注射己酸羟孕酮不能显著降其低妊娠 35 周前早产的发生（OR = 1.72，95% CI，0.50-5.89）[10]。

近期的一项随机对照试验将 145 例有早产史的孕妇随机分为肌内注射己酸羟孕酮组（250mg/周）和阴道孕酮治疗组（100mg/天），比较两种给药方式对预防妊娠 37 周前早产的效果，发现两组妊娠 37 周前早产的发生率无明显差别（43.9% vs. 37.9%，P = 0.50）[11]。

美国妇产科学会（American College of Obstetricians and Gynecologists，ACOG）2008年公布的第 419 号委员会意见"使用孕激素以降低早产发生率"[12]，建议有既往早产史的孕妇使用 17α 羟孕酮 250mg 每周肌注或者 100mg 黄体酮每天阴道上药预防早产；妊娠 22 ~ 26 周 B 超发现 CL < 15mm 的孕妇使用孕激黄体酮 200mg 每天阴道上药预防早产。

（五）宫颈管缩短的诊断

目前对于单胎妊娠无早产史的孕妇是否进行宫颈管长度的普遍筛查尚存在争议，因此不能要求所有医疗单位必须进行宫颈长度筛查，但可根据各医疗机构的条件进行。共识中定义的宫颈管缩短是指阴道超声下测量的结果。由于其他测量方式误差相对较大，而使用特殊孕激素类制剂预防早产的经济成本较高，故在不具备经阴道超声测量的条件下，不建议给孕妇用药。而从事经阴道超声的技术人员应在上岗前接受培训，以使 CL 测量的质控达到较高标准。

（六）特殊孕激素制剂在预防双胎及多胎妊娠早产中的应用

目前的几项随机对照研究均认为特殊孕激素制剂（阴道孕酮制剂或羟基酸孕酮）对双胎及三胎妊娠预防早产无效[13-15]。因此对于双胎或多胎妊娠，尤其已经有先兆早产或胎膜早破的孕妇，均无充分证据建议使用孕激素类药物。但这些研究并未对孕妇进行分层。例如 2007 年发表在新英格兰杂志上的对于羟己酸孕酮用于双胎妊娠预防早产的研究[16]，目标人群是除外了胎儿畸形的双胎妊娠者，未对入组人群的其他高危因素进行分层。近期的一项纳入 13 项随机对照试验[17]，涉及 3768 名孕妇以及 7563 名婴儿的 Meta 分析即指出，虽然羟己酸孕酮肌注（RR = 1.1，95% CI，0.97-1.40）和阴道孕酮给药（RR = 0.97，95% CI，0.77-1.2）不能降低双胎妊娠围产儿患病率或早产的发生，但根据 CL 进行分组分析后，发现羟己酸孕酮可增加 CL > 25mm 双胎孕妇围产儿不良结局的发生（随机测量的 CL > 25mm，RR = 2.1，95% CI，1.90-2.20；孕 24 周前测量的 CL > 25mm，RR = 1.4，95% CI，1.26-1.50），而阴道孕酮可改善随机 CL ≤ 25mm（RR = 0.57，95% CI，0.47-0.70）及孕 24 周前 CL ≤ 25mm（RR = 0.56，95% CI，0.42-0.75）双胎孕妇的围产儿结局。El-refaie W 等的随机对照试验同样证实，对于 CL 为 20-25mm 的双胎孕妇，自孕 20 ~ 24 周起给予 400mg/天阴道孕酮给药，可显著降低孕 32 周前和孕 34 周前早产的风险[18]。

今后在摸索孕激素对于双胎妊娠预防早产的疗效时，应寻求合理的变量进行分层，以期找到双胎妊娠中能从孕激素预防早产中获益的特定人群。

综上，特殊孕激素类药物是预防既往早产史、孕期超声检查宫颈管缩短孕妇早产发生的可行选择。但对降低多胎妊娠患者早产发生率的效果不明显。需要开展更多设计严谨的随机对照试验，来进一步明确特殊孕激素类药物的用药指征、剂量、途径、安全性和获益人群等。

（王　晨　杨慧霞）

参考文献

1. 段涛，杨慧霞，胡娅莉，等. 特殊类型孕激素在早产预防中的应用. 中华围产医学杂志，2012，15（11）：656-670.

2. 中华医学会妇产科学分会产科学组. 早产临床诊断与治疗指南（2014）. 中华围产医学杂志，2014，49（7）：481-485.

3. 孙赟，刘平，叶虹，等. 黄体支持与孕激素补充共识. 生殖与避孕，2015，35（1）：1-8.

4. Vidyadhari D，et al. Vaginal progesterone reduces the rate of preterm birth in women with a sonographic short cervix：a multicenter，randomized，double-blind，placebo-controlled trial. Ultrasound Obstet Gynecol，2011，38（1）：18-31.

5. Meis PJ，Klebanoff M，Thom E，et al. Prevention of recurrent preterm delivery by 17 alpha-hydroxyprogesterone caproate. N Engl J Med，2003，12；348（24）：2379-2385.

6. O'Brien JM，Adair CD，Lewis DF，et al. Progesterone vaginal gel for the reduction of recurrent preterm birth：primary results from a randomized，double-blind，placebo-controlled trial. Ultrasound Obstet Gynecol，2007；30（5）：687-696.

7. DeFranco EA，O'Brien JM，Adair CD，，et al. Vaginal progesterone is associated with a decrease in risk for early preterm birth and improved neonatal outcome in women with a short cervix：a secondary analysis from a randomized，double-blind，placebo-controlled trial. Ultrasound Obstet Gynecol，2007，30（5）：697-705.

8. Fonseca EB，Celik E，Parra M，et al. Progesterone and the risk of preterm birth among women with a short cervix. N Engl J Med，2007，357（5）：462-469.

9. Meis PJ，Klebanoff M，Thom E，et al. Prevention of recurrent preterm delivery by 17 alpha-hydroxyprogesterone caproate. N Engl J Med，2003，348（24）：2379-2385.

10. Rafael TJ，Mackeen AD，Berghella V. The effect of 17alpha-hydroxyprogesterone caproate on preterm birth in women with an ultrasound-indicated cerclage. Am J Perinatol，2011，28（5）：389-394.

11. Elimian A, Smith K, Williams M, et al., A randomized controlled trial of intramuscular versus vaginal progesterone for the prevention of recurrent preterm birth. Int J Gynaecol Obstet, 2016, pii: S0020-7292 (16) 30095-9.

12. Society for Maternal Fetal Medicine Publications Committee. ACOG Committee Opinion number 419 October 2008 (replaces no. 291, November 2003). Use of progesterone to reduce preterm birth. Obstet Gynecol, 2008, 112 (4): 963-965.

13. Caritis SN, Rouse DJ, Peaceman AM, et al. Prevention of preterm birth in triplets using 17 alpha-hydroxyprogesterone caproate: a randomized controlled trial. Obstet Gynecol, 2009, 113 (2 Pt 1): 285-292.

14. Rode L, Klein K, Nicolaides KH, et al. Prevention of preterm delivery in twin gestations (PREDICT): a multicenter, randomized, placebo-controlled trial on the effect of vaginal micronized progesterone. Ultrasound Obstet Gynecol, 2011, 38 (3): 272-280.

15. Lim AC, Schuit E, Papatsonis D, et al. Effect of 17-alpha hydroxyprogesterone caproate on cervical length in twin pregnancies. Ultrasound Obstet Gynecol, 2012, 40 (4): 426-430.

16. Rouse DJ, Caritis SN, Peaceman AM, et al. A trial of 17 alpha-hydroxyprogesterone caproate to prevent prematurity in twins. N Engl J Med, 2007, 357 (5): 454-461.

17. Schuit E, Stock S, Rode L, et al. Effectiveness of progestogens to improve perinatal outcome in twin pregnancies: an individual participant data meta-analysis. BJOG, 2015, 122 (1): 27-37.

18. El-refaie W, Abdelhafez MS, Badawy A. Vaginal progesterone for prevention of preterm labor in asymptomatic twin pregnancies with sonographic short cervix: a randomized clinical trial of efficacy and safety. Arch Gynecol Obstet, 2016, 293 (1): 61-67.

第四节　孕激素治疗对产科并发症和新生儿的影响

　　人工合成孕激素制剂对母儿的安全性评估有待进一步观察。天然孕酮制剂越来越多地应用于早产的预防，但是长期用药对产科并发症及新生儿近远期影响目前尚缺乏长期随访研究。

一、孕激素治疗对新生儿预后的影响

　　2007 年 Eduardo B. 在新英格兰杂志上发表了关于微粒化孕酮阴道用药预防宫颈缩短单胎孕妇早产风险的研究，从孕 22 周开始每日阴道放置 200mg，直至孕 34 周或孕 34 周前分娩发动停药，可以降低 44.2% 孕妇的早产风险，未发现对新生儿出生体重、新生儿死亡、新生儿颅内出血、呼吸窘迫、早产儿视网膜病变及坏死性肠炎，新生儿 NICU 入住率等新生儿预后指标的影响[1]。2015 年最新一项荟萃分析研究中包括了 5 项随机试验和 441 例单胎孕妇，结果显示黄体酮用药组在降低早产率同时显著降低了复发性早产发病率和新生儿脓毒血症发生率[2]。关于非天然孕激素 17-a 己酸羟孕酮应用于预防早产，目前未发现有严重的不良反应。多数研究显示妊娠中期应用 17-a 己酸羟孕酮可减少单胎妊娠早产的发生率，且不增加流产、死胎、死产及先天畸形的发生率[3,4]。目前的研究显示双胎妊娠从孕中期起每周使用 17-a 己酸羟孕酮，超声检查未发现对胎儿生长参数和体重的不良影响[5]。对宫内暴露 17-a 己酸羟孕酮的子代随访至出生后 4 岁，未显示对子代身高、体重及头围的影响[6]。最新的一项长期随访调查发现，在至少

3~6 年内,宫内暴露与孕激素条件下的双胎胎儿在出生后的死亡率、先天畸形、住院治疗或常规儿童健康评估等方面未发现有任何有益或不利的影响[7]。然而,也存在着不同的意见。一项来意大利的研究发现,虽然孕酮的使用可以显著延长孕周,但同时,也增加了胎儿出生高体重的发生[8]。有动物实验表明,补充孕激素可使大脑内四氢孕酮浓度升高,在促进胎儿髓鞘形成的同时,也增加了雄性体内的皮质醇水平,17-α 羟孕酮对胚胎和胎儿具有一定毒性[9]。

目前尚未发现孕激素治疗对新生儿产生不良预后的研究。但 ACOG 指出 17-a 已酸羟孕酮为非天然孕激素,长期使用的安全性及是否存在远期并发症目前尚不明确。

二、孕激素治疗对母亲预后的影响

很少有研究显示妊娠期应用孕激素对母亲存在不良影响。一项涉及 14 项研究中 2158 例妇女的大样本荟萃分析评估了孕激素预防妊娠 20 周前流产的有效性和安全性,结果显示孕激素保胎治疗不增加母亲和新生儿不良反应的发生率[10]。另外一项荟萃分析显示孕激素治疗不增加产前出血、早产、新生儿先天畸形、妊娠期高血压疾病的发生率[11-13]。近几年有学者提出口服孕酮保胎可能增加妊娠期糖尿病的患病风险,17α-已酸羟孕酮的使用与 GDM 存在相关性,目前尚缺乏大样本资料的证实[14-16]。

不良反应:17-α 已酸羟孕酮最常见的不良反应有注射部位疼痛、肿胀或瘙痒;荨麻疹、恶心和腹泻。严重不良反应较少见。黄体酮阴道制剂有一定药物脱落概率。另外,孕激素补充治疗在一些疾病中禁止使用,如孕激素依赖性肿瘤、黄体酮过敏患者(详见本书第八章第二节)。

总之,人工合成孕激素制剂对母儿的安全性评估有待进一步评价,但天然孕酮孕期使用是安全的,目前的国内外研究未发现对母儿有明显影响。长期用药后对母儿的影响,尤其对后代的远期影响目前尚缺乏长期随访研究。

(蔺 莉)

参考文献

1. Fonseca EB, Celik E, Parra M, et al. Progesterone and the risk of preterm birth among women with a short cervix. N Engl J Med, 2007, 357: 462-469.
2. Suhag A, Saccone G, Berghella V. Vaginal progesterone maintenance tocolysis: a systematic review and metaanalysisof randomized trials. Am J Obstet Gynecol, 2015, 19: pii: S0002-9378 (15) 00261-6.
3. Rozenberg P, Chauveaud A, Deruelle P, et al. Prevention of preterm delivery after successful tocolysis in preterm labor by 17 alpha-hydroxy-progesterone caproate: a randomized controlled trial, 2012, 206 (3): 206. e1-e9.
4. Briery CM, Klauser CK, Martin RW, et al. The use of 17-hydroxy progesterone in women with arrested preterm labor: a randomized clinical trial, 2014, 27 (18): 1892-1896.
5. Mulder EJ, Versteegh EM, Bloemenkamp KW, et al. Does 17-α-hydroxyprogesterone caproate affect fetal biometry and birth weight in twin pregnancy?, 2013, S42 (3): 329-334.
6. Northen AT, Norman GS, Anderson K, et al. Follow-up of children exposed in utero to 17 alpha-hydroxyprogesterone caproate compared with placebo, 2007, 110 (4): 865-872.
7. McNamara HC, Wood R, Chalmers J, et al. STOPPIT Baby Follow-Up Study: The Effect of Prophylactic

Progesterone in Twin Pregnancy on Childhood Outcome. PLOS ONE, 2015, 10: e0122341.

8. Saccone G, Suhag A, Berghella V. 17-alpha-hydroxyprogesterone caproate for maintenance tocolysis: a systematic review and metaanalysis of randomized trials. Am J Obstet Gynecol, 2015, 213 (1): 16-22.

9. Christian MS, Brent RL, Calda P. Embryo-fetal toxicity signals for 17alpha-hydroxyprogesterone caproate in high-risk pregnancies: a review of thenon-clinical literature for embryo-fetal toxicity with progestins. J Matern FetalNeonatal Med, 2007, 20: 89-112.

10. Haas DM, Ramsey PS. Progestogen for preventing miscarriage. Cochrane Database Syst Rev, 2013, 31: 10: CD003511.

11. Wahabi HA[1], Fayed AA, Esmaeil SA, Al Zeidan RA. Progestogen for treating threatened miscarriage. , 2011, 7 (12): CD005943. doi: 10. 1002/14651858. CD005943.

12. Lim CE, Ho KK, Cheng NC, et al. Combined oestrogen and progesteronefor preventing miscarriage. Cochrane Database Syst Rev, 2013, 9: CD009278.

13. Gyamfi C, Horton AL, Momirova V, et al. The effect of 17-alpha-hydroxyprogesterone caproate on the risk of gestational diabetes in singleton or twin pregnancies. Am J Obstet Gynecol, 2009, 201: 392. e1-e5.

14. Nunes VA, Portioli-Sanches EP, Rosim MP, et al. Progesterone induces apoptosisof insulin-secreting cells: insights into the molecular mechanism. J Endocrinol, 2014, 221 (2): 273-284.

15. Rebarber A, Istwan NB, Russo-Stieglitz K, et al. Increased incidence ofgestational diabetes in women receiving prophylactic 17alpha-hydroxyprogesterone caproate for prevention of recurrent preterm delivery. Diabetes Care, 2007, 30: 2277-2280.

16. Waters TP, Schultz BA, Mercer BM, et al. Effect of 17alpha-hydroxyprogesterone caproate on glucose intolerance in pregnancy. Obstet Gynecol, 2009, 114: 45-49.

第八章

黄体支持安全性及并发症的处理

第一节 黄体支持安全性

20 世纪 40 年代开始有了雌孕激素在临床中应用，也就引起了人们对雌、孕激素治疗的安全性问题的关注，包括对女性健康的影响，以及妊娠期应用对胎儿及新生儿的影响。20 世纪 60 至 70 年代，即有流行病学研究表明胎儿期暴露于性激素的婴儿，发生非生殖道先天畸形的风险增加，20 世纪 80 年代起有报道妊娠期应用雌孕激素可能增加子代患循环系统发育异常的风险，美国食品与药物管理局（FDA）根据各项研究结果提出，在说明书中添加妊娠期口服孕激素类药物、复方口服避孕药可能增加肢体缺失缺陷及先天性心脏病的风险。随着动物与临床研究的进展，1987 年，美国 FDA 召开由整形外科学会、美国疾病控制和预防中心，美国妇产科学院参加的听证会，提出孕激素类药物并不增加非生殖道畸形的发病风险，并在 1999 年最终将该条内容自说明书中去除。近半个世纪以来，对于各种黄体激素的使用，特别是与怀孕和保胎有关的黄体支持及孕激素补充治疗的药物的安全性问题，一直是广大医务工作者关注的焦点问题之一。目前临床应用的黄体支持药物剂型、品牌种类繁多，主要包括孕激素类、hCG 类以及雌激素类。

一、孕激素类药物应用安全性

临床中常用的孕激素类药物主要分为天然孕激素与人工合成孕激素。在 20 世纪早期，由于制备工艺的限制，临床中大多使用人工合成孕激素。进入 20 世纪 80 年代以后，随着生产工艺和制剂水平的提高，天然黄体酮开始更多地应用于临床。目前临床用于黄体支持治疗的孕激素有多种剂型。最传统的为黄体酮肌内注射针剂，但在许多辅助生育临床上，已经逐渐倾向于使用更加方便、无创的阴道用黄体酮凝胶。

辅助生殖技术助孕过程及妊娠后可能需要较长时间使用孕激素，对于其安全性也一直受到广大医务工作者和患者极大的关注。

甲羟孕酮是一种人工合成孕激素，曾被用于治疗习惯性流产，也有用于辅助生殖技术中的报道，但随后的动物实验发现，孕期应用甲羟孕酮可能导致家兔发生腭裂及生殖道畸形。给妊娠的鼠和兔服用甲羟孕酮，可能导致雌性后代男性化，雄性后代女性化。同时在人群中的使用发现，用甲羟孕酮治疗先兆流产可能导致男性女性化及尿道下裂，女婴男性化及阴蒂肥大，并可能伴有阴囊或阴唇融合。对发生尿道下裂的病例进行分析后发现，孕期服用甲羟孕酮的剂量为 5~10mg/日（服用时间 7~22 周），或服用剂量 20mg/日（服用时间 7~24 周）。这一阶段正是男婴生殖道发育的重要阶段。另外，对孕期服用甲羟孕酮的女性分娩女婴情况进行分析后表明，妊娠期任何时间使用甲羟孕酮都可能导致女婴阴蒂肥大。因此，不建议孕期使用人工合成孕激素，包括甲羟孕酮。但也有报道得出了相反的结论，Katcz 等比较了妊娠期是否使用甲羟孕酮女性分娩婴儿的情况，其中 1608 个新生儿其母亲曾因早孕期先兆流产服用甲羟孕酮，另有 1146 个婴儿其母亲孕期未曾服用甲羟孕酮。结果发现，两组畸形率并无统计学差异。

羟孕酮是一种人工合成长效孕激素，István Dudás 等对 1980~1996 年出生的 22 843 名先天畸形新生儿及 38 151 名正常新生儿比较后发现，早孕期服用羟孕酮并不增加先天畸形的发生率，但其在预防早产方面也无明显效果，因此认为妊娠期无应用羟孕酮的指征。

20 世纪 60~80 年代，曾有一些流行病学研究表明，妊娠期暴露于孕激素增加子代非生殖道畸形的风险，包括肢体缺失畸形、神经管畸形、心血管畸形等，但随后更多高质量的临床研究否定了上述结论。

Resseguie 等分析了 988 名婴儿，其母亲孕期曾使用孕激素或 17α-羟孕酮，并未发现先天性畸形的发生率增加。另有体外研究表明，将正在发育的女胎外生殖器与孕酮接触，并未发现明显的致畸效应。1999 年美国 FDA 经详细评估后认为，暴露于黄体酮或 17α-羟己酸孕酮酯（17α-OHPC）的妊娠母亲，分娩的男性或女性子代出生缺陷率并未增加。

随着天然黄体酮的广泛应用，包括人工合成的与天然黄体酮结构极为相似的黄体酮，由于其结构与人体分泌的孕激素相同或相似，认为其导致胎儿畸形及妇女心血管疾病、乳腺癌的风险均大大降低，因此，在辅助生殖技术、流产治疗等方面，天然黄体酮得到了广泛的应用。

学者普遍认为天然黄体酮较传统的人工黄体酮更安全。其在不孕症及辅助生殖技术领域已应用超过 15 年，大多数流行病学研究并未发现天然黄体酮有致畸作用，特别是经阴道使用的天然黄体酮，在血循环中水平极低，故对全身影响最小，不影响孕妇体重、胚胎胎儿存活率，也不导致先天畸形。临床资料并未显示妊娠期使用天然黄体酮与心脏畸形和食管闭锁相关。

Silver 等回顾性研究 IVF-ET 助孕后代尿道下裂的发生率，结果表明 IV-ET 组尿道下裂的发生率比对照组高 5 倍（1.5% vs. 0.3%），发生原因不明，两组唯一的差别是 IVF-ET 组妊娠期使用孕激素。但前瞻性研究并不支持孕激素与尿道下列有关。另有 Allen 等的研究，分析了 15 例发生尿道下裂的患儿，仅有 1 例其母亲在早孕期曾服用黄体酮，11 例为染色体核型异常，1 例为一侧性腺缺乏，其认为尿道下裂是由于胎儿期下丘脑、垂体、睾丸轴发育成熟延迟引起。

孕酮的主要作用是使子宫内膜由增生期转化为分泌期，增加子宫内膜容受性；降低子宫肌层的敏感性与收缩性，维持妊娠。除此之外，孕酮本身还具有一些不良作用，如增加胰岛素抵抗、破坏糖代谢的平衡、增加糖尿病的发生风险。在小鼠的研究中，发现孕酮与随机血糖存在相关性，血孕酮浓度越高，血糖浓度越高，孕酮受体拮抗剂—米非

司酮可以降低血糖水平。在妊娠晚期，孕酮可以用于预防早产的发生，但研究发现使用
17-乙酸孕酮预防早产，妊娠期糖尿病的发生率升高。有一研究对孕早期因先兆流产予
口服微粒化黄体酮安胎治疗的患者，在孕 24～28 周检测其血糖情况，发现与对照组比
较，其空腹血糖升高，空腹血糖与糖耐量试验异常比例增加，出生体重增加；而进一步
分析认为这一结局与孕酮使用剂量及用药时间无关。一项 meta 分析认为与自然妊娠比
较 IVF/ICSI 治疗患者中其发生妊娠期糖尿病的风险高于自然妊娠，但出生体重小于自
然妊娠；这一研究比较了冷冻周期与自然妊娠的妊娠结局，发现前者的出生体重低于后
者，相对于新鲜周期，复苏周期内分泌水平更接近于自然。另一研究分析自然妊娠
GDM 患者与辅助生殖治疗后 GDM：发现后者孕早期空腹血糖高于自然妊娠者，孕中期
糖耐量试验无统计学差异，两组的新生儿出生体重有统计学差别。还有研究比较了自然
妊娠、IUI、IVF/ICSI 治疗后 GDM 的发生风险，分别为 10%、26% 与 43%，逻辑回归
分析认为 GDM 发病风险包括年龄，BMI，助孕方式与妊娠期使用孕酮支持黄体。但对
于黄体支持中孕酮的使用是否增加 GDM 的发病风险，还需要进一步的研究。不排除此
部分孕妇应尽早接受妊娠期糖尿病筛查。

孕酮影响糖代谢的作用机制可能为孕酮能降低外周组织特别是骨骼肌及脂肪组织中
葡萄糖转运蛋白 4（glucose transporter 4）的表达；在胰岛细胞中，存在孕激素受体，提
示孕酮可能与胰岛素的分泌以及胰岛细胞增生存在直接相关性。

二、hCG 类药物应用安全性

目前临床应用的 hCG 类主要为尿源性或基因重组药物，曾广泛应用于 ART 治疗中
的黄体支持，其安全性隐患主要为越来越多的研究发现，新鲜周期 ART 治疗中，与应
用黄体酮进行黄体支持比较，hCG 并未增加临床妊娠率或活产率，反而可能增加卵巢过
度刺激综合征的发生风险，或加重病情。美国生殖医学会也已经不再建议 ART 治疗中
使用 hCG 进行黄体支持。

三、雌激素类药物应用安全性

20 世纪 40 年代至 70 年代，乙底酚曾经广泛地应用于临床，包括妊娠期，主要用于
先兆流产的治疗。虽然临床数据表明乙底酚在预防流产方面的有效性欠佳，但还是在临
床广泛应用。但人们发现，一些罕见恶性肿瘤的发生率有所增高，最显著的是年轻女性
的阴道、宫颈透明细胞腺癌，而进一步分析发现这些女性在胎儿期，其母亲曾口服乙底
酚，1971 年，美国 FDA 禁止了乙底酚的应用。除了对女胎的影响，随后，有报道妊娠
期曾服用乙底酚的女性，与未曾服用的相比，分娩男婴成年后精液质量下降，发生先天
畸形、隐睾及睾丸癌的风险增加。但另有一些研究却未发现类似结果。学者们认为，这
可能与用药时间不同有关，提示睾丸可能在某一特定阶段内对外源性雌激素更敏感。
2006 年 Storgaard 等发表的综述认为，只有在早孕期口服乙底酚才会对精子数量产生不
良影响。对大鼠的体外研究表明，接受外源性雌激素（乙底酚、17β-雌二醇）可影响
睾丸发育及睾丸生殖细胞、支持细胞及间质细胞。另有研究表明，在胎儿早期阶段，睾
丸内细胞对雌激素更敏感。近年来发表的对啮齿类动物的在体研究也提示雌激素可能对
睾丸的发育产生不良影响，包括青春期前及成年期，但由于不同研究所选用的动物种类

不同，用药时间、剂量也各不相同，另外，对雌激素的敏感性是有种属差异的，因此难以得出雌激素对睾丸发育影响的具体过程。但可以得出的结论是，尤其是在妊娠早期、暴露于大剂量的外源性雌激素时风险更高，对睾丸的组织学及功能的影响将可能是不可逆的。因此有学者认为，胎儿期暴露于雌激素可能是导致睾丸发育不全综合征的原因之一，但也有学者认为这与暴露的时间及个体易感性有关。另有研究表明，口服乙底酚甚至可能对妊娠造成不良影响并影响胎儿发育，其晚期流产发生率是未曾口服孕妇的 4.8 倍。而且，研究还发现，妊娠期暴露于乙底酚的女胎，其日后罹患乳腺癌的风险显著高于对照组，而且随年龄增长风险逐渐增加，而这一风险可能不仅存在于胎儿期暴露于乙底酚的女胎，动物模型表明，妊娠期暴露于过高的天然或者合成雌激素水平，都可能增加女胎日后罹患乳腺癌的风险。其可能是通过影响女胎乳腺的发育、分娩后乳腺的形态、发育，以及基因表达、表观遗传学等层面，增加罹患乳腺癌风险。甚至还可能通过生殖细胞表观遗传学的改变将这一风险遗传至后代。不仅如此，研究发现早孕期及晚孕期雌激素水平越高，孕妇本身日后罹患乳腺癌的风险也随之增加。

Katsiaryna Holl 等人的研究表明，早孕期血清甾体类激素水平可能影响其子代患睾丸恶性生殖细胞肿瘤的风险，其中血清雌激素水平较高的孕妇，可能增加子代患病风险。Rebecca Troisi 等人的文献综述表明，虽然目前结论尚不同意，但有学者提出在宫内暴露于高雌激素水平，可能增加日后罹患乳腺癌的风险，而对于 40 岁以上的女性，孕期服用雌激素类药物可能导致患乳腺癌风险增加，但是由于雌激素类药物本身的作用，或是由于大剂量雌激素类药物改变的内源性激素水平而导致了这一风险增加，尚不清楚。

E Hemminki 等对 2052 例妊娠期暴露于雌孕激素女性及子代，和 2038 例对照女性及其子代进行随访分析（平均随访时间为 35 年），上述女性在日后罹患乳腺、卵巢、宫颈、子宫恶性肿瘤及非生殖道肿瘤的发生率。结果表明，在早孕期暴露于雌激素的女性，乳腺癌的发生率高于晚孕期暴露于雌激素的女性，而暴露于孕激素的时机并未影响这一风险。而卵巢癌和宫颈癌的发生率在雌激素暴露的女性中高于孕激素暴露的女性。子宫内膜癌的发生率在雌、孕激素暴露的女性中发病率均较高，无论在孕期的哪个阶段用药，提示与其他生殖道肿瘤相比，子宫内膜癌的发病风险可能确实增加了。另外，雌孕激素暴露的女性，结肠癌的发病率较高。早孕期服用孕激素药物，肺癌发生率更高。就新生儿畸形方面，包括男胎生殖道畸形，胎儿期曾暴露于雌孕激素的发生率更高，生殖道畸形包括阴囊鞘膜积液、尿道下裂、阴囊手术（阴囊血肿及睾丸坏死）。但由于病例数量的限制，作者认为并不能就观察到的数据得出孕期使用雌孕激素对女性及其子代罹患癌症及畸形风险的影响得出肯定的结论。随着时代的发展，人们的生活环境及生活方式都发生了改变，也可能是导致上述结果的因素。例如，吸烟的女性可能发生先兆流产、早产的风险更高，因此，妊娠期使用雌孕激素的比例也可能高于非吸烟人群，而这部分人群罹患癌症的风险增加可能是由于吸烟而不是使用激素。

Sadhna Shankar 等人对 1996 至 2002 年间 278 名小于 15 岁，罹患恶性生殖细胞肿瘤的儿童与 423 名健康对照进行病例对照研究，并对其所在地、年龄及性别进行匹配，分析结果并未发现妊娠期暴露于外源性雌孕激素可能导致其子代罹患恶性生殖道肿瘤的风险增加。

妊娠期服用雌激素，对孕妇本身的影响除已经提到的可能增加日后罹患乳腺癌的风险外，另有增加血栓栓塞风险、加重肝脏负担甚至导致肝功能异常等担忧。

综上，评价妊娠期用药的安全性，需要考虑药物的种类、剂量、用药的胎龄，以及可能存在的个体差异。有研究显示，人群中有相当一部分药物代谢能力发生改变，存在一种或多种同工酶缺失或没有活性。在这类人群中，口服同一剂量、疗程的药物，其体内药物浓度就会高于普通人群，并且可能在体内持续更长时间，因此胚胎/胎儿就会较长时间地暴露于更高浓度的药物中，也就可能增加了致畸等危害胎儿的风险。另外，与普通人群不同的是，妊娠期用药是否致畸，还有一个关键因素是用药时机，即同一种药物、剂量、疗程，在妊娠不同时机用药，对胚胎/胎儿的影响也可能不同。受精后2周以内，药物对胚胎的影响是"全"或"无"的，即自然流产或无影响；受精后2~8周，被称为"致畸高度敏感期"，此阶段胚胎各器官对不同药物的毒性反应也不相同，并非接触具有致畸作用的药物后的胚胎均出现畸形，是否出现畸形与胚胎对药物敏感性有关。受精后第9周至足月，这一阶段胎儿神经系统、生殖系统及牙齿仍在继续分化，受到某些药物作用后，由于胎儿肝脏对药物代谢的能力较差且血脑通透性高，因此更易受损，此阶段一般不导致胎儿畸形的发生，而主要是药物毒性反应，例如对中枢神经系统的损害、胎儿生长发育受累导致低出生体重和远期功能行为异常等。因此，妊娠期用药不当不仅可能导致胎儿先天结构畸形，还可能影响后代的智力、功能发育等。另外，胎儿宫内暴露于某些药物的中毒表现可以是细微的、难以预料的以及迟发的，例如，宫内暴露于乙底酚的女性，患阴道腺癌的风险增加，但这种恶性肿瘤需要到青春期才能被发现，这也引起了人们对孕期用药物远期影响的担忧。

由于妊娠期用药的特殊性，不仅需要考虑用药种类、剂量、时间，还要关注用药时机（即用药时的妊娠周数）。现有的报道大多是回顾性的病例对照研究，关于用药细节以及胎儿发育、新生儿期情况等均通过电话随访、调查问卷方式得到，准确性受到影响。因此，若要得到可靠的结论还需要进行通过顶层设计开展大规模、多中心的前瞻性临床研究，并对妊娠女性及其子代进行长期的随访，通过可靠全面的大数据分析，以确切了解妊娠期雌孕激素的使用对女性本身及其子代的近、远期影响，提高ART助孕的安全性。然而，无论哪种黄体酮药物制剂，及其他黄体支持和补充制剂，在使用中都应该考虑对母体和胎儿的近期和远期安全性问题，不应该让患者在必要的使用中有恐慌心理，更不应该盲目增加剂量和过度延长用药时间。

（刘 平）

参考文献

1. 朱桂金. 黄体酮在体外受精中的应用及安全性. 中国实用妇科与产科杂志，2002，18（11）：695-697.

2. 杨慧霞. 妊娠期与哺乳期合理用药的评价. 全国妇产科临床医学新进展学术研讨会论文集，2010，11.

3. Delbès G，Levacher C，Habert R. Estrogen effects on fetal and neonatal testicular development. Reproduction，2006，132（4）：527-538.

4. Troisi R，Potischman N，Hoover RN. Exploring the underlying hormonal mechanisms of prenatal risk fac-

tors for breast cancer: a review and commentary. Cancer Epidemiol Biomarkers Prev, 2007, 16 (9):
1700-1712.

5. Hemminki E, Gissler M, Toukomaa H. Exposure to female hormone drugs during pregnancy: effect on malformations and cancer. Br J Cancer, 1999, 80 (7): 1092-1097.

6. Hilakivi-Clarke L, de Assis S, Warri A. Exposures to synthetic estrogens at different times during the life, and their effect on breast cancer risk. J Mammary Gland Biol Neoplasia, 2013, 18 (1): 25-42.

7. Rebarber A, Istwan NB, Russo-Stieglitz K, et al. Increased incidence of gestational diabetes in women receiving prophylactic 17alpha-hydroxyprogesterone caproate for prevention of recurrent preterm delivery. Diabetes Care, 2007, 30 (9): 2277-2280.

8. Brent RL. Nongenital malformations following exposure to progestational drugs: the last chapter of an erroneous allegation. Birth Defects Res A Clin Mol Teratol, 2005, 73 (11): 906-918.

9. Ludwig M, Finas A, Katalinic A, et al. Prospective, randomized study to evaluate the success rates usinghCG, vaginal progesterone or a combination of both for luteal phase support. Acta Obstet Gynecol Scand, 2001, 80 (6): 574-582.

10. Di Renzo GC, Giardina I, Clerici G, et al. The role of progesterone in maternal and fetal medicine. Gynecol Endocrinol, 2012, 28 (11): 925-932.

第二节　孕酮在黄体支持中的不良反应

一、孕酮本身产生的不良反应

1. 糖代谢　孕酮的主要作用是使子宫内膜由增生期转化为分泌期，增加子宫内膜容受性；降低子宫肌层的敏感性与收缩性，维持妊娠。除此之外，孕酮本身还具有一些不良作用，如增加胰岛素抵抗、破坏糖代谢的平衡、增加糖尿病的发生风险。

2. 静脉血栓的形成　在辅助生育技术中，深静脉血栓主要发生在重度 OHSS 患者中。使用促排卵药物后多个卵泡发育，血中雌激素升高，促凝物质水平升高，抗凝血酶减少，血管通透性增加，体液外渗，血液浓缩，患者处于高凝状态，特别是妊娠时，容易导致深部静脉血栓形成。上海交通大学仁济医院曾报道一例自然周期冷冻胚胎移植后发生下肢深静脉血栓，该患者胚胎移植后予黄体酮 40mg 支持黄体，患者移植后一直卧床，进水少，很少起床活动，作者推测血栓形成与此有关。事实上，使用口服避孕药以及妊娠女性血液均处于高凝状态，增加血栓的发生风险。关于黄体支持会不会增加静脉血栓的发生，由于在新鲜周期中，血栓的形成主要与卵巢过度刺激有关，在冷冻胚胎移植周期中发生血栓的比例极低，很难对黄体支持是否增加辅助生殖过程中血栓发生进行随机对照研究。曾有个例报道单独大剂量的使用黄体酮治疗子宫肌瘤引起的出血 15 个月后，停药两个月后出现深静脉血栓[1]，这两个病例报道或者提示单纯使用孕酮可能会增加血栓形成的风险。在对行激素替代治疗的绝经后女性的研究中，进一步发现与单纯口服雌激素比较，雌激素结合孕激素，显著增加静脉血栓的发生率，但是这一部分女性其年龄与用药时间均大于行辅助治疗的患者，目前对于孕酮在血栓形成中的作用还需要进一步的观察。

3. 肝功能与肝内胆汁淤积症　孕酮主要在肝脏代谢为孕二醇，特别是口服孕酮

90%经肝脏代谢，持续的较大剂量孕激素的应用，除了可能加重肝脏负担，导致肝功能异常，出现药物性肝损害以外，还可能与肝内胆汁淤积症有关。

有研究认为孕酮与肝内胆汁淤积症（ICP））的发生关系密切，在13例患者中，其中10例在发病前有口服微粒化黄体酮，2例在产前停用孕酮后瘙痒症状消失，肝功能恢复正常，提示孕酮可能诱发ICP[2]；与正常孕妇血中孕酮代谢产物比较，ICP患者中硫酸化的孕酮明显增加，而葡萄糖醛酸结合的孕酮产物并未改变甚或减少［3］。血中孕酮代谢产物主要经胆汁分泌，约30%的孕酮硫酸化方式是结合焦硫酸，孕酮焦硫酸盐转运很可能是经过有机阴离子载体转运，ICP患者血中孕酮焦硫酸盐的增加可能反映胆管分泌功能受损伤，而葡萄糖醛酸孕酮并不改变，，这说明ICP患者胆管分泌硫酸化甾类化台物存在选择性缺陷患者胆管分泌硫酸化甾类化合物存在选择性缺陷。

尽管如此，目前暂无辅助生殖治疗过程中孕激素作为黄体支持后引起ICP的相关报道。

4. 自身免疫性黄体酮皮炎　自身免疫性黄体酮皮炎（autoimmune progesterone dermatitis）由于机体对内源性的孕酮产生自身免疫性反应，主要的临床症状有荨麻疹，风疹，血管性水肿，脓疱疹，皮炎等。在黄体期，孕酮水平升高，而出现症状，在月经来潮后病灶逐渐消失。除对内源性孕酮产生过敏反应外，使用外源性的合成孕激素也可能发生该病，如绝经后女性使用激素替代治疗，使用合成孕激素的男性等。Calapai等人就曾报道一个孕九周的女性在使用阴道用黄体酮2小时后出现皮肤症状，并在24小时后出现先兆流产症状[4]。

二、不同剂型的不良反应

1. 口服黄体酮　口服孕酮制剂后，有超过90%的药物可通过肝脏快速发生代谢，即肝的首过效应，这一作用一方面会明显降低其生物利用度，研究认为其生物利用度仅为肌内注射的10%，Bourgain等人发现：配合雌激素的作用下，每天给予300mg的微粒化黄体酮，不能有效诱导子宫内膜发生黄素化，因此，单纯使用口服孕酮作为黄体支持同肌内注射或阴道给药比较，辅助生殖技术的临床结局显著下降；另一方面，为了能达到内膜转化为分泌期的血孕酮浓度，需要明显增加药物的使用量，从而产生超生理水平的代谢产物，如5孕烯醇酮、5β孕烯醇酮、去氧皮质酮、硫酸去氧皮质酮等，对神经心理产生一系列不良反应，如出现头晕，困倦，潮红，恶心等症状。Arafat[5]等人研究发现：在绝经后女性行激素替代治疗过程中，每天使用400mg微粒化黄体酮，其中一名妇女出现催眠症状，并持续2小时左右，研究进一步发现血中孕酮的代谢产物显著增加，这些代谢产物被认为具有一定的镇静麻醉作用。有研究予卵泡期女性给予单次剂量（400mg）的口服黄体酮，可降低眼扫视速度及增加镇静作用，因此，使用口服孕酮的患者需要避免开车或高空作业。关于口服孕酮引起的心理情绪作用的机制研究认为：孕酮的主要代谢产物为四羟孕酮，后者与GABA$_A$受体结合增加大脑中抑制性神经递质的作用[6]。

2. 肌内注射黄体酮

（1）注射反应：大量meta分析认为，肌内注射用黄体酮能显著提高辅助生殖的妊娠结局，因此，广泛应用于黄体支持，具有价格低廉，效果肯定等优点，但存在使用不方便，需要专人注射等缺点。注射用黄体酮的成分为孕甾-4-烯-3，20-二酮，载体物质多为花生油或者芝麻油。长期使用存在的不良反应有：注射部位疼痛，红肿，药物外溢，硬结形成，蜂窝组织炎以及无菌性脓肿的形成，臀大肌萎缩，严重的股肌炎[7]，神经损伤等，产生这些不良反应的原因是因为黄体酮黏稠度大，不溶于水，难以吸收，在注射处因吸收缓慢形成硬结，引起肌肉萎缩；注射时深度不够或局部血液循环不畅均会影响药物吸收速度；多次注射，针头的刺激，使肌纤维逐渐萎缩变性[8]。有资料表明，即使药物注入肌层，若反复连续在同一处注射超过14次，可致肌纤维受损，变性，萎缩。金彦[9]等人观察辅助生殖治疗后采用肌内注射黄体酮行黄体支持的152例患者不良反应，发现29例患者出现不良反应，发生这些反应是在使用黄体酮后43天左右。除了注射反应外，还有报告使用者出现人工脂膜炎，即不仅在注射部位，同时在腰部及股外侧等非注射部位也出现皮肤红肿、结节、斑块，有明显浸润，伴有疼痛及皮温升高。人工性脂膜炎可由皮下注射油剂引起，包括矿物油（石蜡）和植物油（棉籽和芝麻油）。29例出现不良反应的患者中，接受局部治疗20例（包括局部热敷、按摩、土豆片及药物等外敷），不良反应消退时间平均为（38.25±16.80）天；接受系统治疗9例（包括口服激素、抗生素、止痛药及抗过敏药等），反应消退时间为平均（47.22±19.86）天。除了局部不良反应外，注射用黄体酮还可导致一些较罕见的全身性不良反应。虽然其发生率很低，但部分不良反应可导致严重的临床后果，甚至威胁生命，临床医生需要意识到这种风险的存在。

（2）急性嗜酸细胞性肺炎（acute eosinophilic pneumonia）：少数报道肌内注射黄体酮后，出现非特异性肺炎症状，如发热，呼吸困难，咳嗽，呼吸急促，心动过快，低氧血症，白细胞升高，嗜酸性粒细胞比例增加等，称为急性嗜酸细胞性肺炎。该病是由于对芝麻油产生严重的系统性过敏反应，尽管这种发生率很低，但是临床医生需要意识到使用肌内注射黄体酮存在这种威胁生命的并发症，并学会基本处理原则。该病行细菌培养结果是阴性，因此抗生素治疗往往无效，治疗方法包括支持疗法、改用阴道用药支持黄体、糖皮质激素的应用[10]。

（3）结节性红斑（erythema nodosum）：最常发生的间隔性脂膜炎，1798年最早描述，主要的病因有链球菌感染，肉瘤样病变，自身免疫性疾病，炎症性肠病，药物如口服避孕药等使用，在132个结节性红斑患者中，10%是由于孕期激素变化或者使用避孕药物引起，提示女性性激素可能与其发生有关；一个来自韩国的个例报道：一个助孕治疗后妊娠的女性，诊断为结节性红斑，该患者已经使用4周的肌内注射黄体酮，在确诊后，停用肌内注射，改用阴道用药的雪诺酮；两天后，临床症状改善[11]。病灶部位的角质细胞雌激素及孕激素受体均为阴性，但病灶中其他组织是否表达孕激素受体尚未明确，目前孕激素在结节性红斑中为直接作用还是间接作用尚不明确，对于使用阴道用药后病灶消退，可能进一步支持局部用黄体酮血中孕酮水平低的假说[12]。

3. 阴道用黄体酮 近年来，阴道用的黄体酮在黄体支持中的应用越来越广泛，阴道用药可以避免肌内注射产生不适感，增加患者的依从性，同时能获得与肌肉用药相似的妊娠结局，因此，现在很多中心都越来越青睐于使用阴道用药，但同样存在一些问题，如：相对于注射用黄体酮，产生更高的治疗费用；使用后，会产生阴道流液，药物残渣在阴道内的聚集，增加患者的心理负担；增加阴道局部刺激及阴道炎的发生率。

　　阴道用的黄体酮制剂有栓剂、胶囊、凝胶、片剂等不同剂型的药物，这些药物由于载体的不同，不良反应发生率并不完全相同。如：栓剂、胶囊、凝胶、片剂会阴刺激反应的发生率分别为 25% ~ 30%、0% ~ 14%、7% ~ 20%、6%。Ludwig 等人研究发现，与安琪坦比较，雪诺酮发生阴道流液的比例更少；Cyclogest 栓剂与 Crinone 凝胶比较，使用不方便，药物流出以及影响性交活动；Kleinstein 等人安琪坦胶囊（6.9%）与雪诺酮（7.1%）比较，局部刺激及不舒服的比例相当（6.9% vs. 7.1%）。由于栓剂在使用过程中难置于阴道上端且在 37 摄氏度情况下发生液化，使得其更加容易发生药物流出及会阴刺激等症[13]。

　　最近一项研究发现[14]，阴道用雪诺酮一小时后性交活动，可降低血中孕酮浓度（2.9ng/ml vs. 6.9ng/ml），其可能的作用机制有：男性性伴侣的药物吸收作用；阴道分泌物及精液的稀释；阴道血流的增加。该研究没有进一步分析子宫内膜局部的孕酮浓度，因为阴道使用黄体酮，由于存在子宫首过效应，血中浓度会低于内膜处浓度，在缺乏进一步对妊娠结局研究之前，不能得到阴道用药后的性交活动会降低妊娠结局的结论。

　　4. 黄体支持中阴道出血　　部分研究比较了肌内注射与阴道用药及不同阴道用药之间阴道出血模式发现[15]：在 149 个观察者中，给予 200mg，每天三次的微粒化的黄体酮，在 97 个妊娠失败患者中，65% 的患者在停用黄体酮之前出现阴道流血，尽管如此，该研究没有发现黄体期缩短的现象。Jabara 等人比较了雪诺酮与肌内注射黄体酮在验孕前阴道出血的发生率分别为 37.1% vs. 7.4%，但两者之间的临床结局无统计学差异，且阴道流血者与无阴道流血者比较，总的周期妊娠率与临床妊娠率均下降（19.4% vs. 58.2%；9.7% vs. 47.3%）；在阴道用药组出现阴道流血者中，总的妊娠率为 22.2%；持续妊娠率为 11%；在肌内注射组中，阴道流血者妊娠率为 0%[16]。提示与肌内注射比较，阴道用药更加容易发生阴道出血，虽然大部分阴道流血者未获得妊娠会最终妊娠失败，但这仍会增加患者的精神压力。

　　5. hCG 类药物的不良反应　　越来越多的研究认为使用 hCG 作为黄体支持并未显著改善妊娠结局，但明显增加新鲜移植周期过度刺激的发生风险。而辅助治疗中的并发症如卵巢扭转，黄体破裂均与过度刺激存在相关性，如研究数据发现，卵巢刺激后，扭转发生率在妊娠女性中达到 6%，但在 OHSS 患者中，这一数值升至 16%，提示 hCG 的使用可能增加并发症的发生率，但目前暂无直接证据。

　　6. 雌激素类药物的不良反应

　　目前，在辅助生殖治疗中，用于黄体支持的雌激素多为天然雌激素如戊酸雌二醇（E_2v），天然雌激素降低了药物本身的不良反应，提高了药物安全性。临床上应用最多的是口服雌激素，其他的有经皮贴片及凝胶。E_2v 在辅助生育、绝经后妇女的激素替代治疗、宫腔粘连的预防及治疗以等方面的应用越来越广泛，其不良反应主要集中雌激素与血栓形成、肝功能损害之间的相关性研究。由于单独针对辅助生殖黄体支持中雌激素不良反应的研究并不多，故本指南中也积极参照期待方面的应用，但存在患者年龄、妊娠状态、给药剂量与给药时间等差异，在临床应用中会存在一定的差异。

　　（1）血栓形成：流行病学研究表明，激素替代治疗增加绝经后女性静脉血栓的发病风险，其机制尚不明确，雌激素被认为可以提高多种凝血因子的活性，降低抗凝因子的水平，导致促凝与抗凝平衡失调，Norris 等人的发现，绝经女性使用激素替代后，抗凝血酶与蛋白 S 活性下降，蛋白 C 活性下降，D-二聚体与纤溶酶抗纤溶复合物活性增加。但这种风险是否同样存在于生育期妇女，目前无统一结论，在一项对宫腔粘连术后行大剂量雌激素替代治疗的女性，其用药之间均在 9 个月以上，监测患者服药前后凝血功能正常，未出现静脉血或血栓前状态。但对于大剂量雌激素对生育年龄女性凝血功能的影响还需要大样本的研究。需要注意的是在使用激素替代过程中，若患者第一次出现偏头痛或者严重头痛，应注意有无脑血管阻塞的形成，必要时停药。

（2）肝功能损害：性激素在体内经肝脏，由脂溶性物质转化成水溶性物质，最后经肾脏通过尿液排出，故有肝肾功能障碍者应禁用，在用药过程中间，特别是长期使用激素替代者，需监测肝肾功能，若出现损害，应停药。

（3）胆汁淤积与胆石症：雌激素可增加胆管胆固醇分泌，降低鹅脱氧胆酸盐池，改变胆汁中胆酸成分，刺激胆固醇酯化，加快乳糜微粒残留物的清除，并增加胆石形成指数。雌激素还有抑制 Oddi 括约肌动力。在使用雌激素过程中，若出现又上腹部疼痛，可行 B 超检查，排除胆石症。

（4）不规则阴道出血：使用雌激素后可能出现体内激素水平的波动，从而出现阴道出血，特别是药物使用不规律或者漏服等，因此在临床上，应嘱咐患者注意按时服药，不要漏服。

（5）其他：胃肠道反应如恶心、食欲减退、胃痉挛性疼痛、腹部胀气等；乳房胀痛；经皮贴片出现潮红或发痒等。还有一些比较罕见但仍需引起注意的不良反应如困倦；尿频或小便疼痛；胸、上腹（胃）、腹股沟或腿痛，尤其是腓肠肌痛，臂或腿无力或麻木；不明原因突然发生的呼吸困难；突然语言或发音不清；眼底出血导致的视力改变；血压升高；精神抑郁；如出现眼结膜或皮肤黄染，应注意药物性肝炎或胆道阻塞；皮疹；黏稠的白色凝乳状阴道分泌物（念珠菌病）。

（赵伟娥　梁晓燕）

参考文献

1. Lapecorella, Mario; Orecchioni, Assunta, et al. Upper extremity deep vein thrombosis after suspension of progesterone-only oral treatment. Blood Coagul Fibrinolysis, 2007, 18 (5): 513-517.

2. Yannick B, Thierry S, Marie CB, et al. Intrahepatic cholestasis of pregnancy: A French prospective study. Hepatology, 1997, 26 (2): 358-369.

3. MengLJ, Reyes H, Palma J, et al. Profiles of bile acids and progesterone metabolitesin the urine and serum of women with intrahepatic cholestasis of pregnancy. J Hepatol, 1997, 27: 346-357

4. Kaygusuz, I., et al., Autoimmune progesterone dermatitis. Taiwan J Obstet Gynecol, 2014, 53 (3): 420-422.

5. ElSayed S. Arafat, Joel T. Hargrove, Wayne S, et al. Sedative and hypnotic effects of oral administration of micronized progesterone may be mediated through its metabolites. Am J Obstet Gynecol, 1988, 159 (5): 1203-1209.

6. Klatzkin RR, Morrow AL, Light KC,,. Associations of histories of depression and PMDD diagnosis with allopregnanolone concentrations following the oral administration of micronized progesterone. Psychoneuroendocrinology, 2006, 31 (10): 1208-1219.

7. Phipps, WR., CB Benson, PM McShane, Severe thigh myositis following intramuscular progesterone injections in an in vitro fertilization patient. Fertil Steril, 1988. 49 (3): 536-7.

8. Bernardo-Escudero, R., et al. Observational study of the local tolerability of injectable progesterone microspheres. Gynecol Obstet Invest, 2012, 73 (2): 124-129.

9. 孙青苗, 金彦, 陈捷, 等. 肌肉注射黄体酮致局部不良反应相关因素分析. 中国药物应用与检测, 2009, 5: 301-302

10. Y. Bouckaert, F. Robert, Y. Englert. Acute eosinophilic pneumonia associated with intramuscular administration of progesterone as luteal phase support after IVF: case report. Hum Reprod, 2004, 19 (8): 1806-1810.

11. Murray, Conal E., Besser, P. R., Ryan, E. T. A Case of Assisted Reproductive Therapy-induced Erythema Nodosum. Ann Dermatol, 2011, 23 (3): 362-364.

12. Ficicioglu C, Gurbuz B, Tasdemir S. High local endometrial effect of vaginal progesterone gel. Gynecol Endocrinol, 2004, 18 (5): 240-243.

13. Ng EH, Chan CC, Tang OS. A randomized comparison of side effects and patient convenience between Cyclogest suppositories and Endometrin tablets used for luteal phase support in IVF treatment. Eur J Obstet Gynecol Reprod Biol, 2007, 131 (2): 182-188.

14. Merriam KS, Leake KA, Elliot M. Sexual absorption of vaginal progesterone: a randomized control trial. Int J Endocrinol, 2015, 2015: 685281.

15. E. Romàn, A. Aytoz, J. E. J. Smitz. Analysis of the bleeding pattern in assisted reproduction cycles with luteal phase supplementation using vaginal micronized progesterone. Hum Reprod, 2000, 15 (7): 1435-1439.

16. Sami Jabara, Kurt Barnhart, Joan C Schertz. Luteal phase bleeding after IVF cycles: comparison between progesterone vaginal gel and intramuscular progesterone and correlation with pregnancy outcomes. J Exp Clin Assist Reprod, 2009, 6: 6.

第九章

常见影响孕激素水平的内分泌疾病

第一节　多囊卵巢综合征

多囊卵巢综合征（polycystic ovarian syndrome，PCOS）是以持续性无排卵，高雄激素血症或胰岛素抵抗为特征的内分泌紊乱的症候群。1935 年 Stein 和 Leventhal 首次报道，故又称 Stein-Leventhal 综合征。育龄妇女中 PCOS 的发生率为 5% ~ 10% 左右，是生育期妇女月经紊乱的最常见的病因。目前认为 PCOS 主要由遗传和环境因素共同作用的结果，而下丘脑-垂体-性腺轴功能失调，肥胖，胰岛素抵抗，遗传因素，卵巢局部自分泌、旁分泌异常等与 PCOS 的发生、发展密切相关。

根据 2003 年欧洲人类生殖和胚胎协会和美国生殖医学学会（ESHRE/ASRM）鹿特丹专家会议确定的标准：①稀发排卵和（或）无排卵；②B 超提示至少一侧卵巢有 12 个以上，直径 2 ~ 9mm 的卵泡或卵巢体积 >10ml。③有临床和（或）生化的高雄激素表现，并排除其他可能引起高雄激素血症的疾病如先天性肾上腺皮质增生、分泌雄激素的肿瘤、Cushing 综合征等；符合以上三项中的二项即可诊断为 PCOS[1]。

研究显示虽然有排卵的 PCOS 卵巢与正常人的卵巢在组织学上并无差异，但是 PCOS 患者黄体早期的孕酮水平较正常人低[2,3]，因此需要在妊娠后进行黄体支持来弥补黄体功能的缺陷。

一、发病机制

PCOS 的发病机制非常复杂，是一种高度异质性的临床症候群，不同患者的病理生理特征差异很大，包括高雄激素血症、胰岛素抵抗和高胰岛素血症、高 LH 伴有正常或者低水平的 FSH、无周期性波动的雌激素水平并且雌酮（E_1）>雌二醇（E_2）等。

1. 下丘脑-垂体-卵巢轴失调　PCOS 患者下丘脑-垂体-卵巢轴功能异常主要表现为患者下丘脑促性腺激素释放激素（GnRH）分泌脉冲频率增加，垂体对 GnRH 敏感性增加，LH 分泌的频率及幅度加大，无周期性改变及 LH 峰出现。这可能是因为 PCOS 患者雄激素过多，其中雄烯二酮在外周脂肪组织转化为 E_1，又由于卵巢内多个小卵泡而无主导卵泡形成，持续分泌较低水平的 E_2，因而 E_1 > E_2，外周循环这种失调的雌激素水平使下丘脑 GnRH 分泌亢进，主要使垂体分泌过量的 LH。同时雄激素对 FSH 的负反馈使 FSH 相对不足，升高的 LH 刺激卵巢卵泡膜和间质细胞产生过量的雄激素，进一步升高雄激素的水平，从而形成"恶性循环"。FSH 的分泌不足以及异常的激素环境，使得卵泡发育到一定程度即停滞，导致多囊形成。PCOS 患者卵巢内大量窦前卵泡的颗粒细胞能分泌高水平的抗米勒管激素（anti-mullerian hormone，AMH）[4]。高 AMH 能抑制黄体颗粒细胞的增殖和孕酮的生成，并且降调细胞表面 LH 受体的数量以及黄体细胞内的芳香化酶活性[5-7]，是导致 PCOS 患者黄体功能的缺陷的原因之一。

2. 胰岛素抵抗　40%~60% 的 PCOS 患者（肥胖型）存在胰岛素抵抗，其原因包括胰岛素受体丝氨酸残基的过度磷酸化从而减弱了信号传导，或者胰岛素受体基因突变，受体底物-Ⅰ（IRS-Ⅰ）或受体后葡萄糖转运的缺陷。胰岛素抵抗因促代谢作用途径受损，机体代偿性升高胰岛素水平形成高胰岛素血症。胰岛素抵抗可以加强雄激素合成[8]，其可能的机制为：胰岛素直接刺激垂体分泌 LH 使卵巢卵泡膜细胞增生，提高 $P_{450c}17\alpha$ 酶活性和 LH 受体基因的表达，增加卵巢对促性腺激素的敏感性以及促进 PCOS 患者卵巢间质细胞合成胰岛素样因子（IGF-1），使雄激素合成增加。高胰岛素还使肝脏合成分泌性激素结合球蛋白减少，血性激素结合球蛋白水平下降，血游离睾酮水平增高。在高胰岛素水平影响下，卵泡颗粒细胞表现为孕酮产生和分泌功能的降低。这可能与 PCOS 卵泡颗粒细胞上的胰岛素受体减少或颗粒细胞内的受胰岛素调节的异常糖代谢有关[9-11]。高胰岛素血症也可以通过直接抑制垂体来降低孕酮的生成[12]。

3. 肾上腺功能异常　肾上腺内与甾体激素合成密切相关的 $P_{450c}17\alpha$ 等酶的调节机制异常也被认为是雄激素增多的原因，促肾上腺皮质激素的靶细胞敏感性增加或者功能亢进也可能与此相关。

4. 其他　卵巢卵泡膜细胞 $P_{450c}17\alpha$ 等酶的调节机制也可能存在异常，导致雄激素增多。此外，研究提示生长激素，类胰岛素样生长因子及其受体和结合蛋白、瘦素、β-内啡肽等的分泌或调节的失常也与 PCOS 的发病或者病理生理的形成有关。

二、临床表现

PCOS 的临床表现主要由于各种内分泌、代谢障碍所致，并表现出高度的异质性，临床上以卵巢功能障碍为显著标志。

1. 月经失调　主要表现为月经稀发、经量少或闭经，临床上可见从月经稀发（周期逐渐延长）至闭经的发展过程。少数患者表现为月经过多或不规则出血。

2. 不孕　PCOS 患者由于持续无排卵状态，导致不孕。异常的激素环境可影响卵子的质量、子宫内膜的容受性、甚至胚胎的早期发育，即使妊娠也容易发生流产。

3. 多毛、痤疮　在高雄激素的影响下，PCOS 女性呈现不同程度的多毛，多以性毛（阴毛和腋毛）浓密为主，尤其是阴毛，分布呈男性型，上及腹股沟或腹中线。毛发也可分布于面部口周、乳周、下颌、大腿根部等处。

4. 肥胖　PCOS 患者中 40%~60% 的体重指数（BMI）>25。可能是由于雄激素过多或长期的雌激素刺激，或其他内分泌、代谢紊乱和遗传特征，引起腹壁和腹腔内部脂肪的堆积。

5. 黑棘皮症　PCOS 患者可出现局部皮肤或大或小的天鹅绒样、片状、角化过度、呈灰棕色的病变，常分布在颈后、腋下、外阴、腹股沟等皮肤褶皱处，称黑棘皮症，与高雄激素和胰岛素抵抗及高胰岛素血症有关。

6. 远期合并症

（1）肿瘤：持续的、无周期性的、相对偏高的雄激素水平和升高的 E_1 与 E_1/E_2 比值对子宫内膜的刺激，又无孕激素抵抗，使子宫内膜癌和乳腺癌发病率增加。

（2）心血管疾病：血脂代谢紊乱，易引起动脉粥样硬化，导致冠心病、高血压等。

（3）糖尿病：胰岛素抵抗状态和高胰岛素血症、肥胖，易发展为隐性糖尿病或糖尿病。

三、治　疗　原　则

1. 一般治疗　改善生活方式和饮食结构，限制热量摄入，加强体育锻炼并减轻体重，减轻原来体重 5% 即可改善月经和排卵障碍。

2. 改善胰岛素抵抗状态　在饮食控制和减轻体重的同时，辅以二甲双胍，剂量为每日 1000~1500mg，通过提高胰岛素靶细胞的敏感性，降低胰岛素的水平，控制糖代谢紊乱，改善 PCOS 的胰岛素抵抗状态。

3. 降低雄激素水平　常用药物为短效口服避孕药如炔雌醇环丙孕酮片和非甾体类抗雄激素包括氟他胺、螺内酯等。

4. 促排卵治疗　对于有生育要求者，一线促排卵药物是氯米芬（clomiphene citrate，CC），CC 抵抗者可使用芳香化酶抑制剂如来曲唑（letrozole）。第二线治疗为腹腔镜下卵巢打孔术（laparoscopy ovary drilling，LOD），适用于高 LH 且非肥胖型患者。第三线治疗措施为辅助生殖治疗，如 IUI、IVF 等。

四、黄　体　支　持

1. 自然妊娠　对于排卵稀发的 PCOS 患者，若无合并其他不孕因素，仍然有一定的自然妊娠可能。在确定妊娠后可以给予地屈孕酮 10mg 口服 2 次/日或黄体酮凝胶 90mg 上阴道 1 次/日至孕 12 周。

2. 诱导排卵　适用于输卵管功能正常，存在排卵障碍或者无排卵的 PCOS 患者。通常月经第 5 天给予一线药物克罗米芬 50~150mg 连续口服 5 天，或联合 HMG/FSH 进行诱导排卵，当 B 超监测优势卵泡最大直径为 18~20mm 左右给予 hCG 5000~10000IU 肌内注射，排卵后可指导同房或进行宫腔内人工授精。当天给予地屈孕酮 10mg 口服 2 次/日或黄体酮凝胶 90mg 上阴道 1 次/日；14 天后抽血查外周血 β-hCG 确定是否妊娠，若确定妊娠则继续使用地屈孕酮或黄体酮凝胶至孕 12 周。

3. 体外受精/卵细胞胞浆内单精子注射-胚胎移植　（ICSI-ET）适用于多次诱导排卵无效或者合并其他不孕因素的 PCOS 患者，一般采用超长方案或者拮抗剂方案，起始促性腺激素剂量（HMG/FSH）75~112.5IU，当 B 超监测大部分卵泡直径为 18~20mm 左右给予 hCG 5000~10000IU 肌内注射，取卵后给予黄体酮凝胶 90mg 上阴道 1 次/日，14 天后抽血查外周血 β-hCG 确定是否妊娠，若确定妊娠则继续使用黄体酮凝胶至孕 12 周。

4. 卵子体外成熟培养　（IVM）为了避免卵巢过度刺激综合征（OHSS）而采取将未成熟卵子取出并在体外培养成熟后再进行授精和胚胎移植的方案。因为体内无成熟卵泡并缺少黄体生成，需要进行雌孕激素的联合补充。在取卵后给予戊酸雌二醇 6mg 口服 1 次/日，黄体酮注射液 60mg 肌注 1 次/日，在胚胎移植后 14 天后抽血查外周血 β-hCG 确定是否妊娠。若确定妊娠后戊酸雌二醇每周减少 1mg 直至停药，黄体酮注射液每周减少 10mg 直至 20mg/日维持至孕 12 周。

5. 冻融胚胎移植　PCOS 患者接受冷冻胚胎移植一般采用降调节人工周期，在前一个周期予以短效口服避孕药规律月经周期并在后半段给予 GnRH 激动剂（GnRH agonist）肌内注射，14 天后开始使用雌激素制剂促进内膜生长，当内膜厚度达到 8mm 以上可移植冷冻复苏胚胎。因为体内无排卵并缺少黄体生成，需要进行雌孕激素的联合补充。一般给予戊酸雌二醇 6mg 口服 1 次/日，黄体酮注射液 60mg 肌注 1 次/日，在胚胎移植后 14 天后抽血查外周血 β-hCG 确定是否妊娠，若确定妊娠戊酸雌二醇每周减少 1mg 直至停药，黄体酮注射液每周减少 10mg 直至 20mg/日维持至孕 12 周。

（龚　斐）

参考文献

1. Rotterdam ESHRE/ASRM-Sponsored PCOS Consensus Workshop Group. Revised 2003 consensus on diagnostic criteria and long-term health risks related to polycystic ovary syndrome. Fertil Steril, 2004, 81: 9-25.

2. Lunn SF, Fraser HM, Mason HD. Structure of the corpus luteum in the ovulatory polycystic ovary. Hum Reprod, 2002, 17: 111-117.

3. Joseph-Horne R, Mason H, Batty S, et al. Luteal phase progesterone excretion in ovulatory women with polycystic ovaries. Hum Reprod, 2002, 17: 1459-1463.

4. Pigny P, Merlen E, Robert Y, et al. Elevated serum level of anti-mullerian hormone in patients with polycystic ovary syndrome: relationship to the ovarian follicle excess and to the follicular arrest. Clin Endocrinol Metab, 2003, 88: 5957-5962.

5. JH Kim, MM Seibel, DT MacLaughlin, et al. The inhibitory effects ofmullerian-inhibiting substance on epidermal growth factor induced proliferation and progesterone production of human granulosa-luteal cells. J. Clin. Endocrinol. Metab, 1992, 75: 911-917.

6. L. Pellatt, S. Rice, H. D. Mason, Anti-Müllerian hormone and polycystic ovary syndrome: a mountain too high? Reproduction, 2010, 139: 825-833.

7. Grossman MP, Nakajima ST, Fallat ME, Siow Y. Müllerian-inhibiting substance inhibits cytochrome P450 aromatase activity in human granulosa lutein cell culture. Fertil Steril, 2008, 89: 1364-1370.

8. Pasquali R, Gambineri A. Insulin-sensitizing agents in polycystic ovary syndrome. Eur J Endocrinol, 2006, 154: 763-775.

9. G. F. Erickson, D. A. Magoffin, V. G. Garzo, et al. Granulosa cells of polycystic ovaries: are they normal orabnormal? Hum. Reprod, 1992, 7: 293-299.

10. P. Fedorcsak, R. Storeng, P. O. Dale, et al. Abyholm, Impaired insulin action on granulosa-lutein cells in women with polycystic ovary syndrome and insulin resistance. Gynecol, Endocrinol, 2000, 14: 327-336.

11. S. Rice, N. Christoforidis, C. Gadd, et al. Impaired insulindependentglucose metabolism in granulosa-lutein cells from anovulatory women with polycystic ovaries. HumReprod, 2005, 20: 373-381.

12. J. M. Weiss, S. Polack, K. Diedrich, O. Ortmann, Effects of insulin on luteinizing hormone and prolactin secretion and calcium signaling in female rat pituitary cells. Arch. GynecolObstet, 2003, 269: 45-50.

第二节 下丘脑性闭经

下丘脑是促性腺激素释放激素（GnRH）的合成部位。下丘脑性闭经（hypothalamic amenorrhea, HA）是由于下丘脑不分泌促性腺激素释放激素（GnRH）或分泌不足时，影响垂体与卵巢一系列生殖功能的调节而出现的闭经。GnRH脉冲分泌异常的程度可轻、重不同，轻者可因调控GnRH合成的分泌机制失常引起分泌不足或脉冲节律异常；重者可因调控GnRH分泌的神经元和（或）GnRH基因异常而致GnRH完全或部分缺如。

引起下丘脑GnRH异常的原因很多，有先天性的，也有获得性的；其中有器质性的病变，亦有功能性的紊乱。器质性疾病如肿瘤（颅咽管瘤、异位松果体瘤、视交叉神经胶质瘤）、炎症、外伤、放射治疗及先天缺陷（Kallmann综合征）。功能性疾病较常见，由精神神经内分泌失调所致，如精神创伤、环境变化等因素均可使机体处于紧张的应激状态，扰乱中枢神经与下丘脑间的功能，从而影响下丘脑-垂体-卵巢轴的内分泌调节，使排卵功能障碍，卵泡发育受阻而闭经。常见的有精神性闭经、运动性闭经、精神神经性厌食、假孕及体重减轻相关的闭经。

下丘脑闭经表现为低促性腺激素性腺功能低下，因为GnRH不分泌或者分泌不足，垂体FSH和LH分泌受到抑制，无优势卵泡发育和黄体产生，影响孕酮合成。研究显示在给予外源性促性腺激素补充治疗后能促进卵巢内沉寂的卵泡发育，排卵后能够形成有功能的黄体，产生的雌激素和孕酮水平可以维持正常的妊娠[1,2]。即便如此，因为缺少大样本的临床数据，对此类患者妊娠后依然会进行常规的孕激素补充。

一、发 病 机 制

原发性下丘脑性闭经多由先天性疾病、功能失调或继发性疾病发生于青春期前所致。继发性闭经常由继发的器官功能障碍或肿瘤引起。

1. Kallmann综合征 人类胚胎发育早期，GnRH神经元和嗅神经元均来自嗅板上皮细胞，这两种神经元随嗅神经通道移行进入下丘脑正中隆突部弓状核、腹内侧核视前区上核和室旁核附近。*KAL*基因位于Xp22.2，是一种促进GnRH神经元迁徙的神经黏附分子，引导嗅神经元与GnRH神经元的移行[3]。KAL基因缺失造成嗅神经元与GnRH神经元不能到位建立神经元联系而出现GnRH缺乏同时伴嗅觉障碍，称Kallmann综合征。

2. 特发性低促性腺激素性腺功能减退症（idiopathic hypogonadotropic hypogonadism, IHH） 特发性低促性腺激素性腺功能减退症（IHH）与Kallmann综合征相似，是一种无嗅觉丧失的促性腺激素性腺功能减退症。目前特发性低促性腺激素性腺功能减退症的发生机制仍未阐明，研究显示参与GnRH分泌和效应的一系列基因如*KISS1/KISS1R*、*LEP/LEPR*和*GNRHR*等可能导致IHH的发生[4]。

3. 精神应激性 环境改变、过度紧张或精神打击等应激引起的应激反应，最重要的是促肾上腺皮质激素释放激素（CRH）和皮质素分泌的增加[5]。CRH可能通过增加内源性阿片肽的分泌，抑制垂体促性腺激素分泌导致闭经。

4. 运动性闭经　竞争性的体育运动以及强运动和其他形式的高强度训练引起闭经，称运动性闭经。系因体内脂肪减少及应激本身引起的下丘脑 GnRH 分泌受抑制。最近的研究还提示强运动的同时不适当的限制能量摄入比体脂减少更易引起闭经。目前认为体内脂肪下降和营养下降引起的瘦素下降是生殖轴功能抑制的机制之一。

5. 神经性厌食　神经性厌食起源于强烈惧怕肥胖而有意节制饮食，体重骤然下降导致促性腺激素低下状态，原因未明。当体重降至正常体重的 15% 以上时，即出现闭经，继而出现进食障碍和进行性消瘦及多种激素改变，从而产生对生殖轴的抑制。

6. 药物性闭经　口服避孕药或者肌注甲羟孕酮针引起继发性闭经，是由于药物对下丘脑 GnRH 分泌的抑制。另外一些药物如氯丙嗪、利血平等通过抑制下丘脑多巴胺使垂体分泌催乳素增加引起闭经。药物性闭经是可逆的，若在停药后 6 个月仍不能恢复月经者，应注意排除其他疾患。

7. 下丘脑肿瘤　最常见为颅咽管瘤，为垂体蝶鞍上部肿瘤，多位于垂体柄漏斗前面。症状和体征取决于肿瘤位置，大小和是否压迫周围组织器官。巨大颅咽管瘤向下压迫下丘脑和垂体，影响下丘脑 GnRH 和多巴胺向垂体的转运，从而导致低促性腺激素闭经伴垂体催乳素的增加。

8. 颅脑损伤　颅脑外伤或颅脑接收外部放射后也可引起下丘脑-垂体功能减退，引起闭经。

二、临床表现

原发性下丘脑性闭经表现为第二性征不发育或发育迟缓、青春期延迟，内外生殖器均为幼稚型。继发的下丘脑性闭经患者可有或无明确的诱因，表现为月经停止，乳房及生殖器官萎缩等。

三、治疗原则

1. 一般治疗　疏导神经精神应激起因的精神心理，以消除患者精神紧张、焦虑及应激状态。低体重或因节制饮食消瘦者应调整饮食，加强营养，以期回复标准体重。运动性闭经者应适当减少运动量和训练强度。必须维持运动强度者，应供给足够营养及纠正激素失衡。因全身性疾病引起疾病者应积极治疗。

2. 激素替代治疗　雌孕激素人工周期替代疗法，维持女性生殖健康和性征并引起月经，为诱发排卵周期作受孕准备。常用药物为戊酸雌二醇 4mg，一个周期共 21 日，最后 7~10 日加用甲羟孕酮 10mg 或地屈孕酮 10~20mg，同时停药后引起撤药性出血。

3. 辅助生殖　采用促性腺激素刺激卵泡发育后排卵或者超促排卵后从卵巢内获得卵子进行体外授精-胚胎移植的技术。

四、黄体支持

1. 诱导排卵　在进行诱导排卵前常规进行 3 个月的人工周期刺激卵巢和子宫的发育，增加对促性腺激素的敏感性。在撤药性出血第 2~3 天，一般给予 HMG 150IU/天或联合 FSH 75U/天进行连续刺激，当 B 超监测优势卵泡最大直径为 18~20mm 时给予

hCG 10000IU 肌内注射，排卵后可指导同房或进行宫腔内人工授精。当天给予地屈孕酮 10mg 口服 2 次/日或黄体酮凝胶 90mg 阴道用 1 次/日，戊酸雌二醇 4mg 口服 1 次/日连续 14 天，14 天后抽血查外周血 β-hCG 确定是否妊娠，若确定妊娠则继续使用地屈孕酮或黄体酮凝胶至孕 12 周。

2. 体外受精/卵细胞胞浆内单精子注射-胚胎移植 （IVF/ICSI-ET）适用于多次诱导排卵无效或合并其他不孕因素的下丘脑性闭经患者。在连续三个月人工周期刺激后在撤药性出血第 2~3 天给予 HMG 150~300IU/天进行连续超促排卵，当 B 超监测大部分卵泡直径为 18~20mm 给予 hCG 5000~10000IU 肌内注射，取卵后给予黄体酮凝胶 90mg 阴道用 1 次/日，若无卵巢过度刺激风险，肌内注射 hCG 2000IU 隔 2 日 1 次；若有卵巢过度刺激风险，则使用戊酸雌二醇 4mg 口服 1 次/日连续 14 天，14 天后抽血查外周血 β-hCG 确定是否妊娠，若确定妊娠则继续使用黄体酮凝胶至孕 12 周。

3. 冻融胚胎移植 下丘脑闭经患者冷冻胚胎移植需要采用人工周期方案。在撤药性出血第 2~3 天予以雌激素制剂刺激内膜生长，当内膜厚度达到 8mm 以上可移植冷冻复苏胚胎。因为体内无排卵并缺少黄体生成，需要进行雌孕激素的联合补充。一般给予戊酸雌二醇 6mg 口服 1 次/日，黄体酮注射液 60mg 肌注 1 次/日，在胚胎移植后 14 天后抽血查外周血 β-hCG 确定是否妊娠。若确定妊娠后戊酸雌二醇每 1 周减少 1mg 直至停药，黄体酮注射液每 1 周减少 10mg 直至 20mg/日维持至孕 12 周。

（龚 斐）

参考文献

1. Shoham Z, Howles CM, Zalel Y, et al. Insler V. Induction of follicular growth and production of a normal hormonal milieu in spite of using a constant low dose of luteinizing hormone in women with hypogonadotrophic hypogonadism. Hum Reprod, 1994, 9：431-436.

2. Weissman A, Loumaye E, Shoham Z. Recovery of corpus luteum function after prolonged deprivation from gonadotrophin stimulation. Hum Reprod, 1996, 11：943-949.

3. Legouis R, Hardelin JP, Levilliers J, et al. The candidate gene for the X-linked Kallmann syndrome encodes a protein related to adhesion molecules. Cell, 1991, 67：423-435.

4. Bianco SD, Kaiser UB. The genetic and molecular basis of idiopathic hypogonadotropic hypogonadism. Nat Rev Endocrinol, 2009, 5：569-576.

5. Bomba M, Gambera A, Bonini L, et al. Nacinovich R. Endocrine profiles and neuropsychologic correlates of functional hypothalamic amenorrhea in adolescents. Fertil Steril, 2007, 87：876-885.

第三节 卵巢功能减退的黄体支持及孕激素补充

一、概 述

卵巢功能减退是一个渐进性连续变化的过程，女性从 30 岁开始出现，35 岁下降明显，其主要表现为卵巢储备功能下降（diminished ovarian reserve, DOR），可进一步发展为卵巢早衰（premature ovarian failure, POF），从卵巢储备功能下降到卵巢功能衰竭闭经大约需要 1~6 年。卵巢储备功能是指卵巢皮质区卵泡生长、发育、形成可受精卵母细胞的能力，通常包括卵巢内存留的卵泡数和卵子的质量两方面。卵巢储备功能下降是指随着年龄的增长，卵巢内库存卵泡数量减少及卵子质量下降引起的生育能力下降。

DOR 诊断标准：

1. DOR 的临床诊断标准符合以下 2 项[1]：

（1）性激素 6 项：基础 FSH 10 ~ 40U/L；

（2）阴道超声：早卵泡期卵巢体积 ≤3cm³；

（3）或窦状卵泡数 <4 个。

2. DOR 不同于卵巢早衰（POF），POF 是指患者在 40 岁前出现了绝经，POF 的诊断标准如下[2]：

（1）40 岁以下的妇女；

（2）持续 4 个月闭经或月经稀发；

（3）两次 FSH >40IU/L（测定间隔超过 1 个月）。

二、卵巢功能减退的发病机制

卵巢储备功能下降（DOR）可以导致由于卵巢因素引起的女性生殖内分泌功能障碍，患者可以出现的不孕原因包括：卵泡发育不良导致的不孕，如：小卵泡发育，同时出现黄体功能不全；卵泡发育正常，但是卵子质量下降，如非整倍体卵子增减导致不孕或妊娠后的自然流产。当 DOR 发展到一定程度，就会出现卵巢早衰（年龄 <40 岁）或绝经（年龄 ≥40 岁），如果出现以上情况，将会增加妇女患骨质疏松、心脑血管疾病与神经退行性病变的风险，特别年纪较轻的妇女。

黄体功能不全（LPD）是临床上比较常见的疾病，其病理机制主要有卵泡发育不良、黄体分泌孕酮功能缺陷和孕早期黄体功能维持能力差[3]。

1. 卵泡期促性腺激素不足、卵泡期 FSH 水平低下、松弛素负反馈的变化、颗粒细胞缺陷、雌激素对子宫内膜启动不足；

2. 黄体期月经中期 LH 峰异常及黄体期 LH 水平低下、高生乳素血症、黄体退化加快；

3. 孕早期促黄体刺激不足、黄体孕酮合成内在缺陷、子宫内膜缺陷、促黄体刺激不足、黄体细胞内在缺陷、子宫内膜孕酮受体不足。

三、卵巢功能减退导致黄体功能不全的临床表现

黄体功能不全（LPD）是指排卵后黄体分泌孕酮不足或黄体过早萎缩致使子宫内膜发育延迟，临床以内膜发育与孕卵发育不同步为主要特征，与不孕或流产密切相关。目前尚无明确的诊断方法，多以基础体温测定、子宫内膜活检以及黄体中期孕酮水平的测定相结合诊断，如黄体期短，BBT（基础体温上升慢、幅度低或高温持续时间 ≤1d）、血孕酮测定、唾液孕酮测定、48h 尿孕二醇（P_2）测定以及子宫内膜活检定期等[4]。

1. BBT 的测定　黄体期体温升高迟缓（>2d），高温相缩短（<10d），高温相不稳定波动 0.11 ~ 0.12℃。

2. 黄体中期孕酮水平的测定　孕酮的释放呈脉冲式，单次血清孕酮测定结果不足以真实提供诊断依据，故一般采用排卵后的第 5、7、9 天的统同一时间测定，取其平均

值，目前公认一致的是此平均值 <15g/L 为黄体功能不足的标准[5]。

3. 子宫内膜活检　1950 年 Noyes 等[6]描述了排卵后子宫内膜的时相变化，从排卵后至月经来潮前 1～3d 或月经来潮 12 小时之内进行子宫内膜活检即被用作判断有无排卵及诊断黄体功能不全的金标准。其具体诊断标准为子宫内膜组织学变化和活检时月经周期天数应有的变化相差 2 天以上。

四、卵巢功能减退不孕患者的黄体支持

（一）自然排卵周期的黄体支持

由于 DOR 的患者存在高 FSH 水平，卵泡期短，颗粒细胞发育不全，排卵后黄体功能不全，所以，对于这部分患者，如果通过基础体温测定发现黄体功能不全，在自然排卵后即可开始进行黄体支持，可以使用肌内注射黄体酮 20mg/ 日至 14 天后监测血或尿 β-hCG，如果妊娠可以继续黄体支持到临床妊娠，即超声检查见到胎心博动。如果存在肌内注射黄体酮不便的因素，可以改为口服黄体酮胶囊 20mg/ 日，分两次口服，或达芙通 20mg/ 日，分两次口服。也可以使用 hCG 2000IU/ 日，从排卵日开始每间隔 2 天一次肌内注射，共三次。当患者妊娠后可以继续酌情使用。

（二）促排卵周期的黄体支持

由于卵巢中卵泡数量减少后卵泡对促性腺激素敏感性降低，卵泡发育不良，颗粒细胞产生的抑制素减少，导致早卵泡期 FSH 水平升高，持续高水平的 FSH 对卵泡自身受体的降调节使残留卵泡的功能处于抑制状态。所以对于有生育要求的女性，部分 DOR 的不孕患者需要促排卵治疗。

目前促卵泡发育的药物有克罗米芬、FSH/HMG 等，在诱发卵泡发育过程中，若卵泡发育良好，自发破裂排卵，黄体形成良好；若是应用 hCG 诱发排卵，存在黄体发育不良的风险，需黄体支持治疗，即从排卵日起可以补充黄体酮，方法同自然排卵周期的黄体酮补充方法。

hCG 是一种可有效地促使黄体寿命延长的常用的药物，但在促排卵周期，黄体支持时使用 hCG 有导致或加重卵巢过度刺激的风险，所以对于多卵泡发育、高雌激素水平的促排卵患者要慎用或禁用。

（三）IVF 常规黄体支持

IVF 周期取卵时卵泡抽吸使部分颗粒细胞层丢失而影响黄体功能，如无外源激素支持，血清 E_2、孕酮往往降至低水平，这种性激素水平的下降较自然周期更迅猛，并伴随低种植率和低妊娠率，因此，IVF-ET 周期应采用黄体支持[7]。黄体支持的药物有孕酮、hCG。

1. 黄体支持的药物

（1）孕激素：孕酮对准备内膜和支持妊娠有重要意义。其剂型有经皮吸收、口服、肌注及阴道、和直肠用药，其中目前使用最广泛的是肌注、口服和阴道用药 3 种途径。

1）口服孕酮：口服孕酮经肝清除后最多仅 10% 的有效吸收率，血药浓度较低，为达到有效孕酮血药浓度加大口服剂量会导致明显的嗜睡症状，不为大多数患者接受。用于 IVF 周期黄体支持，口服孕酮与肌注或阴道途径相比，妊娠率与种植率显著降低，流产率显著升高，当前不推荐口服孕酮作为 IVF 周期黄体支持方法。

2）肌注油剂孕酮：肌注油剂孕酮吸收完全，具有很高的生物利用度，不存在肝清除机制。用于 IVF 周期常用剂量 25 ~ 100mg/d，可分次肌注。黄体支持时间从采卵日起持续至妊娠 10 ~ 12 周。但肌注孕酮需每日肌注，且可导致注射局部过敏反应及无菌脓肿形成，给患者带来不适，由于油剂孕酮半衰期长，无菌脓肿的吸收和过敏反应的恢复常需数周时间。

3）阴道用药：常用阴道吸收孕酮有软胶丸、片剂、栓剂、软膏和缓释环等剂型，与肌注孕酮相比具有使用方便、无痛苦及较少的局部过敏反应三大优点，但用药后血药浓度显著低于肌注孕酮水平。

（2）hCG：hCG 因其刺激黄体使 E_2、孕酮持续分泌，增加妊娠率而可用于黄体支持。但由于 hCG 可能导致卵巢过度刺激综合征（OHSS），而且无法通过检测 hCG 水平判断是否妊娠，因此其应用受到限制。对于 E_2 峰值低于 2500pg/ml 的患者可考虑每 3 天给予 hCG 2000IU 作为黄体支持，单独使用或与孕酮合用，但是对于 hCG 日雌激素水平高，卵泡发育多，获卵数多的患者要慎用或经用。

（3）雌激素：黄体期雌激素分泌达到月经周期的第二个高峰，有增加黄体细胞上黄体生成激素 LH 受体的作用，有利于 LH 促进孕酮合成，使孕酮维持较高水平，但是目前 IVF 周期使用雌激素进行黄体支持的意义有多大，目前仍有争议。

2. 黄体支持方案　IVF 周期孕酮最早可始于采卵日应用，不能晚于采卵日后 6 天。可以选用肌注孕酮，剂量为 40 ~ 100mg/d，可分次肌注，也可选用阴道吸收孕酮，建议用量为 8% 阴道孕酮软膏 1 ~ 2 次/d，或阴道孕酮软胶丸 600mg/d，如为低 OHSS 危险周期，也可用 hCG 作为黄体支持，移植后 14d 行妊娠试验，如为阴性则停用黄体支持药物，如为阳性则继续。黄体支持的持续时间尚不确定，由于在妊娠 8 周胎盘功能的建立，胎盘分泌的激素会逐渐代替妊娠黄体的功能，妊娠 12 周前由妊娠黄体发挥支持作用，妊娠 12 周后由胎盘取代，所以可以逐渐减少黄体支持药物的用量至停药，建议继续黄体支持至妊娠 10 周左右[7]。

五、卵巢功能减退患者的孕激素补充

对于 POF 妇女，采用激素补充治疗（HRT）有助于解除残留卵泡的功能抑制状态，使衰退卵巢内残留卵泡 FSH 受体的功能复苏，恢复排卵；此外还可以缓解低雌症状，如：血管舒缩症状，阴道萎缩，保持骨密度，预防骨质疏松，降低心血管疾病的风险。在成年女性正常的月经周期内，平均雌激素水平为 100pg/ml，对 POF 女性患者，激素补充的目标为恢复雌二醇水平到生理状态（100pg/ml）[8]。有研究表明，每天 4mg 的 17-β 雌二醇，分两次口服，雌二醇的血药浓度可以达到 122pg/ml。

对于无子宫的妇女，可每天 100μg 经皮雌二醇，或口服 4mg 的雌二醇。

对于有子宫的妇女，补充雌二醇的同时要在后半周期补充孕激素，诱导子宫内膜向分泌期转化，预防子宫内膜癌的发生。激素补充治疗的具体方法如下：

对于雌激素 <50pg/ml 的患者，使用 100μg/天的经皮雌二醇或 4mg/天口服雌二醇，孕激素可以选择醋酸甲羟孕酮 10mg/天 × 12 ~ 14d/周期，或者地屈孕酮 20mg/天 ×（12 ~ 14）天/周期。

对于雌激素水平 >50pg/ml 和（或）间歇性子宫出血的妇女，可以每天口服 2mg 的

17β-雌激素，联合周期性孕激素，如：每天口服 10mg 的地屈孕酮[9]。

以上治疗在有助排卵的同时，足以缓解低雌症状。但最好从低剂量开始（如口服 17β-雌二醇 2mg），然后根据实际情况增加到 4mg，以避免乳腺胀痛等不良反应。

现在临床上 HRT 多采用雌二醇片/雌二醇地屈孕酮片，是 17β-雌二醇 2mg（或 1mg）和地屈孕酮 10mg 的复合制剂，通过负反馈机制来抑制 FSH 的释放，从而降低血清 FSH 水平，进而使卵泡恢复对内源性 FSH 的敏感度，促进卵泡的发育及排卵。由于芬吗通不抑制排卵，服用期间可能怀孕，对胚胎无影响。此外，芬吗通在纠正血脂方面也具有优势，对防治 DOR 及 POF 患者的高脂血症、预防动脉硬化、冠状动脉性心脏病及提高生活质量等方面具有积极的意义[10]。不主张有生育要求的年轻女性口服复方避孕药，虽然其价格便宜，使用方便，但其作用机制是通过抑制中枢来抑制排卵，不利于患者妊娠。

（田　莉）

● 参考文献 ●

1. 乔杰. 生殖医学临床诊疗常规. 北京：人民军医出版社，2013，68-77.

2. Sukur YE, Kivancli IB, Ozmen B. Ovarian aging and premature ovarian failure. J Turk Ger Gynecol Assoc, 2014, 15：190-196.

3. NakajimaST, GibsonM. Pathophysiology of luteal-phase deficiency in human reproduction. Clin Obstet Gynecol, 1991, 34：167.

4. 艾继辉，朱桂金. 黄体功能不全的诊断及对策. 中国实用妇科与产科杂志，2010，10：748-750.

5. Li TC, Cooke ID. Evaluation of the luteal phase. Hum Reprod, 1991, 6 (4)：484-499.

6. Noyes RW, Herty AT, Rock J, et al. Dating the endometrial bi-opsy. Fertil Steril, 1950, 1：3-5.

7. 王文璇，章汉旺. 体外受精-胚胎移植周期的黄体支持方法. 国际生殖健康/计划生育杂志，2009，03：141-144.

8. Nelson LM. Primary Ovarian Insufficiency. The New England journal of medicine, 2009；360 (6)：606-614.

9. Cox L, Liu JH. Primary ovarian insufficiency：an update. International Journal of Women's Health, 2014, 6：235-243.

10. 刘梅云，李烨，郝婉姣. 芬吗通治疗卵巢储备功能下降及卵巢早衰的临床研究. 生殖医学杂志，2015，03：225-229.

第四节　子宫内膜异位症的孕激素补充与黄体支持

一、概　　述

子宫内膜异位性疾病包括子宫内膜异位症和子宫腺肌病，两者均由具有生长功能的异位子宫内膜所致，临床上常可并存。

子宫内膜异位症（endometriosis，EMs）是指子宫内膜组织（腺体和间质）出现在子宫体以外的部位，简称内异症。异位内膜可侵犯全身任何部位，但绝大多数位于盆腔脏器和壁腹膜，以卵巢、宫骶韧带最常见，其次为子宫及其他脏腹膜、阴道直肠膈等部位，故有盆腔子宫内膜异位症之称。

子宫腺肌病（adenomyosis）是指子宫内膜腺体和间质侵入子宫肌层，伴随周围肌层细胞的代偿性肥大及增生。子宫腺肌病无根治性的药物，手术是主要的治疗手段。

内异症的病理特点：

1. 生育年龄妇女多发，主要引起疼痛及不育，其中76%内异症发生于25～45岁，25%～35%不孕患者与内异症相关，且近年来内异症发病率有明显上升趋势。

2. 内异症的症状和体征与疾病的严重性不成正比，其病变广泛、形态多样，存在良性病变恶性生物学行为（播散、种植、复发）的特点，由于病灶极具浸润性，可形成广泛、严重的粘连。

3. 异位症是雌激素依赖性疾病，在自然绝经和人工绝经（包括药物作用、射线照射或手术切除双侧卵巢）后，异位内膜病灶可逐渐萎缩吸收；妊娠或使用性激素抑制卵巢功能，可暂时阻止疾病发展，但孕激素治疗药物解除后疾病易复发。

二、子宫内膜异位症导致不孕的机制

内异症与不孕相关机制是多方面的、复杂的，而且多是同时存在的。

1. 盆腔解剖结构和功能的改变　严重的内异症如占位病变、严重的盆腔粘连明显破坏盆腔的解剖结构和功能，影响卵子从卵巢中排出，破坏正常的受精部位，影响配子以及胚胎在输卵管中的运输[1]。

2. 影响精子的功能　内异症患者腹腔液可导致精子直线前向运动和总活动率明显降低[2]，同时还可减少紧密结合于透明带上的精子数目[3]；内异症患者卵泡液对精子与透明带结合有较强的抑制作用[4]。

3. 影响卵巢的功能

（1）卵巢储备功能下降：病灶直接侵蚀、破坏卵巢组织；内异症手术剥离，电凝止血过程均可能损伤正常卵巢组织，影响卵巢血运，破坏影响卵巢功能[5]，从而影响卵巢对促性腺激素的反应。

（2）排卵障碍：内异症导致内分泌异常，卵泡期 FSH 缺乏，使卵泡发育缓慢；神经内分泌功能失调引起中枢和异位病灶的催乳素升高，造成卵泡发育不良；内异症患者易合并卵泡黄素化未破裂综合征（luteinized unruptured follicle syndrome，LUFS）；卵巢受损后，卵泡期颗粒细胞 LH 受体缺陷，排卵后颗粒细胞黄素化不良，孕激素分泌减少，子宫内膜分泌反应不足，导致患者不易受孕或在妊娠早期流产。

4. 影响卵子和胚胎质量　内异症患者卵泡期延长，颗粒细胞凋亡率高，氧化应急破坏纺锤体、脂类氧化受损、膜渗透性增加、DNA 结构破坏，导致卵子变性凋亡，胚胎质量下降；患者卵泡液中血管内皮生长因子（VEGF）降低导致卵泡质量下降、卵泡血管形成下降，造成胚胎质量下降着床失败；IL6 增加导致卵泡芳香化酶活性下降，降低卵泡内 E_2，受精能力下降。

5. 影响胚胎的种植　内异症患者免疫系统紊乱，盆腔液中升高的前列腺素可以干扰输卵管的"运卵"功能，并刺激子宫收缩，干扰着床和使自然流产率升高。异位及在位内膜同样存在孕激素抵抗现象[6-8]。孕激素抵抗与孕激素受体及 HOX 基因表达及调控改变有关，患者对生理浓度甚至大剂量孕激素反应不良，在位内膜对孕激素反应不良以致内膜与孕卵发育不同步，子宫内膜容受性下降[9]，影响孕卵着床。

6. 内异症严重的躯体症状　造成患者情绪、心理等问题，严重的盆腔痛甚至令患者害怕或拒绝性生活，导致生育力下降。

三、临床表现

内异症的临床表现因人和病变部位的不同而多种多样，症状特征与月经周期密切相关，主要表现为下腹痛、痛经、不孕及性交不适，有 25% 无任何症状。查体时，典型病例子宫常为后位、活动度差，宫骶韧带、子宫直肠窝或后穹隆有触痛结节，可同时伴有附件区囊性不活动的包块。

四、内异症不孕患者相关黄体支持

1. 盆腔子宫内膜异位症（内异症）合并不孕症的患者经治疗后，部分可自然妊娠或应用促排卵药物排卵并妊娠。但是，内异症影响卵巢功能，使部分患者黄体功能不良，胚胎停止发育的发生率增加。黄体功能不良可通过基础体温来粗略地判断，黄体期体温升高迟缓（>2d），高温相缩短（<10d），高温相不稳定、波动 0.11 ~ 0.12℃可诊断黄体功能不全。

黄体中期孕酮水平也可用来判断黄体功能。孕期人体孕酮来源于卵巢黄体以及妊娠滋养层细胞。孕早期孕酮主要来自黄体，孕 6 ~ 8 周时，胎盘开始取代黄体，黄体分泌的孕酮量逐渐下降；妊娠 8 ~ 10 周后，胎盘合体滋养细胞是产生孕激素的主要来源。内异症自然妊娠的孕妇，及时检测血清孕酮水平、及时补充孕酮，可以降低胚胎停止发育的发生率，推测孕 5 ~ 10 周可能是补充孕酮的最佳时间[10]，此后无出血、腹痛等，应逐渐减量至停用。对于基础孕激素分泌不足者，酌情延长补充时间至 12 周。

方法：在排卵后即可开始进行黄体支持，可以使用肌内注射黄体酮 20mg/日至 14 天后监测血或尿 b-hCG，如果妊娠可以继续经黄体支持到临床妊娠，即超声检查见到胎心博动。由于，使用肌内注射黄体酮存在不方便的因素，可以改为口服黄体酮胶囊 200mg/日，分两次口服，或达芙通 20mg/日，分两次口服。根据血清孕酮水平调整孕酮剂量。监测血清孕酮水平，调整孕酮的用量，孕酮水平维持在 20 ~ 30ng/mL 后逐渐减少孕酮水平用量，最终停用孕酮水平。

2. 在 IVF-ET 的控制性超促排卵过程中大多数应用 GnRH 来抑制内源性 LH 峰，这种抑制同时也不同程度的抑制了黄体期的 LH 的分泌，另外由于取卵会导致颗粒细胞的减少、多个卵泡发育引起的雌孕激素比值不合理等，导致黄体功能不足，在 IVF-ET 术后必须要给与足够的黄体支持。

黄体支持药物主要包括 hCG、孕激素和雌激素。

hCG 可以延长黄体寿命，刺激 E_2、P 持续分泌，其次还可以刺激其他尚未明确的影响种植的黄体产物的分泌，增强黄体功能[11]，但 hCG 用于黄体支持比其他支持方法 OHSS 发生率明显提高[12,13]，对于有卵巢过度刺激倾向的患者要慎用或禁用。

黄体酮用于黄体支持是被人们所公认的，与无黄体支持相比，它可以明显提高胚胎种植率和妊娠率。目前可供选择的黄体酮制剂有肌内注射黄体酮，口服黄体酮片，阴道内使用的黄体酮凝胶或胶丸等。

肌注黄体酮剂型疗效确切，但是由于肌注型为油剂，有报道可以引起局部严重的变态反应，患者在注射部位红肿，出现硬结，且注射时疼痛，每天注射不方便，给有些患者带来一定的痛苦和麻烦。

口服黄体酮因为肝脏首过效应，生物利用度 <10%，尽管口服黄体酮的血清浓度能达到较高水平，但在子宫内膜中的浓度并不高，而大量的代谢产物可产生头晕，嗜睡等精神症状。

阴道内使用黄体酮凝胶或胶丸是阴道局部用药，靶向作用在子宫，给药方便无痛苦。患者依从性很高，由于吸收入血的比例很少，大大减少了长期应用带来的全身不良反应的风险，但由于药物为局部吸收，血中孕酮浓度大大低于肌注黄体酮，不能用血中浓度判断黄体支持是否足够，阴道用药不能调整剂量，无法个体化治疗，因此更适合 2~3 个月的标准黄体支持治疗。

具体使用方法：

（1）取卵当日始予以黄体酮 60mg 肌注，每日一次，若临床妊娠，可持续使用至妊娠 10~12 周。

（2）取卵当日始黄体酮凝胶 90mg 阴道上，每日一次，使用至孕 12 周。

（3）取卵当日始予以 hCG 2000IU 肌注，每 3 天一次，共三次；对于有卵巢过度刺激综合征的患者，如获卵数多、hCG 日雌激素高的患者慎用或禁用。

五、内异症的孕激素的治疗

临床治疗 EMs 传统的药物主要包括短效口服避孕药、孕激素、睾酮类衍生物和促性腺激素释放激素激动剂。但各种药物对于预防复发均存在用药有效、停药复发的问题。短期用药不能降低术后的长期复发率，因此，子宫内膜异位症保守性手术后建议长期药物管理预防复发。长期治疗包括长期使用 OCP、曼月乐、GnRHa 后续用 OCP、GnRHa 后续用曼月乐等。

上述治疗中孕激素因具有良好的耐受性、轻微的代谢影响及相对较低的成本，成为目前术后治疗 EMs 唯一安全且经济的首选药物。故临床上常应用孕激素类药物缓解控制 EMs 患者的痛经、慢性盆腔痛等症状[14]。针对个体状况的不同，孕激素治疗方案的选择不同，选择治疗方案时应考虑药物不良反应及其准确的作用机制。

1. 口服避孕药　被最早应用于治疗 EMs 的激素类药物，此法系持续服用高剂量的雌/孕激素使患者产生一种高激素性闭经，以达到抑制排卵，使内膜萎缩，减少经量，缓解痛经，其所产生的变化同正常妊娠相似，故名假孕疗法。各种口服避孕药都可用来诱发闭经。使用口服避孕药不会出现 GnRHa 等药物的低雌激素反应，如患者无生育要求，可以长期使用，停药后即可恢复排卵、生育。但该类药物对性交痛及盆腔慢性疼痛的疗效不显著。在 GnRHa 治疗后周期使用短效避孕药可以保持 GnRHa 的疗效，降低子宫内膜异位症的远期复发率，效果显著。

方法：每日 1 片，连续服药 6~9 个月，每次突破性出血后，增加 1 片，至闭经为止，症状的缓解取决于能否诱发闭经。其副作用和禁忌证与口服避孕药相同。

2. 单一孕激素　通过抑制垂体促性腺激素的分泌，造成无周期性的低雌状态，产生高孕激素性的闭经和子宫内膜蜕膜化，形成假孕。还可与细胞内的孕酮和雄激素受体结合，直接对异位病灶起抗雌作用。临床上应用单一高效孕激素治疗痛经效果显著，适用于病变较轻且无生育要求或未婚育的患者。此法也可用于对达那唑、GnRHa 禁忌者。

方法：

（1）传统孕激素：MPA（醋酸甲羟孕酮）40mg/d，或炔诺酮 30mg/d，或醋酸炔诺酮 15mg/d，可适当调整药量，自月经周期第 1～5 天内开始服用，连续 6 个月，用药期间患者症状体征可明显减轻，腹腔镜下可见病灶缩小，组织学检查见异位灶腺体萎缩，间质蜕膜样变。

因药物吸收的不稳定性，孕激素治疗期间多出现突破性出血，量少时可不必处理，量多或持续时间长者可同时加用小剂量雌激素。MPA 常见的不良反应还有体重增加、痤疮和骨质丢失等。而国外一项研究表明，小剂量应用炔诺酮可以改善骨质代谢，避免骨质疏松的发生[15]。还有动物实验发现，MPA 治疗后恒河猴血糖的调节功能降低，在治疗 EMs 中需考虑患者的胰岛功能，定期监测血糖变化，对于糖尿病患者要慎用。因孕激素会刺激子宫肌瘤增大，故有肌瘤者慎用。

（2）地诺孕素（dienogest）：一种混合孕激素，兼有天然和合成孕激素的药理学优点。地诺孕素有很高的孕激素活性，无雌激素、抗雌激素和雄激素活性，抗促性腺激素作用亦很弱。地诺孕素抑制排卵的作用主要是通过其外周机制，而非影响促性腺素分泌的中枢机制来实现的。有研究发现，地诺孕素可提高异位内膜组织的孕酮抵抗，因此可作为治疗 EMs 的一种长期有效的方法。

方法：从月经周期的第 5 天开始使用，1mg/Bid，共 6 个月治疗。

（3）地屈孕酮（dydrogesterone）：与孕酮结构相似，具有单纯孕激素活性，无雌激素、雄激素或盐皮质激素活性。地屈孕酮治疗 EMs 有几个显著的特点：首先，地屈孕酮能够使异位内膜萎缩，阻止新的 EMs 部位发展，但并不抑制正常内膜。其次，不抑制排卵，在规律服用地屈孕酮的治疗中可以看到规律的月经周期。这表明在服用地屈孕酮期间可以妊娠。应用于 EMs 合并不孕的患者中，患者妊娠率高达 56.7%。地屈孕酮可作为轻度 EMs、有妊娠愿望和不希望发生出血的患者的选择。EMs 患者腹腔镜手术后应用激素治疗，地屈孕酮疗效最显著。

方法：月经周期的第 5 天开始，地屈孕酮 10mg/d（严重者 20mg/d），但地屈孕酮作为重度 EMs 患者术后用药，在提高妊娠率、缓解盆腔痛、降低术后复发率方面与其他药物的比较有待进一步研究。地屈孕酮的主要不良反应是短暂性疼痛和头晕，尚无月经周期改变或闭经的报道。

3. 局部缓释剂　左炔诺孕酮宫内缓释系统（levonorgestrel-releasing intrauterine system，LNG-IUS）是一种新型的含有孕激素的宫内节育器，内含 52mg 的左旋 18-甲基炔诺孕酮，置入宫腔后每日的恒释放量为 20μg，有效期可长达 8 年以上。

LNG-IUS 的局部高孕激素作用，主要适用于子宫腺肌病的治疗，可改善痛经程度，减少月经量，缩短月经来潮时间，且对患者卵巢功能无明显影响，安全性较高，成为想保留子宫又无生育要求的年轻患者不错的选择。并且使用 LNG-IUS 的 EMs 患者骨增益效果显著，患者治疗依从性较好。但也研究发现该治疗诸多的不良反应，如体质量增加、痤疮、乳房胀痛、腹胀等，提示其源于子宫局部吸收的系统性作用。

方法：建议用于宫腔深度小于 9cm 的患者，月经干净 7 天内在宫腔内放置曼月乐，取出 LNG-IUS 后子宫内膜在 2~6 个月后可以完全恢复，1 年妊娠率可达 79%，2 年妊娠率达 87%。

4. 孕激素拮抗剂　米非司酮具有抑制排卵、诱发黄体溶解、干扰子宫内膜完整性的功能，对黄体促性腺激素有抑制作用，可直接作用于异位内膜，抑制其增生及分化，促进凋亡，减少其生长潜能[16]。服用小剂量米非司酮不良反应小，患者耐受性好，停药后月经复潮时间短，腺肌症患者除症状缓解外，子宫体积和肌瘤都有明显缩小。米非司酮对孕酮受体的亲和力强，是黄体酮的 5 倍，使之成为第一孕酮受体拮抗药[17]。

用法：月经第 5 天开始空腹服用 12.5mg/qd，连服 6 个月。

六、EMs 治疗的展望

尽管临床上已经初步建立 EMs 的诊疗策略，但 EMs 的病理生理机制仍不完全清楚，目前仍面临疼痛和不育的治疗效果不佳、EMs 术后或停药后复发率高、深部 EMs 的处理以及早期诊断的问题，如何选择 EMs 患者的药物治疗、减轻不良反应、提高妊娠率、降低复发率，需对 EMs 进行更多、更深入的研究。

（田　莉）

参考文献

1. 甄鑫，孙海翔. 子宫内膜异位症与不孕症. 国际妇产科杂志，2014，41（1）：18-21.

2. 周灿权，贾梦希. 重视子宫内膜异位症和子宫腺肌病患者的生育问题. 中国实用妇科与产科杂志，2013，29（7）：521-523.

3. 刘义，罗丽兰，赵海波. 内异症患者腹腔液肿瘤坏死因子 α 和白细胞介素 6 的测定及其对人精子活动力和鼠胚胎的影响. 中华妇产科杂志，2000，35（6）：332-334.

4. Asby TC, Huang T, Nakayama RT. The effect of peritoneal fluid from patients with endometriosis on human sperm function in vitro. Am J Obstet Gynecol, 1996, 174：1779-1785.

5. Yao YQ, Yeung WSB, Ho PC. Human follicular fluid inhibits the binding of human spermatozoa to zona pellucida in vitro. Human Reprod, 1996, 11：2674-2680.

6. Mu zii L, Bellat iF, B ianch iA, et a. l Lap aroscopic stripping ofendom etriom as：a random ized trial on different surg ica l techniques. Part II：pathological results. Hum R eprod, 2005, 20：1987-1992.

7. Hayashi A, Tanabe A, Kawabe S, et al. Dienogest increases the progesterone receptor isoform B/A ratio in patients with ovarian endometriosis. J Ovarian Res, 2012, 5（1）：31-38.

8. Barrier BF. Immunology of endometriosis. Clin ObstetGynecol, 2010, 53（2）：397-402.

9. Lessey BA, Lebovic DI, Taylor RN. Eutopic endometrium in women with endometriosis：ground zero for the study of implantation defects. Semin Reprod Med, 2013, 31（2）：109-124.

10. Lu H, Yang X, Zhang Y, et al, Epigenetic disorder may course downregulation of HOXA10 in the eupotic endometrium of fertile women with endometriosis. Reprod Sei, 2013, 20（1）：78-84.

11. 林巧燕，林丹玫，林元，等. 孕早期孕酮治疗对子宫内膜异位症患者自然妊娠结局的影响. 中国临床医学，2014，21（3）：282-284.

12. Mochtar MH, Hogerzeil HV, Mol BW. Progesterone alone vesus progesterone combined withhCG as luteal support in GnRH-a/HMG induced IVF cycles；a randomized clinical trail. Hum Reprod, 1996, 11（8）：1602~1605.

13. Araujo E, Bernardini L, Frederick JL, et al. Prospective randomized comparison of human chorionic gonadotropin versus intramuscular progesterone for luteal-phase support in assisted reproduction. JAssist ReprodGenet, 1994, 11 (1): 74-78.

14. Claman P, Domingo M, Leader A. Luteal phase support in in vitro fertilization using gonadotropin relersing hormoneanalogue before ovarian stimulation: a prospective randomizedstudy of human chorionic gonadotropin versus intramuscular progesterone. HumReprod, 1992, 7 (4): 487-489.

15. 林荭, 冷金花. 子宫内膜异位症孕激素抵抗的发生机制及临床意义. 现代妇产科进展, 2013, 22 (11): 915-917.

16. Riis BJ, Lehmann HJ & Christiansen C. Norethisterone acetate in combination with estrogen: effects on the skeleton and other organs: a review. Am J Obstet Gynecol, 2002, 187: 1101-1106.

17. 沈丽华. 米非司酮对子宫内膜异位症及性激素的影响. 药物与临床, 2010, 17 (6): 58-59

18. 刘进. 米非司酮对子宫内膜异位症患者卵巢功能及血清 CA125、HE4、CA199、炎性因子的影响. 海南医学院学报, 2012, 18 (11): 1628-1630.

第五节　高催乳素血症

一、概　述

高催乳素血症（hyperprolactinemia, HPRL）是血中催乳素水平高于正常值的一种临床状态，可由多种生理状态或疾病造成，而非一种独立的疾病。催乳素是由垂体前叶的催乳素细胞分泌的一种蛋白激素，此外，子宫内膜间质细胞、绒毛和蜕膜细胞等也有分泌。其主要作用是促进乳汁分泌和生殖调节，还对性行为、免疫、代谢、应激反应等都有调节作用。

催乳素可影响性腺功能。人类的卵子和黄体细胞均存在催乳素受体，卵泡液中也存在催乳素，卵泡的周期性发育和黄体功能的维持需要一定量催乳素的作用。当催乳素升高时，通过作用于下丘脑，使多巴胺浓度升高，抑制促性腺激素释放激素（gonadotropin-releasing hormone, GnRH）及垂体卵泡刺激素（follicle-stimulating hormone, FSH）、黄体生成素（luteinizing hormone, LH）的脉冲式分泌，而且可直接抑制卵巢合成黄体酮及雌激素，导致卵泡发育及排卵障碍。临床上表现为月经紊乱或闭经。

二、发病机制

引起 HPRL 的原因可归纳为生理性、药物性、病理性和特发性 4 类[1]。

（1）生理性 HPRL：应激状态、睡眠、进食、乳头受到刺激、性生活以及各种不同的生理时期如卵泡晚期和黄体期、妊娠期、哺乳期、产褥期、新生儿期等，均可出现催乳素水平暂时性升高，但升高幅度不会太大，持续时间不会太长，也不会引起相关的病理症状。

（2）药物性 HPRL：多由拮抗下丘脑催乳素释放抑制因子（PIF）或兴奋催乳素释放因子（PRF）的药物引起，多巴胺是典型的内源性 PIF，少数药物还可能对催乳素细胞有直接影响。药物引起的 HPRL，血清催乳素水平多 <4.55nmoL/L，但也有文献报道，长期服用一些药物，可使血清催乳素水平高达 22.75nmoL/L，并出现大量泌乳和闭经。

（3）病理性 HPRL：①下丘脑-垂体-多巴胺通路受阻，常见于下丘脑或垂体病变，如炎症、肿瘤、空泡蝶鞍综合征、精神创伤等，也可见于外伤和手术。②原发性和（或）继发性甲状腺功能减退。③自主性高功能的催乳素分泌细胞单克隆株，见于垂体催乳素腺瘤、GH 腺瘤、ACTH 腺瘤等以及异位催乳素分泌（如未分化支气管肺癌、肾上腺样瘤、胚胎癌，子宫内膜异位症等）。④传入神经刺激增强可加强 PRF 的作用，见于各类胸壁炎症性疾病，如乳头炎、皲裂、胸壁外伤、带状疱疹、结核、创伤性及肿瘤性疾病等。⑤慢性肾功能衰竭时，催乳素在肾脏降解异常；或肝硬化、肝性脑病时，假性神经递质形成，拮抗 PIF 的作用。⑥妇产科手术如人工流产术、引产术、子宫切除术、输卵管结扎术、卵巢切除术等。

（4）特发性 HPRL：临床上无病因可循时，可诊断为特发性 HPRL。多因下丘脑—垂体功能紊乱导致催乳素分泌增加，其中大多数人表现为血清催乳素水平轻度升高，长期观察可恢复正常。但对部分伴月经紊乱而血清催乳素水平 >4.55nmol/L 者，需警惕隐性垂体微腺瘤的可能，应密切随访。在血清催乳素水平明显升高而无症状的特发性 HPRL 患者中，部分患者可能是巨分子催乳素血症，这种巨分子催乳素有免疫活性而无生物活性。

过高或过低的催乳素皆可抑制卵泡成熟和黄体功能。当催乳素浓度为 10～20ng/ml 时，颗粒黄体细胞孕酮（progesterone，P）的产生不被抑制，适量的催乳素通过调节黄体细胞 LH 受体量，激活黄体细胞内特异性的蛋白激酶，在雌激素的协同作用下促进孕酮的分泌。过高浓度的催乳素能抑制 FSH 诱导的离体人颗粒细胞芳香化酶的活性和雌激素合成并抑制孕酮的产生。卵泡液中催乳素浓度过低时，如服用溴隐亭过量，也会引起孕酮分泌量减少和黄体功能不足。

Huang 等[2]观察了一过性高催乳素血症对黄体功能的影响，发现因黄体功能不全导致不孕的女性中 21.9% 发生了一过性高催乳素血症（PRL >20ng/ml 持续 1～2 天）。给予这些患者溴隐亭治疗，以维持月经中期 PRL 5～15ng/ml。在治疗过程中，经基础体温（basal body temperature，BBT）测定所有患者均有排卵，LH 峰值和 P 水平都有显著升高，6 个月的累计妊娠率为 31%，12 个月为 45%。故认为，一过性高催乳素血症可能损害颗粒细胞的黄素化和孕酮的分泌。而 LH 峰的缺陷将导致黄体功能不全。

Fumiki 等[3]发现循环中适宜的催乳素水平在维持早孕方面扮演着重要角色，特别是对于复发流产的女性，将催乳素水平降至正常并重建对促甲状腺激素释放激素（thyrotropin- releasing hormone，TRH）的正常反应十分重要。另外，Greenwood 和 Yamamoto 报道[4]，催乳素促进金属蛋白酶的活性，降解母胎界面的细胞外基质。

三、临床表现

1. 月经改变和不孕　HPRL 可引起女性月经失调和生殖功能障碍。当血清催乳素水平轻度升高（4.55～6.82nmol/L）时，可引起黄体功能不足而发生复发性流产；而随着血清催乳素水平的进一步升高，可出现排卵障碍，临床表现为功能失调性子宫出血、月经稀发或闭经及不孕症。

2. 溢乳　HPRL 时，在非妊娠期及非哺乳期出现溢乳者占 27.9%，同时出现闭经和溢乳者占 75.4%。这些患者血清催乳素水平一般都显著升高。

3. 其他 HPRL 者通常存在体重增加。长期 HPRL 可因雌激素水平过低导致进行性的骨痛、骨密度降低、骨质疏松。少数患者可出现多毛、脂溢及痤疮，这些患者可能伴有多囊卵巢综合征等其他异常。

4. 垂体前叶腺瘤的压迫症状 包括头痛、视力下降、视野缺损和其他颅神经压迫症状、癫痫发作、脑积液鼻漏等。

四、HPRL 的诊断及治疗原则

1. HPRL 的诊断

（1）确定存在 HPRL：对临床表现和血清催乳素水平的综合分析而定。由于血清催乳素水平变化受许多生理因素和应激情况的影响，因此，测定血清催乳素水平有严格的采血要求，应于安静的清醒状态下、上午 10~11 时取血测定。

（2）病因诊断：需要通过病史、实验室检查、影像学检查等排除生理性或者药物性因素导致的血清催乳素水平升高，明确是否存在病理性原因。其中最常见的病因为垂体催乳素腺瘤。

2. 治疗原则

（1）药物治疗：多巴胺受体激动剂治疗适用于有月经紊乱、不孕和（或）不育、泌乳、骨质疏松以及头痛、视交叉或其他颅神经压迫症状的所有 HPRL 患者，包括垂体催乳素腺瘤。溴隐亭是第一个在临床应用的多巴胺受体激动剂，应从小剂量开始逐渐加量以减少药物的不良反应。从每晚睡前 1.25mg 口服开始，递增到需要的治疗剂量。常用剂量为 2.5~10.0mg/d，分 2~3 次服用，大多数患者 5.0~7.5mg/d 已显效。剂量的调整依据是血清催乳素水平。达到疗效后，可分次减量到维持量，通常 1.25~2.5mg/d。溴隐亭治疗可以使 70%~90% 的患者血清催乳素水平降至正常、泌乳现象消失或减少、垂体腺瘤缩小、恢复规则月经和生育能力。

2. 手术治疗 对于药物治疗无效或效果欠佳者；药物治疗反应较大不能耐受者；巨大垂体腺瘤伴有明显视力、视野障碍，药物治疗一段时间后无明显改善者；侵袭性垂体腺瘤伴有脑脊液鼻漏者；拒绝长期服用药物治疗者需考虑手术治疗。复发的垂体腺瘤，在药物治疗之前或之后也可以采用手术治疗。

3. 放疗 主要适用于大的侵袭性肿瘤、术后残留或复发的肿瘤、药物治疗无效或不能耐受药物不良反应的患者、存在手术禁忌证或拒绝手术的患者以及部分不愿长期服药的患者。

4. 合并不孕不育的治疗 采用多巴胺受体激动剂治疗后的 HPRL 妇女，90% 以上血清催乳素水平可降至正常并恢复排卵。如血清催乳素水平正常后仍无排卵者，可采用诱导排卵治疗，常用药物包括枸橼酸氯米芬（clomiphene，CC）、促性腺激素（gonadotropin，Gn）等。并建议常规黄体支持。

五、针对黄体功能不全的黄体支持方法及用药选择、方案

HPRL 患者自然周期或诱导排卵周期的黄体支持可按常规进行。任何黄体酮类的药物及 hCG 均可使用。

（徐 阳）

参考文献

1. 《高催乳素血症诊疗共识》编写组. 高催乳素血症诊疗共识. 中华妇产科杂志, 2009, 44（9）: 712-718.

2. Huang KE, Bonfiglio TA, Muechler EK. Transient hyperprolactinemia in infertile women with luteal phase deficiency. Obstet Gynecol, 1991, 78（4）: 651-655.

3. Fumiki Hirahara, Noriko Andoh, Kaori Sawai, et al. Hyperprolactinemic recurrent miscarriage and results of randomized bromocriptine treatment trials. Fertil Sterilt, 1998, 70: 246-252.

4. Bryant-Greenwood GD, Yamamoto S. Control of peripheral collagenolysis in the human chorio-decidua. Am J Obstet Gynecol, 1995, 172: 63-70.

第六节 甲状腺功能异常

甲状腺是人体重要的内分泌器官，其功能是分泌甲状腺激素（TH）以调节机体代谢。甲状腺功能异常可分为甲状腺功能亢进和甲状腺功能减退两类，是育龄期女性的常见内分泌疾病。据报道，甲状腺功能亢进和减退的发病率分别为 1.3% 和 4.6%[1]，且均与女性生育力减退以及流产、早产等不良妊娠结局有关[2,3]。

一、甲状腺功能亢进

（一）概述

甲状腺功能亢进（简称甲亢）是由于各种原因引起甲状腺激素分泌过多所致的以神经、循环、消化等系统兴奋性增高和代谢亢进为主要特征的临床综合征。妊娠合并甲状腺功能亢进的发病率约为 0.1% ~0.4%，大多（85%）由 Graves 病（GD）引起，其次的病因是妊娠暂时性甲状腺毒症（GTT）。由于妊娠期间各内分泌腺处于活跃状态，各器官、系统均会发生一系列的生理变化，对甲状腺功能也会产生直接或间接的影响，因此妊娠合并甲亢相比非孕期较难以诊断，治疗上亦不尽相同。

（二）妊娠合并甲亢的发病机制

1. 妊娠对甲亢的影响 受体内胎盘激素等的影响，妊娠期间孕妇甲状腺处于相对活跃状态。B 型超声扫描发现，孕妇甲状腺体积比非妊娠时增大 30% ~40%。妊娠期间雌激素水平升高，诱导甲状腺素结合球蛋白（TBG）升高，使血清总 T_3、总 T_4 增高。人绒毛膜促性腺激素（hCG）与促甲状腺激素（TSH）因存在相同的 α 亚基，故 hCG 可直接作用于甲状腺发挥 TSH 样作用，使血清游离 T4 升高，TSH 水平下降。因此，妊娠早期可观察到妊娠相关的暂时性甲亢（GTT）或原有的（亚临床）甲亢加重。

2. 甲亢对妊娠的影响 轻症或经治疗后控制的甲亢，通常对妊娠影响不大。重症或未经系统治疗的甲亢与流产、早产、胎儿生长受限、子痫前期、死产等不良妊娠结局相关[3,5,6]，尤其流产率较正常人群显著升高[2]。甲亢导致流产的可能机制有：

（1）甲亢患者血液循环中过高水平的甲状腺激素作用于全身组织，增加神经、肌肉的兴奋性，使机体耗氧增多，同时去甲肾上腺素和血管紧张素亦增加，使体内血管痉挛，宫缩加强，是引起流产和早产等的原因。

（2）妊娠期过多的甲状腺激素可能抑制垂体分泌促性腺激素，影响三羧酸循环的氧化磷酸化过程，使 ATP 储存不足，易发生胎盘功能低下，从而导致流产等不良妊娠结局的发生。

（3）已有多项研究证明卵巢上存在甲状腺激素受体（TR）和促甲状腺激素受体（TSHR），提示甲状腺激素可直接作用于卵巢。近期动物实验发现妊娠黄体及黄体颗粒细胞中存在 TR、TSHR，因此成熟黄体颗粒细胞可能涉及甲状腺激素的合成，且以自分泌或旁分泌方式参与调节孕激素（P4）的合成[7,8]。可见甲状腺功能亢进可能影响卵巢及黄体功能。

总之，生殖内分泌系统与下丘脑-垂体-甲状腺轴相互影响，密切相关，这种复杂的生理调节过程中的任何一个环节失调或发生病变均可引起内分泌系统的失衡进而影响到妊娠的发生及维持，这也是目前主流观点所认为，妊娠合并甲亢患者因体内的甲状腺激素水平升高从而导致流产的原因之一。

（三）临床表现与诊断

妊娠期甲亢包括妊娠前已确诊的甲亢、妊娠期初诊甲亢和妊娠相关暂时性甲亢（GTT）。多数妊娠前已确诊的甲亢结合甲状腺疾病的现病史或既往史，临床诊断并不困难。GTT 最主要表现为妊娠早期观察到的一过性的甲亢或亚临床甲亢。通常不严重，因此常不被发现。而妊娠期首次发现的甲亢，有时与正常妊娠的代谢变化不易区别，需根据症状和体征，结合实验室等辅助检查，做出正确诊断。

甲亢的临床症状和体征有：心悸，休息时心率超过 100 次/分，食欲很好、进食多的情况下孕妇体重不随孕周增加，怕热多汗，皮肤潮红，皮温升高，突眼，手震颤，腹泻等。

实验室检查是诊断甲亢的重要方法。血清 TSH 是评估甲状腺功能最主要的指标，非妊娠时正常 TSH 水平一般为 0.4~4.0mIU/L，而妊娠时血清 TSH 参考值的上下限均会出现不同程度的下降，并且妊娠不同时期 TSH 的正常参考值稍有变化。不同研究显示 TSH 参考值下限在妊娠早期不应低于 0.03~0.08mIU/L，妊娠中期 0.10~0.20mIU/L，妊娠晚期 0.20~0.30mIU/L，目前国际上尚无统一标准。

因妊娠和甲亢的症状体征存在重叠，诊断时应予注意。如患者体重不随妊娠月份相应增加，四肢近端肌肉消瘦，或休息时心率超过 100 次/分应疑及甲亢。如血 FT4 升高，TSH<0.1mIU/L 可诊断为甲亢。如同时伴有甲状腺相关眼病、弥漫性甲状腺肿或甲状腺刺激性抗体（TSAb）阳性，可诊断为 GD。

（四）治疗原则

治疗原则是妊娠前纠正甲状腺功能，妊娠期控制甲亢发展，必要时补充孕激素，通过治疗安全度过妊娠及分娩。

1. 妊娠前 甲状腺功能正常是甲亢患者受孕最佳时机。对所有甲亢或有甲亢病史的育龄妇女都应给予妊娠前指导，选择合适有效的治疗方法，控制甲状腺功能在正常范围后再选择妊娠。

2. 妊娠期

（1）抗甲状腺药物（ATD）：预防和减少流产等不良妊娠结局的发生，孕妇如诊断为甲亢，都应该进行治疗，目的在于用最短时间使妊娠妇女高代谢状态转为正常。常用的抗甲状腺药物（ATD）有 2 种：丙硫氧嘧啶（PTU）和甲巯咪唑（他巴唑，MMI），国际上对这两种 ATD 的选择尚无一致定论。目前证据显示抗甲状腺药物（PTU、MMI）的使用可使甲亢患者的流产率和早产率降低至与健康人群相仿[2]，但因抗甲状腺药物均可通过胎盘，建议使用最低有效剂量的药物维持正常甲状腺功能，并将 FT4 维持在正常上限以避免胎儿甲减[3]。

孕早期如孕妇症状很少或无症状，血清游离甲状腺激素值仅轻度升高，TSH 降低，妊娠期体重增加正常，可以密切观察，暂时不用药。GTT 为一过性，患者病情较轻，血清 T_4 在妊娠 14～18 周会恢复正常，故不推荐使用药物治疗。

（2）孕激素（P）：甲亢可引起一系列复杂的生理及内分泌改变，导致部分患者黄体功能不全、流产发生率增加。而且，已知过多的甲状腺激素可增加肌肉兴奋性，加强宫缩，是甲亢导致流产的可能原因之一。孕激素可作用于子宫局部，经 NO 等因子促使血管及平滑肌舒张而抑制宫缩；并可以降低子宫收缩频率，有利于妊娠的维持[9]。均提示补充孕激素对降低妊娠合并甲亢患者的流产率及改善其妊娠结局具有一定辅助作用。因此对于合并黄体功能不全的甲亢患者，在排卵后可以开始进行适当黄体支持，可以口服地屈孕酮 20mg/日或肌内注射黄体酮 20mg/日。伴有先兆流产症状或基础孕激素分泌不足者，可酌情加量或延长用药时间至 12 周。

二、甲状腺功能减退

（一）概述

甲状腺功能减退（简称甲减）是由多种原因引起的甲状腺激素合成、分泌或生物效应不足所致的临床综合征。因甲状腺功能减退初期 TSH 反应较 TH 敏感[10]，临床上称血 TSH 水平升高而 T_3、T_4 仍正常的轻度甲减为亚临床甲减（SCH）。妊娠期间由于 TH 需求增加，引起血清 TSH 水平上升，FT_4 下降。因此妊娠合并临床显性甲减及亚临床甲减的发病率较甲亢升高，分别为 0.3%～0.5% 和 3%～5%[11]。碘摄入充足的情况下，甲减多由自身免疫性甲状腺疾病（AITD）引起，其中慢性桥本甲状腺炎最为常见。

（二）妊娠合并甲减的发病机制

1. 妊娠对甲减的影响　为满足人体妊娠期间的生理和代谢需求，甲状腺功能发生一系列复杂的生理变化，并在妊娠不同阶段发挥不同影响。主要的生理变化是显著的 TBG 浓度上升和甲状腺外 T_4 分布的改变[3]。母体需合成更多的 T_4 以达到新的平衡，因此，妊娠期间甲状腺功能的主要变化是甲状腺激素需求上升。可见，妊娠本身可能加重原有甲减的病情。

2. 甲减对妊娠的影响　研究发现妊娠早期胎儿组织暴露的 FT_4 浓度与母体可提供的范围相同，因此任何母体 FT_4 水平的显著下降都可能对胎儿神经发育产生有害影响[12,13]。大量证据表明，母体甲减（包括亚临床甲减）与流产、早产、胎死宫内等不良结局相关[5,14]，近期横断面研究发现妊娠中期的 FT_4 水平与胎盘重量相关[15]。此外，甲减患者的流产率升高与母体 TSH 水平上升密切相关[16]。

甲减导致流产的可能机制有：

（1）甲状腺抗体尤其是 TGAb 与复发性流产密切相关，TGAb 可以与胎盘和滋养层细胞抗原结合，影响胚胎种植和生长发育，从而导致流产[17]。

（2）自身免疫性甲状腺抗体的存在提示机体存在自身免疫失衡，免疫耐受遭到破坏，导致流产率增高[18,19]。

（3）甲减患者 TSH 受体抗体水平升高，而 TSH 受体抗体可以竞争性结合颗粒黄体细胞内的 LH 受体[20]，从而使孕酮合成减少，导致妊娠黄体功能不足，导致流产。

（4）研究显示[3]甲状腺功能减退患者血催乳素（PRL）水平升高，引起促性腺激素释放激素（GnRH）的分泌节律改变[21]，导致 LH 水平降低或 LH 峰延迟，造成黄体功能不足。早期猪动物实验发现 T3 作用于黄体细胞通过 3β 羟基类固醇脱氢酶的活化促进类固醇激素的生成[22]。近期大鼠研究证实妊娠合并甲减黄体细胞增殖减少，血管生成因子及 COX-2 表达降低[23]。均提示甲减对黄体功能存在不利影响。可见，甲减导致流产的机制仍不十分明确，可能与免疫失衡、黄体功能不足等因素有关。

（三）临床表现与诊断

既往有甲状腺手术、放射性治疗或桥本甲状腺炎、甲状腺肿大以及甲状腺过氧化物酶抗体阳性的患者应可疑甲减。妊娠期甲减症状与体征主要包括：全身疲乏，声音嘶哑，黏液性水肿外貌，表情淡漠，语言迟缓以及精神活动迟缓等，而脉缓、畏寒、皮肤干燥和出汗少等症状并不明显。

甲减的功能诊断除症状与体征外，必须有血 T_4、T_3 和 TSH 测定的依据。一般以 TSH 为实验室检查的一线指标，它能在甲减症状和体征出现之前，可对甲减做出早期诊断。甲减的临床表现常缺乏特异性，在疑似甲减的患者中，TSH 诊断甲减的敏感性是 89%，特异性为 95%[24]。根据内分泌协会临床实践指南和美国甲状腺协会临床指南[25,26]，按血清 TSH 和 FT_4 值的变化，妊娠期甲减可分为 3 类：

1. 临床型甲减　血清 TSH 水平 >2.5mIU/L 并伴有 FT_4 的下降或者 TSH >10mIU/L，无论 FT_4 是否有所改变。

2. 亚临床型甲减　2.5mIU/L < TSH <10mIU/L，而 FT_4 水平正常。

3. 孤立性甲减　血清 TSH 水平正常，仅 FT_4 水平下降。

怀疑甲减是由自身免疫性甲状腺炎所引起时需进行抗体测定，包括有甲状腺球蛋白抗体（TGAb）、甲状腺微粒体抗体（MCAb）和甲状腺过氧化酶抗体（TPOAb），其中以 MCAb 和 TPOAb 敏感性和特异性较高。

（四）治疗原则

治疗原则是妊娠前纠正甲状腺功能，妊娠期控制甲减发展，必要时补充孕激素，通过治疗安全度过妊娠及分娩。

1. 妊娠前　甲减患者常因不育等原因就诊，对这些患者应推迟怀孕并予以妊娠前指导，应用药物使 TSH 水平维持至正常水平后再考虑妊娠，受孕前 TSH 水平应控制在不超过 2.5mIU/L[3]。

2. 妊娠期

（1）左旋甲状腺激素（LT$_4$）替代治疗：近期 meta 分析显示，妊娠合并甲减（包括亚临床甲减）予以左旋甲状腺激素（LT$_4$）替代治疗后流产率和早产率均下降[2,27]，对于甲状腺功能正常的 AITD 患者，使用 LT$_4$ 治疗后早产率、流产率存在下降趋势[27]。根据内分泌协会临床实践指南和美国甲状腺协会临床指南妊娠期甲减的治疗原则[26,28]如下：妊娠期临床型甲减应该充分的添加左旋甲状腺激素替代治疗；妊娠期亚临床型甲减尚缺乏足够的证据支持或反对添加左旋甲状腺激素治疗的有效性，而对于 TPOAb 阳性的亚临床型甲减患者，推荐添加左旋甲状腺激素治疗；妊娠期患有独立性甲减患者不推荐使用左旋甲状腺激素治疗。妊娠早期的 TSH 水平建议控制在不超过 2.5mIU/L，妊娠中晚期不超过 3.0mIU/L[3]。

（2）孕激素：已有动物及人类研究发现甲减对黄体功能存在不利影响。而黄体激素可增加子宫内膜容受性，促进胚胎着床，抑制宫缩，在妊娠的维持中起着重要的作用；黄体功能不足也是导致流产的可能原因之一。2013 年，Sathi 等发表的随机对照试验发现在绝经期女性中每日服用孕酮后 FT$_4$ 水平升高，TSH 也有下降趋势[29]。这些均提示孕激素对降低妊娠合并甲减的流产率存在辅助治疗作用。因此对于合并黄体功能不全的甲减患者，在排卵后可以开始进行适当黄体支持，可以口服地屈孕酮 20mg/日或肌内注射黄体酮 20mg/日。伴先兆流产症状或基础孕激素分泌不足者，可酌情加量或延长用药时间至 12 周。

三、小 结

甲状腺功能异常与流产等不良妊娠结局有关，推荐对高危人群进行甲状腺功能筛查，孕前和孕早期测定 TSH。孕前与孕早期及时发现甲状腺功能异常，及时给予合理、有效的治疗，可减少流产、早产等不良妊娠的发生，提高孕妇及其后代的健康水平。研究提示孕激素的使用可能对降低妊娠合并甲状腺功能异常患者的流产率有辅助治疗作用，但目前尚无关于甲状腺功能对黄体功能直接影响的进一步研究，临床证据亦不足，是否甲状腺功能异常患者均需常规进行黄体支持仍有待进一步考证。

（孙 赟）

参考文献

1. Hollowell JG, Staehling NW, Flanders WD, et al. Serum TSH, T (4), and thyroid antibodies in the United States population (1988 to 1994)：National Health and Nutrition Examination Survey (NHANES Ⅲ). The Journal of clinical endocrinology and metabolism, 2002, 87：489-499.

2. Vissenberg R, van den Boogaard E, van Wely M, et al. Treatment of thyroid disorders before conception and in early pregnancy：a systematic review. Human reproduction update, 2012, 18：360-373.

3. Krassas GE, Poppe K, Glinoer D. Thyroid function and human reproductive health. Endocrine reviews, 2010, 31：702-755.

4. Bahn Chair RS, Burch HB, Cooper DS, et al. Hyperthyroidism and other causes of thyrotoxicosis：management guidelines of the American Thyroid Association and American Association of Clinical Endocrinologists. Thyroid：official journal of the American Thyroid Association, 2011, 21：593-646.

5. Mannisto T, Mendola P, Grewal J, et al. Thyroid diseases and adverse pregnancy outcomes in a contemporary US cohort. The Journal of clinical endocrinology and metabolism, 2013, 98：2725-2733.

6. Earl R, Crowther CA, Middleton P. Interventions for preventing and treating hyperthyroidism in pregnancy. The Cochrane database of systematic reviews, 2010：CD008633.

7. Navas PB, Redondo AL, Cuello-Carrion FD, et al. Luteal expression of thyroid hormone receptors during gestation and postpartum in the rat. Thyroid：official journal of the American Thyroid Association, 2014, 24：1040-1050.

8. Mutinati M, Desantis S, Rizzo A, et al. Localization of thyrotropin receptor and thyroglobulin in the bovine corpus luteum. Animal reproduction science, 2010, 118: 1-6.

9. Fanchin R, Righini C, Olivennes F, et al. Uterine contractions at the time of embryo transfer alter pregnancy rates after in-vitro fertilization. Human reproduction, 1998, 13: 1968-1974.

10. Dos Santos E, Serazin V, Morvan C, et al. Adiponectin and leptin systems in human endometrium during window of implantation. Fertility and sterility, 2012, 97: 771-778 e771.

11. Abalovich M, Amino N, Barbour LA, et al. Management of thyroid dysfunction during pregnancy and postpartum: an Endocrine Society Clinical Practice Guideline. The Journal of clinical endocrinology and metabolism, 2007, 92: S1-47.

12. Calvo RM, Jauniaux E, Gulbis B, et al. Fetal tissues are exposed to biologically relevant free thyroxine concentrations during early phases of development. The Journal of clinical endocrinology and metabolism, 2002, 87: 1768-1777.

13. Ohara N, Tsujino T, Maruo T. The role of thyroid hormone in trophoblast function, early pregnancy maintenance, and fetal neurodevelopment. JOGC, 2004, 26: 982-990.

14. Stagnaro-Green A. Overt hyperthyroidism and hypothyroidism during pregnancy. Clinical obstetrics and gynecology, 2011, 54: 478-487.

15. Bassols J, Prats-Puig A, Soriano-Rodriguez P, et al. Lower free thyroxin associates with a less favorable metabolic phenotype in healthy pregnant women. The Journal of clinical endocrinology and metabolism, 2011, 96: 3717-3723.

16. Benhadi N, Wiersinga WM, Reitsma JB, et al. Higher maternal TSH levels in pregnancy are associated with increased risk for miscarriage, fetal or neonatal death. European journal of endocrinology/European Federation of Endocrine Societies, 2009, 160: 985-991.

17. Ticconi C, Giuliani E, Veglia M, et al. Thyroid autoimmunity and recurrent miscarriage. American journal of reproductive immunology, 2011, 66: 452-459.

18. Kim NY, Cho HJ, Kim HY, et al. Thyroid autoimmunity and its association with cellular and humoral immunity in women with reproductive failures. American journal of reproductive immunology, 2011, 65: 78-87.

19. Konova E. The role of NK cells in the autoimmune thyroid disease-associated pregnancy loss. Clinical reviews in allergy & immunology, 2010, 39: 176-184.

20. Toulis KA, Goulis DG, Venetis CA, et al. Thyroid autoimmunity and miscarriages: the corpus luteum hypothesis. Medical hypotheses, 2009, 73: 1060-1062.

21. Shu J, Xing L, Zhang L, et al. Ignored adult primary hypothyroidism presenting chiefly with persistent ovarian cysts: a need for increased awareness. Reproductive biology and endocrinology: RB&E, 2011, 9: 119.

22. Gregoraszczuk EL, Kolodziejczyk J, Rzysa J. Triiodothyronine stimulates 3beta-hydroxysteroid dehydrogenase activity in the porcine corpus luteum. Endocrine regulations, 1999, 33: 155-160.

23. Silva JF, Ocarino NM, Serakides R. Luteal activity of pregnant rats with hypo- and hyperthyroidism. Journal of ovarian research, 2014, 7: 75.

24. Brenta G, Vaisman M, Sgarbi JA, et al. Clinical practice guidelines for the management of hypothyroidism. Arq Bras Endocrinol Metabol, 2013, 57: 265-291.

25. Stagnaro-Green A, Abalovich M, Alexander E, et al. Guidelines of the American Thyroid Association for the diagnosis and management of thyroid disease during pregnancy and postpartum. Thyroid: official journal of the American Thyroid Association, 2011, 21: 1081-1125.

26. Garber JR, Cobin RH, Gharib H, et al. Clinical practice guidelines for hypothyroidism in adults:

150

cosponsored by the American Association of Clinical Endocrinologists and the American Thyroid Association. Endocrine practice: official journal of the American College of Endocrinology and the American Association of Clinical Endocrinologists, 2012, 18: 988-1028.

27. Reid SM, Middleton P, Cossich MC, et al. Interventions for clinical and subclinical hypothyroidism pre-pregnancy and during pregnancy. The Cochrane database of systematic reviews, 2013, 5: CD007752.

28. Stagnaro-Green A, Abalovich M, Alexander E, et al. Guidelines of the American Thyroid Association for the diagnosis and management of thyroid disease during pregnancy and postpartum. Thyroid, 2011, 21: 1081-1125.

29. Sathi P, Kalyan S, Hitchcock CL, et al. Progesterone therapy increases free thyroxine levels-data from a randomized placebo-controlled 12-week hot flush trial. Clinical endocrinology, 2013, 79: 282-287.